Rudolf

Strukturbezogene Psychotherapie

Gerd Rudolf

Strukturbezogene Psychotherapie

Leitfaden zur psychodynamischen Therapie struktureller Störungen

Unter Mitarbeit von
Hildegard Horn

Mit einem Geleitwort von
Manfred Cierpka

Mit 10 Abbildungen und 41 Tabellen

Schattauer Stuttgart New York

Prof. Dr. med. Gerd Rudolf
Ehem. Ärztlicher Direktor der Psychosomatischen Klinik,
Universitätsklinikum Heidelberg
Thibautstr. 2, 69115 Heidelberg

Hildegard Horn
Institut für Analytische Kinder- und Jugendlichenpsychotherapie
Posseltstr. 2, 69120 Heidelberg

Bibliografische Information der Deutschen Bibliothek
Die Deutsche Bibliothek verzeichnet diese Publikation in der Deutschen Nationalbibliografie; detaillierte bibliografische Daten sind im Internet über <http://dnb.ddb.de> abrufbar.

Besonderer Hinweis:
Die Medizin unterliegt einem fortwährenden Entwicklungsprozess, sodass alle Angaben, insbesondere zu diagnostischen und therapeutischen Verfahren, immer nur dem Wissensstand zum Zeitpunkt der Drucklegung des Buches entsprechen können. Hinsichtlich der angegebenen Empfehlungen zur Therapie und der Auswahl sowie Dosierung von Medikamenten wurde die größtmögliche Sorgfalt beachtet. Gleichwohl werden die Benutzer aufgefordert, die Beipackzettel und Fachinformationen der Hersteller zur Kontrolle heranzuziehen und im Zweifelsfall einen Spezialisten zu konsultieren. Fragliche Unstimmigkeiten sollten bitte im allgemeinen Interesse dem Verlag mitgeteilt werden. Der Benutzer selbst bleibt verantwortlich für jede diagnostische oder therapeutische Applikation, Medikation und Dosierung.
In diesem Buch sind eingetragene Warenzeichen (geschützte Warennamen) nicht besonders kenntlich gemacht. Es kann also aus dem Fehlen eines entsprechenden Hinweises nicht geschlossen werden, dass es sich um einen freien Warennamen handelt.

E-Mail: info@schattauer.de
Internet: http://www.schattauer.de
Printed in Germany

2. unveränderter Nachdruck 2005

Lektorat und redaktionelle Bearbeitung durch die Autoren
Umschlagabbildung: Anonymous: Girl with a Dead Bird. Ca. 1520. Brüssel, Musées Royaux des Beaux Arts de Belgique (inv. 4434)
Satz: Reproduktionsfertige Vorlagen vom Autor
Druck und Einband: Gulde Druck GmbH, Tübingen
Gedruckt auf chlor- und säurefrei gebleichtem Papier.

ISBN 3-7945-2367-9

Im Andenken an **Anneliese Heigl-Evers**
(1921–2002), die unser Fachgebiet
als verlässliche Mentorin und innovative
Therapeutin weiterentwickelt und
durch ihr umfassendes Wissen theoretisch
fundiert hat.

Aber man kann sie (die Tätigkeiten der Seele) noch besser Emotionen der Seele nennen ..., insbesondere weil von allen Gedanken, welche die Seele haben kann, es keine anderen gibt, welche sie so sehr erregen und aufwühlen, wie es die Leidenschaften tun.

So z. B. ist es leicht aufzufinden, wie alle die ungewöhnlichen Aversionen ... nur daher kommen, dass sie (die sie nicht ertragen) zu Beginn ihres Lebens durch dergleichen Dinge verletzt worden sind oder selbst, dass sie das Gefühl ihrer Mutter miterlitten hatten.

Was die eigenen Freuden betrifft ... so hängen diese gänzlich von den Leidenschaften ab, so dass die Menschen, die am meisten von ihnen bewegt werden, auch fähig sind, am meisten die Süße dieses Lebens zu genießen. Es ist auch wahr, dass sie am meisten seine Bitterkeit erfahren können, wenn sie diese nicht richtig anzuwenden wissen und das Schicksal ihnen entgegen ist. Aber alleine die Weisheit ist dazu dienlich, zu lehren, so ihrer Herr zu werden und mit soviel Geschick haushälterisch mit ihnen umzugehen, dass die Übel, die sie verursachen, erträglich sind und man aus ihnen alle Freude gewinnen kann.

R. Descartes (1649): Die Leidenschaften der Seele

Geleitwort

Die in diesem Buch theoretisch begründete und ausführlich dargestellte strukturbezogene Psychotherapie erlaubt die psychodynamische Behandlung von seelisch kranken Patienten, die in der psychoanalytischen Literatur auch als Patienten mit „strukturellen", „präödipalen" oder „frühen" Störungen beschrieben werden. Gerd Rudolf stellt nicht nur neue behandlungstechnische Möglichkeiten für diese Patienten vor – das Konzept der Strukturbezogenen Psychotherapie geht weit darüber hinaus. Es handelt sich um eine psychodynamische theoretische Fundierung des gesamten Problembereichs der Ich-strukturellen Störungen, ihrer Diagnostik und der entsprechenden fokusorientierten strukturbezogenen Behandlung. Dieses Buch schafft somit alle Voraussetzungen, um eine Lücke in der psychoanalytischen Literatur zu schließen.

Gerd Rudolfs Therapieform gilt für eine Patientengruppe, die von der klassischen Technik der Psychoanalyse nur in eingeschränktem Maße profitieren kann. Es handelt sich um jene Patienten, die häufig wenig Einsicht in psychodynamische Zusammenhänge haben und oft als für die Psychoanalyse ungeeignet eingeschätzt werden. Wenn diese „schwierigen" Patienten in Behandlung genommen werden, besteht das Risiko der unregelmäßigen Teinahme an den Therapiesitzungen und auch die Gefahr des Therapieabbruchs.

Erfahrene Therapeuten wissen, dass bei diesen Patienten nicht nur mit der Standardtechnik (hochfrequente Behandlung im Liegen, Arbeit mit Übertragung, Widerstand und Deutung) gearbeitet werden kann. Die Überprüfungen der Behandlungspraxis von schwerer gestörten Patienten zeigt, dass bei diesen Patienten ihrem Funktionsniveau entsprechende Techniken eingesetzt werden müssen, wenn Veränderungen erreicht werden sollen. In Wallersteins Studie über 42 psychoanalytische Langzeit-Behandlungen fanden sich in einem hohen Prozentsatz Ich-stützende und supportive Techniken bei solchen Patienten. Die Ergebnisse weisen darauf hin, dass die Therapeuten im Sinne der adaptiven Indikationsstellung in vielen Fällen „strukturbezogene" Techniken benutzen, um das Ich der Patienten zu stärken, um sie in die Lage zu versetzen, ihr Selbst und ihre Beziehungen zu regulieren.

Mit der Entwicklung einer psychoanalytischen Standardtechnik entbrannte auch die Frage, ob Patienten mit deutlichen Ich-Störungen, die entweder an einer Psychose, eine schweren Psychosomatose oder einer schweren Persönlichkeitsstörung leiden, mit dem klassischen Ansatz behandelt werden können. Die strengsten Verteidiger der „reinen" Psychoanalyse verwechselten die Standardtechnik mit der Idealtechnik. Eisslers Vorschlag zum Beispiel, in der Behandlung dieser Patientengruppen über eine bestimmte Zeitdauer Parameter wie etwa das Behandeln im Sitzen, zeitweise Einbeziehung von Angehörigen oder

supportive Techniken zuzulassen, stellte einen Versuch dar, die Standardtechnik unter allen Umständen für diese Patienten aufrecht zu erhalten. Eissler wollte mit der Beschreibung dieser Parameter, die neben der Deutung als zentraler Behandlungsvariable Veränderungen beim Patienten ermöglichen sollten, im Grunde Abweichungen von der normativen „Modelltechnik" verhindern.
Da Patienten mit strukturellen Störungen ein erhebliches Problem in der Krankenversorgung darstellen, bestand und besteht der Druck, für diese Gruppe adäquate und effektive psychotherapeutische Verfahren zur Verfügung zu haben. In Deutschland dachte man offensichtlich, dass man diesem Bedarf in der psychotherapeutischen Versorgung mit der Differenzierung der analytischen Verfahren in den Psychotherapie-Richtlinien Rechnung tragen könne. Die analytische Psychotherapie verfolgt nach den Richtlinien in ihren Behandlungszielen Veränderungen in den Persönlichkeitsstrukturen. Gemeint ist damit das Bewusstmachen von inneren Konflikten, die bei den Patienten zu Wahrnehmungsverzerrungen und entsprechender neurotischer Abwehr führten. Über das therapeutische Durcharbeiten der Konflikte in der Übertragungssituation und die subjektiv wirksam werdenden neuen Erfahrungen entwickeln sich neue Repräsentanzen und damit neue Strukturen. Patienten, die bereits mit Strukturdefiziten in die Behandlung kommen, verfügen jedoch nicht über prägnante innere Konflikte. Sie haben auf ihrer inneren Bühne keine Strukturen zur Verfügung, die diese Konflikte bilden könnten.
Mit der „tiefenpsychologisch fundierten Psychotherapie", die außerhalb Deutschlands als „psychodynamische Psychotherapie" bekannt ist, sollten Patienten behandelt werden, bei denen keine strukturellen Veränderungen angestrebt werden. Bei einer Begrenzung des Behandlungsziels wird mit diesem Verfahren auf dem Hintergrund der unbewussten Konfliktdynamik am aktuellen Konflikt des Patienten gearbeitet, regressive Prozesse sollen eher vermieden werden. Der Therapeut beachtet, aber deutet nicht die Übertragungs-Gegenübertragungs-Dynamik. Gerade bei der Anwendung dieser zeitlich limitierten tiefenpsychologischen Verfahren über 1–2 Jahre stellte sich in den letzten Jahrzehnten aber heraus, dass nicht nur Patienten mit akuten Erkrankungen und Krisen in die Behandlung kommen, sondern viele Patienten mit chronischen und schweren Störungen, die strukturstabilisierende und strukturfördernde Technik benötigen. Wie diese Stabilisierung des Ichs erfolgen sollte, blieb in den Psychotherapie-Richtlinien unbestimmt. Die Methoden werden im Allgemeinen als „supportive, Ich-stützende Techniken" umschrieben.
Auch neuere Forschungsergebnisse führten zu dem Ergebnis, dass die Therapieform in beiden analytisch begründeten Verfahren bei Patienten mit strukturellen Störungen modifiziert werden muss. Die von Gerd Rudolf geleitete Praxisstudie psychoanalytischer Langzeitpsychotherapie bestätigte den klinischen Eindruck: Je ausgeprägter die strukturellen Probleme bei Patienten sind, umso schwieriger wird es, mit Hilfe der psychoanalytischen oder tiefenpsychologischen Standardtechniken Erfolge zu erzielen.

Dem Ehepaar Heigl blieb es vorbehalten, sich über die in Frage stehenden therapeutischen Grundeinstellungen und die Prinzipien des Intervenierens bei dieser Patientengruppe erstmals weiterführende Gedanken zu machen. Mit ihrer interaktionell-psychoanalytischen Technik konnten sie zeigen, dass der Therapeut sich in der Beziehung mit dem Patienten als Person deutlicher einbringen kann, damit der Patient neue und korrektive emotionale Erfahrungen in dieser geschützten Beziehung machen kann. Die aus der Emotionspsychologie kommenden Erkenntnisse über die unbewusste Steuerung der interaktiven Prozesse zwischen zwei Menschen führten dazu, dass das Ehepaar aktivere, „antwortende“ Techniken der Therapeuten forderte, um die Entwicklung der basalen Persönlichkeitsstrukturen wie z.B. der Empathie beim Patienten zu stimulieren.

Um eine spezifischere Therapie für Patienten mit strukturellen Defiziten zu entwickeln, war noch ein weiterer Schritt erforderlich. Benötigt wurde eine zugleich differenzierte und umfassende Konzeption der psychischen Struktur, die eine Diagnostik der Funktionen erlaubt, damit auf der Basis der diagnostizierten Defizite spezifische therapeutische Ansätze formuliert werden können. Nicht dass es an Theorien zur psychischen Struktur gefehlt hätte. Seit Freuds Theorien zum psychischen Apparat, Anna Freuds Konzeptualisierung der Abwehrmechanismen, den Ich- und den Objektbeziehungstheorien wird über Struktur und Strukturebenen reflektiert und geschrieben. Die aus den unterschiedlichen Theorien abzuleitenden diagnostischen Erkenntnisse blieben jedoch sehr heterogen und wegen ihrer abstrakten metapsychologischen Formulierungen empirisch nicht überprüfbar.

Mit dem Manual der „Operationalisierten Psychodynamischen Diagnostik“ liegt ein Entwurf vor, in dem die psychische Struktur als ein Satz von Funktionen beschrieben wird, mit dem das Selbst die Beziehung mit sich als dem Subjekt und mit der Umgebung (den Objekten) regelt. Diagnostik wird möglich, weil sich die strukturellen Muster im interaktionellen Handeln – auch mit dem Therapeuten in der analytischen Situation – manifestieren und beobachten lassen.

Gerd Rudolf hat als Leiter der Arbeitsgruppe „Struktur“ im Arbeitskreis OPD seit mehr als 12 Jahren stetig und maßgebend dazu beigetragen, diejenigen Funktionen zu beschreiben und zu operationalisieren, die für die seelischen Strukturen als Veränderungsprozesse mit langsamer Geschwindigkeit zentral sind. Die Arbeitsgruppe operationalisierte die Fähigkeit des Patienten zur Selbstwahrnehmung, zur Selbststeuerung, zur Abwehr, zur Objektwahrnehmung, zur Kommunikation und zur Bindung. Items zur Identifizierung der Kategorien und Checklisten wurden in Gerd Rudolfs kreativem Team entwickelt, um dem Diagnostiker für die Beurteilungsprozesse etwas an die Hand zu geben. Die Arbeit an der „Strukturachse“ trug nebenbei zur Gestaltung und zur Strukturierung der gesamten Vorhabens „OPD“ bei.

Durch diese Basisdiagnostik der strukturellen Fähigkeiten und Problembereiche von Patienten konnten fokusorientierte Behandlungsansätze entwickelt werden, um die spezifischen Funktion zu fördern. Weil diese Funktionen in operationalisierter Form vorliegen, können sie auch im therapeutischen Prozess im Hinblick auf Veränderungen verfolgt werden. Mit einem umfassenden therapeutischen Ansatz ist also Folgendes gemeint: Das, was in der Diagnostik als Befund erhoben wird, kann fokusorientiert behandelt werden, um in der Evaluation als Effekt der Veränderung überprüft zu werden.

Für das Buch zentral sind die Ausführungen zur Technik der Strukturbezogenen Psychotherapie. Nach der diagnostischen Phase gilt es, die psychotherapeutischen Methoden auf die speziellen Erlebens- und Funktionsweisen des Patienten auszurichten. Dazu unterstützt der Therapeut diejenigen psychischen Funktionen, die die Selbstwirksamkeit und die Affektregulierung des Patienten stabilisieren. Der Therapeut nutzt die Übertragung und seine suggestiven Möglichkeiten, er deutet die Übertragungsdynamik aber nicht. Gegenübertragungsphänomene werden diagnostisch genutzt, um dem Patienten seine dysfunktionellen Beziehungsmuster spiegeln zu können. Ziel ist es, dass der Patient in seinen Beziehungen möglichst rasch gestärkt wird.

Gerd Rudolf ist für dieses Buch zu danken. Es schlägt die Brücke zwischen der Psychotherapieforschung, den Erkenntnissen aus der Entwicklungs- und Emotionspsychologie und den praktischen Notwendigkeiten in der Behandlung. Das Buch kommt einem Therapiemanual sehr nahe. Für den Forscher stellt es die Möglichkeit dar, Subpopulationen von Patienten mit schweren strukturellen Störungen vor dem Hintergrund einer überzeugenden Theorie und davon abgeleiteten Strukturdimensionen reliabel zu untersuchen und vergleichend mit nichtmodifizierten Behandlungsformen zu studieren. Dem Praktiker gibt es einen Leitfaden an die Hand, wie strukturelle Defizite in der Persönlichkeitsentwicklung mit bestimmten psychotherapeutischen Methoden behandelt werden können.

Es gibt also viele gute Gründe, um dem Buch eine weite Verbreitung unter den Psychotherapeuten zu wünschen.

Heidelberg, im April 2004 — Manfred Cierpka

Vorwort

Dieses Buch hat eine lange Geschichte, seine zentralen Fragen beschäftigen mich seit etwa 30 Jahren. Damals, in den 70er Jahren, hatte sich klinisch der Eindruck verdichtet, dass die psychoanalytische Theorie und Behandlungstechnik für das Verständnis und die Therapie konfliktneurotischer Patienten gut geeignet war, aber bei tiefgreifenden Persönlichkeitsproblemen auf erhebliche Schwierigkeiten stieß. Das war zu einer Zeit, als über das Thema der Persönlichkeitsstörungen und speziell der Borderline-Problematik noch wenig veröffentlicht war: O. Kernbergs erstes Borderline-Buch in deutscher Sprache erschien 1978 („Borderline-Störung und pathologischer Narzissmus"), das Buch von C. Rohde-Dachser wurde 1979 veröffentlicht („Das Borderline-Syndrom").

Meinen ersten Versuch zum Thema legte ich 1977 vor („Krankheiten im Grenzbereich von Neurose und Psychose"). Der Untertitel („Ein Beitrag zur Psychopathologie des Ich-Erlebens und der zwischenmenschlichen Beziehungen") zeigt die Richtung: Es sollte, jenseits der damals vorherrschenden Triebtheorie, ein eher strukturelles psychoanalytisches Konzept der Beziehungen entwickelt und daraus ein therapeutisches Vorgehen abgeleitet werden. Als zentrale Begründung für den Shift von Triebtheorie zu einer strukturellen Beziehungstheorie zog ich die Befunde der Tierverhaltensforschung und der (damals noch nicht so genannten) Bindungsforschung heran (Ainsworth, Bowlby, Harlow, Sluckin); darüber hinaus fanden die damals in englischer Sprache vorliegenden frühen Arbeiten von Kernberg Eingang in meine Überlegungen. Therapeutisch war ich am meisten von Balints Verständnis der frühen Beziehungen (1937) und seinem Konzept der Grundstörung (1968) beeindruckt. Als strukturelle Fähigkeit der Persönlichkeit, welche die Kluft zwischen dem Ich und dem Anderen zu überbrücken hat, stellte ich die Fähigkeit zur Intentionalität (der emotionalen Ausrichtung auf den Anderen) und der Kommunikation (der Fähigkeit zum emotionalen Austausch) in den Vordergrund. Auf dem therapeutischen Weg über diese intentional kommunikative Brücke zwischen Patient und Therapeut sollten beim Patienten die früh geschädigten Aspekte des Selbst (Selbstbild, Selbstkohärenz, Selbstabgrenzung, Selbststeuerung) stabilisiert werden.

Die folgenden Jahrzehnte brachten eine außerordentliche Vermehrung des Wissens auf diesem Gebiet, nicht zuletzt durch die bahnbrechenden Arbeiten O. Kernbergs. Die revidierten Klassifikationssysteme DSM und ICD richteten die diagnostische Aufmerksamkeit verstärkt auf die Persönlichkeitsstörungen, und es wurden darauf bezogen therapeutische Strategien vorgestellt (Fiedler 1994, Schmitz et al. 1996).

Meine berufliche Situation erlaubte es mir, über die Zeit hinweg mit sehr unterschiedlichen Patienten unter verschiedenartigen Bedingungen des ambulanten

und stationären Settings analytisch fundierte Psychotherapien durchzuführen und therapeutische Modifikationen zu erproben. Eine wichtige theoretische Konsolidierung erfuhren diese klinischen Erfahrungen im Rahmen der Entwicklung des OPD-Systems, innerhalb dessen ich die Arbeitsgruppe Struktur leitete. Hier verhalf mir die jahrelange gründliche Diskussion psychoanalytischer Ansätze zu einem vertieften Verständnis und zu einem systematischen Überblick. Den Mitgliedern der OPD-Arbeitsgruppen unter der Leitung von S.O. Hoffmann und später M. Cierpka und ganz besonders den Mitgliedern der Arbeitsgruppe Struktur[1] verdanke ich viele Anregungen. Eine weitere wichtige Erfahrungsquelle bildete die Durchführung von Psychotherapieprojekten zusammen mit der Heidelberger Forschungsgruppe (Grande, Jakobsen, Oberbracht) und, um zahlreiche Mitglieder erweitert, die Durchführung der Praxisstudie Analytische Langzeitpsychotherapie (PAL). Die OPD-gestützten Studien lieferten über die Jahre hinweg ein anschauliches Bild davon, wie analytische Psychotherapien verlaufen und welche Ergebnisse sie erzielen können.
In die gleiche Richtung ging auch meine langjährige Tätigkeit als Psychotherapiegutachter, welche einen Einblick in Tausende von Therapieverläufen bei Psychoanalysen und Psychotherapien gestattete. Auch hier konnte ich von zahlreichen Diskussionen mit Gutachterkollegen profitieren, wobei z.B. an einer Zusammenarbeit mit U. Rüger die Frage der Differentialindikation zur analytischen und tiefenpsychologischen Psychotherapie intensiv erörtert wurde.
Die Logik der Fokus- und Therapiezielformulierung, die sich in unseren OPD-gestützten Therapiestudien bewährt hat, fand Eingang in die Neuentwicklung des OPD-Systems, das in seiner nächsten Version („OPD II“) eine stärkere Therapieorientierung enthalten wird. Die Erfahrungen aus dieser Entwicklungsarbeit sind gleichfalls in dieses Buch eingegangen. In diesem Arbeitszusammenhang wurde auch die Strukturfokusliste unter Mitwirkung der OPD-Arbeitsgruppe Struktur und von T. Grande neu gestaltet. Ferner erfolgte eine Neuformulierung der Strukturcheckliste und speziell des desintegrierten Strukturniveaus unter Mitwirkung der Londoner OPD-Arbeitsgruppe (M. von der Tann) und C. Oberbracht (Heidelberg).
Schließlich ist als Erfahrungsquelle das Graduiertenkolleg Klinische Emotionsforschung zu nennen, das über 6 Jahre hinweg zusammen mit R. Krause, R. Bastine, P. Fiedler, Ch. Mundt und F. Resch sowie einer großen Anzahl von Doktoranden realisiert wurde. Hier lieferten insbesondere die Workshops mit den zur Zeit maßgeblichen Emotionsforschern einen vertieften Einblick in die Psychologie, Physiologie, Entwicklungsgeschichte und Psychodynamik emo-

[1] Arbeitsgruppe Struktur: P. Buchheim, J. Küchenhoff, D. Pouget-Schors, U. Rüger, G. Seidler, später auch T. Grande, T. Jakobsen, S. Junghan, C. Oberbracht

tionaler Prozesse, sodass diese in der Konzeptualisierung der strukturbezogenen Psychotherapie besondere Beachtung fanden.
Für die Realisierung des Buches entscheidend war die Zusammenarbeit mit H. Horn, die ihre langjährigen Erfahrungen als Kinder- und Jugendlichenpsychotherapeutin zur Verfügung stellte. Durch unsere Diskussionen der Therapieverläufe von Jugendlichen und jungen Erwachsenen wurde vor allem der Entwicklungsaspekt psychischer Störungen in den Vordergrund gestellt. So haben wir speziell die behandlungstechnischen Themen der strukturbezogenen Psychotherapie und theoretischen Fundierung gemeinsam erarbeitet und über Jahre hinweg in Veranstaltungen der Fort- und Weiterbildung mit analytischen Psychotherapeuten und Kinder- und Jugendpsychotherapeuten erprobt.
Der hier vorgelegte Text versammelt die Ideen und klinischen Erfahrungen Vieler und formuliert sie aus unserer Sicht. Es wäre schön, wenn auch weiterhin Viele mit ihren Ideen und klinischen Erfahrungen an der Entwicklung des Themas weiterarbeiten würden.
Für die geduldige und kompetente Erstellung des Manuskripts habe ich Frau S. Billeter zu danken und Herrn Dipl.-Psych. Carsten Gaggia für die druckfertige Gestaltung. Nicht zuletzt gilt mein Dank Herrn Dr. Bertram vom Schattauer Verlag für die nun schon langjährige gute Zusammenarbeit, die sich auch in diesem Projekt bewährt hat.

Heidelberg, im Frühjahr 2004 Gerd Rudolf

Inhalt

1 Einleitung: Strukturelle Störungen und strukturbezogene Psychotherapie

Niemand hat in den zurückliegenden 20 Jahren mehr zur Integration und Weiterentwicklung psychoanalytischen Wissens über das Krankheitsverständnis und die Behandlungstechnik beigetragen als Otto Kernberg. Seine prägnant geschriebenen Bücher und temperamentvollen Vorträge haben mehr als eine Generation von Psychoanalytikern und Psychotherapeuten maßgeblich beeinflusst. Insbesondere das vertiefte Verständnis der Prinzipien der Persönlichkeitsorganisation und hier speziell der Borderline-Persönlichkeitsorganisation ist seinem Bemühen zu verdanken (Kernberg 1978, 1981, 1984, 1988, 1997, 2000).

Wenn es ein derart differenziertes Konzept der Borderline-Störung gibt und auch ein darauf zugeschnittenes Behandlungsverfahren, warum sollten dann weitere konzeptuelle Entwicklungen und therapeutische Alternativen überhaupt noch diskutiert werden? Die Antwort auf diese Frage würde bei allen wissenschaftlich orientierten Psychoanalytikern von Freud bis Kernberg gleich lauten: Weil einmal errichtete Hypothesen im Zuge fortschreitender diagnostischer und therapeutischer Erfahrungen immer wieder überprüft und auf der Grundlage der neuen Erfahrungen modifiziert werden müssen. Das Ziel eines Wissenschaftlers ist es nicht, den Stand seines Wissens in Beton zu gießen, sondern damit eine solide Grundlage für weitere Entwicklungsschritte zu schaffen. Wir haben sehr viel von Kernberg gelernt und wenn wir jetzt in dieser Arbeit Thesen vertreten, die zum Teil auch in Widerspruch zu seinen Ansichten stehen, dann tun wir das in dankbarer Anerkennung für die von ihm empfangenen Anregungen.

Unser Konzept unterscheidet sich von Kernbergs Ansätzen in drei Punkten:

- An die Stelle seiner Logik von neurotischem, borderlinehaftem und psychotischem Organisationsniveau (Kernberg 1977) stellen wir in Anlehnung an die Entwicklung der OPD (AG OPD 1996, 1998, 2000) eine Gliederung des Integrationsniveaus der Persönlichkeitsstruktur (gut, mäßig, gering integriert, desintegriert), welches nicht mit Diagnosen (Neurose, Borderline-Störung, Psychose) verknüpft ist, sondern qualitativ unterschiedliche psychische Funktionen (strukturelle Fähigkeiten zu...) unterscheidet.
- Zum Zweiten beziehen wir die Entwicklung und Entwicklungsstörung der Persönlichkeitsstruktur auf die frühe psychische Entwicklung, so wie sie uns durch die moderne Entwicklungspsychologie und speziell die Säuglings- und Kleinkindforschung vermittelt werden. Im Mittelpunkt stehen dabei Aspekte der Emotionsregulierung.

- Zum Dritten leiten wir aus dem Strukturkonzept und seiner entwicklungspsychologischen Fundierung eine psychotherapeutische Vorgehensweise ab, welche spezielle Formen der therapeutischen Intervention in den Vordergrund stellt (z.B. die spiegelnde Beschreibung und emotionale Antwort) und die bisher vorrangige Intervention der Deutung weitgehend ausschließt. Entscheidend hierfür ist das Verständnis der spezifischen therapeutischen Beziehung, welche sich auf der Grundlage der strukturellen Störung des Patienten entwickelt, und das Einnehmen einer therapeutischen Haltung, welche dieser besonderen Beziehungssituation gerecht wird.

Die psychoanalytisch wichtigen Aspekte der Übertragung, Regression, Widerstand und ihrer Deutung fallen aus dem Konzept nicht einfach heraus, sondern erhalten im Kontext der strukturellen Störung eine andere Bedeutung. Insofern handelt es sich bei der strukturbezogenen Therapie um eine substantielle Modifikation psychoanalytischer Behandlungstechnik.

Das Vorgehen wurde nicht am Schreibtisch erfunden, sondern unter speziellen klinischen Bedingungen entwickelt, erprobt, konzeptualisiert, gelehrt, supervidiert und evaluiert. Die speziellen klinischen Bedingungen sind jene, unter welchen hierzulande Patienten mit strukturellen Störungen gesehen werden. Es sind Psychotherapiestationen, in denen Patienten mit komplexen Essstörungen, Selbstbeschädigungstendenzen, Krisenzuständen, posttraumatischen Störungen behandelt werden; es sind weiterhin Ambulanzen und Beratungsstellen, in welchen strukturell gestörte Patienten zur Krisenintervention gesehen werden; es sind spezielle psychotherapeutische Praxen, in denen sich z.B. junge Erwachsene und Jugendliche mit komplexen Entwicklungsstörungen einfinden.

Der Begriff der strukturellen Störungen ist heute den meisten analytischen und tiefenpsychologisch orientierten Psychotherapeuten wohl bekannt; er wird in der Regel mit dem Begriff der Borderline-Persönlichkeitsstörung (als Diagnose) oder der Borderline-Persönlichkeitsorganisation (als Funktionsniveau der Persönlichkeit) verknüpft.

Das theoretische Wissen um die Begrifflichkeit schließt nicht zwangsläufig ein, dass strukturelle Störungen bei Behandlungsbeginn sicher diagnostiziert werden und erst recht nicht, dass regelhaft ein darauf bezogener Behandlungsplan entwickelt wird. Nicht selten behandeln Psychotherapeuten die strukturelle Problematik wie jede andere dysfunktionelle Beziehungsgestaltung, d.h. haltgebend, emotionales Erleben fördernd, unbewusste Konflikte und Widerstände deutend, und stellen gegen Ende der verfügbaren Behandlungszeit fest, dass die Patienten zwar einige Veränderungsschritte vollziehen konnten, aber insgesamt in vielen unlösbaren Schwierigkeiten stecken, einschließlich solcher, die aus einer zunehmend verwickelten und ungelösten Übertragungsbeziehung stammen. Wenn in analytischen Psychotherapien dem strukturellen Thema keine spezielle Beachtung geschenkt wird, ist die Situation am Ende der verfügbaren Zeit oft noch problematischer. Häufig wird festgestellt, dass regressive

Übertragungsprozesse in Gang gekommen sind, welche nun keinesfalls beendet werden könnten, „ohne die Patienten zu retraumatisieren“. Das bringt vor allem jene Patienten in Schwierigkeiten, welche nicht die finanziellen Mittel besitzen, um die analytische Behandlung auf eigene Kosten so lange fortzuführen, bis evtl. im strukturellen Bereich eine erkennbare Veränderung erfolgt ist.
Gleichwohl gibt es im analytischen wie tiefenpsychologischen Bereich viele TherapeutInnen, die sehr erfolgreich mit strukturellen Störungen umgehen. Sie tun dies, indem sie ihre Interventionstechnik, vor allem in der Initialphase der Behandlung modifizieren und sich dem Patienten vorübergehend als Hilfs-Ich und Gegenüber zur Verfügung stellen und ihn so lange in seiner strukturellen Entwicklung fördern und stabilisieren, bis er zu einer mehr konfliktaufdeckenden therapeutischen Arbeit imstande ist.

Es gibt freilich auch elaborierte Vorgehensweisen zur strukturellen Therapie, im außeranalytischen Bereich die dialektisch-behaviorale Therapie nach Linehan (1987) oder die Persönlichkeitsbehandlung nach Benjamin (1993), im analytischen Bereich die übertragungsfokussierte Therapie nach Kernberg (Dammann et al. 2000). Letztere macht, für ein analytisches Verhalten ungewöhnlich, sehr genaue Vorgaben zur Interventionstechnik in manualisierter Form. Sie ist speziell darauf ausgerichtet, die Affekte des Patienten zu erfassen und dabei speziell die negativen Emotionen aktiv anzusprechen und sie, bezogen auf die Übertragungssituation, zu deuten. Dieses Vorgehen wird speziell für jene Störungen empfohlen, bei denen eine Borderline-Persönlichkeitsorganisation vorliegt. Zugrunde gelegt sind objektbeziehungs-theoretische Annahmen, welche sich auf die aus problematischen frühen Beziehungserfahrungen stammenden negativen Objektphantasien, d.h. feindselig hasserfüllte Einstellungen zentrieren.
Die nun zu beschreibende strukturbezogene Psychotherapie unterscheidet sich von den genannten Verfahren in wichtigen Punkten.

1. **Grundorientierung und Verfahren: Bei der strukturbezogenen Psychotherapie handelt es sich um eine substantiell modifizierte Form psychodynamischer (d.h. psychoanalytisch fundierter) Therapie.**

Die Modifikationen betreffen die im Vergleich zum psychoanalytischen Vorgehen veränderte therapeutische Haltung und therapeutische Interventionen auf dem Hintergrund eines speziellen theoretischen Verständnisses der strukturellen Störung. Die kritische Diskussion der herkömmlichen Behandlungstechnik erfolgt in Kapitel 5, die Darstellung der strukturellen Technik ist Gegenstand von Kapitel 6.

2. **Therapiegegenstand jenseits der Diagnose: Als zentrale therapeutisch zu bearbeitende Dysfunktionen gelten die eingeschränkt verfügbaren strukturellen Funktionen.**

Die Therapie ist nicht auf bestimmte Diagnosen ausgerichtet, sondern auf spezifische psychische Funktionsweisen, bzw. Dysfunktionen, welche bei ganz verschiedenen Störungen vorkommen können (z.B. bei schweren Persönlichkeitsstörungen, Essstörungen und auch partiell bei somatoformen Störungen). Eine klinische Systematik findet sich in Kapitel 7.

3. **Struktur und strukturelle Funktionen: Als Struktur im psychodynamischen Sinne gilt die Struktur des Selbst und ihre Beziehung zu den Objekten.**

Das strukturelle Funktionsniveau zeigt sich in den Fähigkeiten, das Selbst und die Beziehungen zu regulieren. Strukturbegriff und Funktionsniveau sind in Anlehnung an OPD-Struktur definiert.

Das Konzept von Struktur und struktureller Störung ist ausführlich beschrieben in Kapitel 4, eine differenzierte Auflistung der strukturellen Funktionen auf unterschiedlichen Integrationsniveaus findet sich in Kapitel 4.8 (Struktur-Checkliste). Wegen der großen Bedeutung von emotionalen Prozessen im strukturellen Bereich wird dem Thema der Emotionalität ein eigenes Kapitel gewidmet.

4. **Ätiologie: Das ätiopathogenetische Verständnis struktureller Störung bezieht sich auf die Grundlagen der empirischen Entwicklungspsychologie, Säuglings- und Kleinkindforschung.**

Dabei stehen die lebensgeschichtlich frühen Beziehungserfahrungen und speziell die Prozesse der Emotionsregulierung im Vordergrund (s. Kap. 2)

5. **Diagnostik der strukturellen Störung und des Funktionsniveaus: Die eingeschränkten strukturellen Funktionen werden durch eine spezielle Diagnostik im Sinne der OPD identifiziert.**

Da strukturbezogene Psychotherapie fokal auf die Verbesserung struktureller Funktionen bzw. auf den kompetenteren Umgang mit der strukturellen Vulnerabilität ausgerichtet ist, wird auf eine sorgfältige Diagnostik vor Behandlungsbeginn besonderes Gewicht gelegt (vgl. Kap. 4.5)

6. **Therapeutische Fokusbestimmung: Die für die aktuelle Störung maßgeblichen strukturellen Einschränkungen werden als therapeutische Foki definiert.**

Aus der komplexen Vielfalt von Befunden des dysfunktionalen Beziehungsverhaltens und der strukturellen Vulnerabilität gilt es, vorab jene Brennpunkte zu identifizieren, welche als Foki des therapeutischen Geschehens kontinuierlich bearbeitet werden sollen (Kap. 6.12).

7. Therapeutische Zielbestimmung: Für die strukturell verankerten Störungen wird die Verantwortungsübernahme durch den Patienten, der bewältigende Umgang und die Verbesserung im Gebrauch struktureller Fähigkeiten als Therapieziel formuliert.

Das therapeutische Idealziel ist die Verbesserung der strukturellen Funktionen, was gleichbedeutend ist mit der Besserung des OPD-Strukturniveaus (Umstrukturierung). In der therapeutischen Realität bedeutsamer ist jedoch die Auseinandersetzung des Patienten mit seinen strukturellen Einschränkungen und die Suche nach veränderten Möglichkeiten, damit umzugehen (neue Bewältigung). Als Voraussetzung dafür gilt es, für den Patienten eine Akzeptanz und Eigenverantwortlichkeit für sein strukturelles Verhalten zu entwickeln, wobei er eine relativ aktive Unterstützung durch den Therapeuten erfährt (Kap. 6.13)

8. Outcome-Evaluierung: Die initiale Fokus- und Zielformulierung erlaubt eine abschließende Einschätzung der Zielerreichung.

In einer modernen qualitätsgesicherten Psychotherapie ist es selbstverständlich, die eingangs angestrebten Ziele und das abschließend Erreichte zueinander in Beziehung zu setzen und auf diese Weise eine Outcome-Evaluierung vorzunehmen.

9. Verfahrensspezifische Kohärenz: Das Verständnis der Dysfunktionen und ihrer Ätiologie, des therapeutischen Vorgehens und der therapeutischen Zielsetzung liegt konzeptuell auf einer Linie des psychodynamischen Verständnisses der Selbst– und Beziehungsregulierung und sind ätiologisch bezogen auf Konzepte der frühen Persönlichkeitsentwicklung und Emotionsregulierung.

In Anlehnung an das PTO-Prinzip von Strupp et al (1988) werden bei der strukturbezogenen Psychotherapie die Störung (pathology), das Vorgehen in der Behandlung (treatment) und die Einschätzung des Behandlungsergebnisses (outcome) im Rahmen eines gemeinsamen theoretischen Konzepts verstanden, welches darüber hinaus das Konzept der Ätiologie einbezieht.

10. Strukturbezogene Psychotherapie als eigenes oder ergänzendes Verfahren

Strukturbezogene Psychotherapie ist ein therapeutischer Ansatz, der als eigenständige Therapie durchgeführt werden kann (wenn strukturelle Störungen das klinische Bild bestimmen) oder der als therapeutisches Element im Rahmen einer analytischen oder tiefenpsychologischen Behandlung verwendet werden kann (wenn zuerst strukturelle Beeinträchtigungen stabilisiert werden müssen, ehe mit Aussicht auf Erfolg konfliktaufdeckend gearbeitet werden kann).

2 Entwicklungspsychologie der Struktur

2.1 Entwicklungspsychologische und psychoanalytische Perspektiven

Die Psychoanalyse ist in ihrem Kern eine Lehre von der Entwicklung der menschlichen Persönlichkeit; dabei spielen die ersten Jahre der Kindheit eine entscheidende Rolle. Während sich die akademische Psychologie zu Anfang des 20. Jahrhunderts für die Entwicklung des Körpers, der Sinnesorgane, der Wahrnehmung, des Denkens und Sprechens interessierte, provozierte Freud die Gesellschaft seiner Zeit, indem er das Kindliche mit dem Sexuellen in Zusammenhang brachte und Stufen der libidinösen Entwicklung beschrieb. Darin ließen sich auf oraler, analer und phallischer Stufe unterschiedliche Triebregungen und -befriedigungen unterscheiden, deren konflikthafte Ausgestaltung und Verdrängung den Kern späterer neurotischer Entwicklungen im Erwachsenenalter bildeten. Vor diesem konzeptuellen Hintergrund wurden die Mitteilungen erwachsener Analysanden im Blick auf ihre unbewussten neurotischen Konflikte und deren kindliche Wurzeln interpretiert. Im Laufe einer jetzt 100-jährigen Entwicklung entstand daraus ein hoch differenziertes psychoanalytisches Konzept der erwachsenen neurotischen Persönlichkeit (und ihrer Behandlung), so wie ein ebenso ausgearbeitetes Entwicklungskonzept für die menschliche Persönlichkeit. *Ein* Konzept heißt, dass es jeweils einen Mainstream der offiziellen Richtung gibt, daneben aber viele abweichende Konzeptionen. Im Wesentlichen zentrierte sich der psychoanalytische Blick auf das, was in der psychoanalytischen Situation wahrgenommen werden kann. Das gilt auch für den psychoanalytischen Blick auf die Kindheit, es ist die Kindheit der erwachsenen Patienten, welche zurückblicken, bzw. in Gegenwart ihrer Analytiker kindliche Erfahrungen und Erlebensweisen wiederbeleben. Geprägt durch das Freudsche Grundmodell differenzierte sich so ein psychoanalytisches Konzept der frühen Entwicklung, welche durch unterschiedliche Triebkonflikte und Abwehrformationen bestimmt ist. Die Eltern, Geschwister und Angehörige sind die Liebes- und Hassobjekte, auf welche sich diese Regungen richten.

Zweifellos ist es unmöglich, diesem vielschichtigen Konzept in wenigen Worten gerecht zu werden, das ist an dieser Stelle nicht unser Anliegen. Hier geht es um die Frage nach der kindlichen Entwicklung der Struktur (vgl. Pouget-Schors 2002). Unbestreitbar hat auch in diesem Zusammenhang Freuds Konzept der psychischen Substrukturen Ich, Es und Über-Ich (Freud 1923) den Grundstein gelegt für ein sich immer weiter differenzierendes psychoanalytisches Strukturmodell (Rapaport 1960). Die Abwehrstrukturen des Charakters fanden ihre eigene psychoanalytische Darstellung (Abraham 1925). Mit dem Aufkommen der Ich-Psychologie wurde die Funktionsfähigkeit des Ich diffe-

renziert (Hartmann 1939), speziell die Ich-Entwicklung wird im Zusammenhang mit den Beziehungserfahrungen des Kindes beschrieben. Mit der späteren Auffaltung der psychischen Objektbeziehungskonzepte werden die Internalisierungsprozesse betont, welche die Entwicklung von Ich und Über-Ich als Niederschlag der erlebten Objektbeziehung beschreiben (Kernberg 1976). Die beginnende Borderline-Diskussion richtet den Blick auf die spezifischen Belastungen und Entbehrungserfahrungen strukturell gestörter Patienten. Alles dies bleibt in der psychoanalytischen Logik des erwachsenen Rückblicks auf die Kindheit.
Anna Freud (1965), die sich mit kindlichen und jugendlichen Patienten befasste, war eine der ersten, die den eng gesteckten Rahmen überschritt. Margaret Mahler (Mahler et al.. 1975) und Spitz (1965) bezogen sich auf die Direktbeobachtung von Kindern und Bowlby (1951) studierte die Interaktionen des Kindes und seiner Angehörigen systematisch. Je intensiver die Entwicklung in diese Richtung ging, desto deutlicher wurde, dass die Direktbeobachtung von Kindern und Familien andere Fakten zutage fördert als die psychoanalytische Retrospektive und vor allem, dass sich daraus auch andere konzeptuelle Schlussfolgerungen ziehen ließen. Es entstand der Gegensatz zwischen dem Primat der Triebbedürfnisse als Kern des neurotischen Geschehens und der Vorherrschaft der Bindungsbedürfnisse als zentraler konflikthafter Motivation. Damit war zugleich die Kontroverse eröffnet zwischen der „inneren Welt" (der intrapsychischen erfahrenen Welt, welche als triebbestimmt interpretiert wurde) und der „äußeren Welt", in welcher sich die Interaktionen und Kommunikationen des Kindes und seiner Angehörigen beobachten ließen. John Bowlby kommentiert 1979 rückblickend:

> *„In jener Zeit glaubte man, dass jeder, der besonderen Wert darauf legte, herauszufinden, welche realen Erfahrungen ein Kind gemacht haben mochte und vielleicht auch noch machte, bedauernswert naiv sei. Man ging davon aus, dass jemand, der sich für die äußere Welt interessierte, beinahe zwangsläufig nicht an der inneren Welt interessiert sein konnte, ja sogar mit ziemlicher Sicherheit vor dieser davonlief."*

Bowlbys Konzepte, in denen er die Theorie der Objektbeziehung verhaltensbiologisch unterlegte (1969, 1973, 1980) haben viele fasziniert und zu theoretischen und behandlungstechnischen Konsequenzen im Blick auf die Bindungsthematik angeregt, er wurde jedoch in der psychoanalytischen Gemeinschaft nicht bedingungslos akzeptiert. Erst in den letzten 10-15 Jahren ist eine interessante Bewegung entstanden, welche auch auf die Psychoanalyse intensiv zurückwirkte. In der akademischen Psychologie und speziell der Entwicklungspsychologie wurde der Bereich der empirischen Säuglings- und Kleinkindforschung intensiv entwickelt und innerhalb dieser Ausrichtung hat die Bindungsforschung besonderes Gewicht gewonnen (Brisch 1999, Buchheim et al. 1998, Dornes 1997, 2000). Während die empirische Kleinkindforschung sich auf das Verständnis der Interaktionen zwischen Säugling, bzw. Kleinkind und erwachsenen Bezugspersonen ausrichtete (Papousek 1989, Stern 1977), zentrierte sich die Bindungsforschung auf das Thema des Bindungsverhaltens, bzw. der emotionalen Gebundenheit (Ainsworth et al., 1978, Bretherton et al. 1985, Grossmann et al. 1989, 2003). Daraus resultiert eine Flut von empirischen Studien, Konzeptbildungen bis hin zu Therapieempfehlungen („Bindungstherapie"). Schließlich setzten sich auch psychoanalytisch orientierte Autoren mit den genannten Themen auseinander (Brazelton (1979), Emde (1981), Fonagy et al. (1990, 2002a, 2002b), Lichtenberg (1981, 1983), Schüßler et al. (1992), Seiffge-Krenke (1997), Stern (1985, 1995). Dabei geht es im Kern stets um den Aufbau der inneren Erfahrungsstruktur, welche beim Kind angelegt wird und in grundsätzlich erhaltener Form beim Erwachsenen die Beziehungsbereitschaften bedingt. Zahlreiche Begriffe umschreiben den gleichen Vorgang: Zentrale Beziehungserfahrungen, Beziehungsrepräsentanzen, zentraler Beziehungskonflikt (Luborsky 1977), emotional schema, unconscious plan (Weiss und Sampson 1986), internalized working model (Winnicott 1965), zyklisch maladaptives Muster (Strupp und Binder 1984).

Den weitesten Bogen schlägt die Arbeitsgruppe von Fonagy, welche die Einflüsse der frühen Beziehungserfahrung auf die Affektregulierung, die Mentalisierungsprozesse und schließlich die Ausgestaltung der Selbststruktur untersuchen. Für sie (Fonagy et al. 2002a, 2002b) wird, „Mentalisierung" zum Kern sozialen Funktionierens, in dem Bindung nicht als Selbstzweck gesehen wird, sondern dazu dient, das Kind mit einer Umgebung auszustatten, in der das Verstehen der mentalen Zustände im Anderen und im Selbst sich entwickeln kann (Bohleber 2002). Für Fonagy und Target (1997) steht dabei die Entwicklung der selbstreflexiven Funktion im Vordergrund, welche davon abhängt, dass in der Mutter-Kind-Beziehung emotionale Vorgänge ausreichend ausgetauscht und versprachlicht werden und dadurch die Aufmerksamkeit des Kindes auf seine innerseelischen Vorgänge gerichtet werden.

> *„Wenn das Kind im Rahmen seiner Entwicklung die Fähigkeit zur Mentalisierung entfaltet, kann es nicht nur auf das Verhalten anderer Personen reagieren, sondern auch auf sein eigenes Bild anderer, d.h. auf deren Gefühle, Wissen, scheinbare und wirkliche Absichten usw. Indem das Kind anderen Personen mentale Verfassungen zuschreibt, gibt es deren Verhalten Bedeutung und macht es vorhersagbar." (Fonagy und Target 2002c)*

Gergely und seine Arbeitsgruppe zeigen dabei, wie in Ansätzen schon Winnicott (1967), dass in einem elterlichen Affektmirroring die Gefühlsäußerung des Säuglings durch die Mutter gespiegelt und vom Kind wieder aufgenommen wird, welches damit die Grundlagen für sein emotionales Selbstverständnis (für seine Affektregulierung) ausbildet (Gergely 2002).

Im Grunde könnte es hocherfreulich sein, dass Psychoanalytiker in der Lage sind, ihren Bezugsrahmen zu erweitern und bedeutsame Befunde aus Nachbar-

disziplinen wie Emotionsforschung und Entwicklungspsychologie im psychoanalytischen Kontext zu diskutieren. Es scheint jedoch so zu sein, dass die daraus möglicherweise abzuleitenden Konsequenzen für die Theoriebildung und erst recht für die Behandlungstechnik bei einem Teil der traditionellen Psychoanalytiker sehr viel Beunruhigung und Abwehr auslösten (Dornes 2002). P.H. Wolff (1996) z.B. betont, dass empirische Kinderbeobachtung keinerlei Beitrag zum psychoanalytischen Verständnis verborgener Motive und subjektiver Bedeutungen liefern könne. A. Green (2000) erklärt Kleinkindforscher wie z.B. Emde, Fonagy oder Stern als „Objektivisten" und als „Fremde in der psychoanalytischen Gemeinschaft". Nach seiner Überzeugung ist es, ausgehend von der Freudschen Metapsychologie, allein die Erwachsenenpsychoanalyse, welche die Kindheitsforschung bereichert und nicht umgekehrt. Für ihn sind die Ergebnisse der Kleinkindforschung „mehr science fiction als science". Green, der zu der Einschätzung kommt, dass auch Autoren wie Bowlby oder Mahler wenig zum Verständnis der analytischen Situation beigetragen haben, vermutet schließlich, dass es das Ziel der Kleinkindforscher sei, psychoanalytische Theorien zu zerstören und sie durch simple psychologische Konzepte zu ersetzen.
So gibt es eine Gruppe von Analytikern, für die sich die Frage, ob es eine Welt außerhalb der analytischen Situation gibt, nicht zu stellen scheint. Die Welt der historisch-kulturellen Entwicklung, der gesellschaftlichen Konflikte und sozialen Notlagen, die Welt der leidenden und erkrankten Individuen, die Welt der familiären interpersonellen Katastrophen interessiert sie nur, insofern sie sich in der inneren Welt des Patienten und in der Theorie des Psychoanalytikers abbilden lassen. Ihnen gegenüber stehen solche Psychoanalytiker, welche gerade durch das ständige Wechselspiel der äußeren und inneren Welt fasziniert sind: Die familiär und sozial geprägten Erfahrungen des kleinen Kindes bestimmen seine inneren Überzeugungen, aus denen heraus es wieder bevorzugt bestimmt äußere Erfahrungen macht, welche seine inneren Überzeugungen bestätigen. Dieses Konzept von zyklisch-maladaptiven Mustern (Strupp und Binder 1984) oder zentralen Beziehungskonflikten (Luborsky 1997) hat die bedeutsame diagnostische Konsequenz, dass sich die innere Welt des Patienten durchaus an seinem äußeren Verhalten ablesen lässt. Es sind nicht nur seine unbewusst geäußerten Fantasien von therapeutischer Bedeutung, sondern auch sein interpersonelles und emotionales Verhalten, welches auf seine innere Verfassung rückschließen lässt.
Vor dem Hintergrund dieser Überlegungen werden wir im Folgenden den entwicklungspsychologischen und emotionspsychologischen Erfahrungen besonderes Gewicht geben und zunächst diese Konzepte nochmals bilanzieren, ehe wir zur Diagnostik und Therapie der strukturellen Störungen voranschreiten.

2.2 Die Entwicklung struktureller Fähigkeiten

Für die strukturbezogene Psychotherapie ist ein entwicklungspsychologisches Verständnis von größter Bedeutung: Es beeinflusst die therapeutische Haltung, die therapeutischen Zielsetzungen und die therapeutischen Interventionen gleichermaßen. Deshalb werden die einzelnen Aspekte der frühen strukturellen Entwicklung, auf welche sich die strukturbezogene Psychotherapie bezieht, im Folgenden nochmals zusammengefasst und ergänzt um die ebenso bedeutsame Psychologie der Emotionen.

Die triebpsychologisch ausgerichtete ältere Psychoanalyse betonte als das erste emotional wichtige Ziel des Säuglings (der als biologisch und psychisch hilflos verstanden wurde) die Mutterbrust und die dort erfahrene orale Sättigung. Aus heutiger Sicht, nach einigen Jahrzehnten intensiver Säuglingsforschung hat sich die Überzeugung gefestigt, dass das erste Interesse des als sehr aktiv verstandenen Babys dem Gesicht der Mutter gilt (beziehungsweise der wichtigsten Betreuungsperson) und den Möglichkeiten der Kommunikation über Mimik und Körper. Hier wächst ein System der körperlichen Nähe und wechselseitigen Bezogenheit, in welchem die Grundlagen positiver Emotionen gelegt werden: Mit Anderen sein können und sich wohlfühlen dürfen unter ihrem Einfluss, eine basale Erfahrung von „es gibt mich und es gibt die anderen und es gibt eine tragfähige Beziehung zwischen uns".

Kind und Mutter bilden miteinander ein Ganzes, ein Beziehungssystem, in welchem der eine (das Baby) körperlich und präverbal Äußerungen von Lust-Unlustqualität tut, während der Andere (die Mutter) diese Signale auf ihre bedürfnishaften und emotionalen Qualitäten hin entschlüsselt, sie in Sprache fasst und nach ihren Möglichkeiten handelnd darauf eingeht. Auf diese Weise lernt das Kind nicht nur seine Mutter kennen, ihre Emotionen, ihre Sprache und ihr Handeln, sondern es lernt durch die permanente Widerspiegelung sich selbst kennen, seine eigene körperliche und emotionale Verfassung, die im Lauf der Entwicklung zu einem individuellen kohärenten Selbst heranwächst.

Bereits für die Schwangere bzw. die werdenden Eltern ist das Kind eingebettet in ihre Beziehungsphantasien, welche sie auf ihr Kind richten. So ist das Kind bei seiner Geburt für eine strukturell stabile und im Sinne der Bindungstheorie sicher gebundene Mutter bereits eine aus ihren Phantasien wohlbekannte und willkommene menschliche Persönlichkeit, während eine psychisch belastete, z.B. desorganisiert gebundene Mutter das Kind als etwas Fremdes, nicht zu Verstehendes, möglicherweise Bedrohliches erleben kann. Die Auswirkungen für die gemeinsam zu entwickelnde emotionale Beziehung und speziell Bindung liegen in beiden Fällen auf der Hand. Im einen Falle ergreift die Mutter die neue Aufgabe mit Stolz und Selbstbewusstsein, im anderen Falle ist sie ihrer Beunruhigung oder Verzweiflung ausgeliefert.

Die frühe Entwicklung des Beziehungssystems, welches in den ersten Lebensmonaten fundiert wird, geht nahtlos über in die Entwicklung des Bindungssystems. Die wichtigsten Bezugspersonen hinterlassen immer deutliche Erinnerungsspuren im Inneren des Babys und diese verdichten sich zu einem wiedererkennbaren Bild jener Person, auf welche die Bedürfnisse des kommunikativen Austauschs, des Spiels, der Versorgung, der Sättigung, der Tröstung und Animierung bevorzugt gerichtet werden. Es entsteht das innere Bild eines „guten Objekts", d.h. einer durch und durch erfreulichen, wünschenswerten, interessanten Person, welche die Macht hat, Gutes heranzutragen und Schlechtes wegzunehmen. In diesem Kontext werden bereits vielfältige Emotionen erkennbar: das freudige Interesse, welches sich auf diese Person richtet, der spielerische Spaß im kommunikativen Austausch mit ihr, das Wohlbefinden in ihrer körperliche Nähe, die Annehmlichkeit der Sättigung und körperlichen Pflege und Versorgung, die wütende Erregung, wenn diese Person das erwartete Gute zu lange vorenthält, die schmerzliche Verzweiflung bei zu langer Abwesenheit der Bindungsperson, die Erleichterung des Getröstetwerdens bei ihrer Wiederkehr und durch ihre handelnde Antwort. Hier sind bereits die meisten zwischenmenschlichen Emotionen angelegt und es beginnt ihre hochgradig individuelle Ausgestaltung unter dem Einfluss der jeweiligen persönlichen Erfahrung. Hier hinterlassen die freudigen Erlebnisse der Bezugsaufnahme und des gelungenen Umgangs ebenso ihre Spuren wie die erlittene Unlust und die schmerzlichen Erregungen. Eine mittelgroße Belastung mobilisiert die Fähigkeit zu suchen, zu probieren, zu lernen, die Situation zu verändern. Wenn dagegen die Belastung über ein erträgliches Maß hinausgehen, wenn Daueranspannung und persistierende Erregung vorherrschen, wird das Kind nicht mehr zum Lernen angeregt, sondern es kann die Situation nur noch notfallmäßig bewältigen, z.B. durch emotionales Abschalten.

Die Lernerfahrungen der frühen Entwicklungsphase (etwa erstes Lebensjahr) sind für das Erleben und Verstehen der eigenen Emotion beim Kind außerordentlich wichtig. In allen ungewissen Situationen hängt das kleine Kind mit seinem Blick an der Mimik der erwachsenen Betreuungsperson. Ihre Reaktion entscheidet mit darüber, welchen Affekt das Kind erlebt. In der frühen Mutter-Kind-Dyade ist es die Mutter, welche durch ihren Affekt dem Kind die Situation verständlich macht. Gibt sie mit ihrer Mimik und mit ihren Worten Entwarnung („Ist nicht so schlimm"), kann sich das Kind rasch beruhigen; signalisiert sie mit ihrer Stimme und ihrem Gesichtsausdruck, dass Gefahr besteht („Vorsicht, pass auf, nicht anfassen, du tust dir weh") gibt das Kind seinem Schreck und Angstaffekt durch lautes Weinen Ausdruck. Das emotionale Erleben des Kindes und das emotionale Handeln des Erwachsenen sind in diesem Abschnitt engstens aufeinander bezogen. Nun entscheidet es sich, ob die Mutter trösten und beruhigen kann oder selbst von dem Verzweiflungsaffekt des Kindes angesteckt wird. Wenn die Tröstungs- und Beruhigungsversuche der

Mutter das Kind nicht erreichen bzw. wenn ihre emotionale Anspannung sich auf das Kind überträgt, kann das Kind sich zum „Schrei-Baby“ entwickeln, das schwer zu beruhigen ist und seinen Eltern kaum eine ruhige Minute lässt. Als wesentliche elterliche Kompetenz gilt dabei die ausreichende „Feinfühligkeit“ der Eltern. Sie beinhaltet eine Reihe von Fähigkeiten, die geeignet sind, ihr Kind und seine Bedürfnisse und emotionalen Ausdrucksweisen zu verstehen.
Unter situativen Belastungen und psychisch-strukturellen Einschränkungen kann es sein, dass die elterliche Feinfühligkeit nicht in ausreichendem Maße zur Verfügung steht; das Baby entwickelt Fütterungsstörungen, Schlafstörungen, motorische Überaktivität und ausgeprägten Reizhunger. Verständlicherweise sind auch die Eltern durch ein solches Verhalten sehr verunsichert und frustriert. Das Kind verweigert ihnen gewissermaßen die Bestätigung, dass sie gute Eltern sind, es lässt sie verzweifeln und nicht selten auch wütend-ärgerlich reagieren, wodurch die Beziehungsstörung weiter eskaliert.

Wegen der großen Wichtigkeit für das Verständnis der strukturbezogenen Therapie werden die situativen Bedingungen des Neugeborenen und Kleinkindes und die darin reifenden strukturellen Funktionen im Folgenden stichwortartig zusammengefasst. Die beschriebenen entwicklungspsychologischen Gesichtspunkte beinhalten den stufenweisen Ausbau der **Fähigkeit der Selbstwirksamkeit** und der **Fähigkeit zur Beziehungsregulierung**.
In dem folgenden Schema werden die strukturellen Entwicklungsschritte dem Abschnitt zugeordnet, in dem sie als Neuerrungenschaft besonders deutlich hervortreten. Thematisch lassen sie sich jeweils bereits in Ansätzen in den vorausgegangenen Phasen und in stärkerer Ausdifferenzierung in den folgenden Phasen beobachten.
Die kindlichen Entwicklungsschritte werden im Folgenden um vier zentrale Entwicklungsthemen herum gruppiert. Das sich entwickelnde Selbst wird dabei nicht unter triebpsychologischen Aspekten im Hinblick auf Befriedigung und Frustration untersucht, sondern unter dem Aspekt der Entwicklung. Wir betonen hier vier Hauptziele der frühkindlichen Entwicklung, die sich jedoch nicht auf die Kindheit beschränken, sondern auch in Adoleszenz und Erwachsenenalter als Entwicklungsziele ständig, wenn auch untereinander verflochten, zu registrieren sind (Rudolf 2000d). Es geht um die Herstellung von Nähe und Beziehung / Objektbindung / Autonomie / Identität.

2.3 Reifungsstufen der strukturellen Entwicklung

Tab. 2-1 Entwicklung des Systems der Nähe und Kommunikation (erstes Vierteljahr)

Einübung des Neugeborenen in die basale Beziehung zu seinen Objekten

Grundbedürfnisse:

- Körperliches Versorgtwerden
- Einschwingen in den kommunikativen Dialog
- Regulierung von Nähe und Distanz

Erfahrung des Kindes mit seinen Objekten	Reifende strukturelle Fähigkeiten
Die vom Kind geäußerten Emotionen (als Ausdruck seiner körperlichen Bedürfnisse bzw. Unlustspannungen oder seines Wohlbehagens) werden von ausreichend feinfühligen Objekten adäquat handelnd beantwortet (durch Versorgen, Füttern, Tragen, Ansprechen)	Basale Erfahrung des angemessenen Versorgtwerdens als Voraussetzung für die spätere Internalisierung guter Objekte Basale Erfahrung der gelungenen Emotionsregulierung durch die Objekte als Voraussetzung für spätere Selbstregulierung
Das Kind lässt sich von anwesenden Objekten anregen und richtet seine emotionale Aufmerksamkeit interessiert auf sie aus	Fähigkeit des Sich-Ausrichten-Könnens auf Andere (Intentionalität)
In der Interaktion leitet die Betreuungsperson das Kind zu gemeinsamer Aufmerksamkeit an und schafft gemeinsame Erfahrungen des In-Kontakt-Seins	Fähigkeit zur gemeinsamen Aufmerksamkeit Fähigkeit des Naheseins
Zwischen beiden Interaktionspartnern bilden sich frühe Formen des Dialogs aus (ein rhythmischer Spiel- oder Handlungsdialog, der von präverbaler Lautgebung begleitet ist)	Fähigkeit, sich in einen Dialog einschwingen zu können und dialogisch reziprok zu handeln Fähigkeit des präverbalen emotionalen Austauschs
Durch Kontaktaufnahme oder Abwenden beginnt das Kind die Beziehung zu regulieren	Fähigkeit zur Nähe-Distanz-Regulierung

Tab. 2-2 Entwicklung des Bindungssystems (1. bis 2. Lebensjahr)

Aufbau und Internalisierung einer emotionalen Bindung an wichtige Objekte Grundbedürfnisse: Sicherheit, Geborgenheit, Beruhigung, Animation durch die wichtigen Objekte

Erfahrung des Kindes mit seinen Objekten	Reifende strukturelle Fähigkeiten
Die vorgenannten Aspekte der Nähe und Kommunikation werden zunehmend intensiv durchgespielt und gelernt. Aus den Interaktionserfahrungen des „Da bist Du und hier bin ich" resultiert die Fähigkeit, zwischen Nicht-Ich und Ich zu unterscheiden	Fähigkeit zur Selbst-Objekt-Differenzierung
Die emotionale Beziehung zu den wichtigen Objekten wird (über ca. 30.000 smiling responses pro Jahr) eingeübt. Die zunehmend intensiven Emotionsäußerungen (Bedürfnisse) werden an die bedeutsamen Objekte gerichtet und durch deren Reaktion mehr oder weniger befriedigend beantwortet	Fähigkeit zur Internalisierung von Erfahrungen: – Aus der Beziehungserfahrung, versorgt, beruhigt, beachtet, getröstet zu werden, resultiert durch Internalisierung die Fähigkeit der Selbstberuhigung, Selbstbeachtung, Selbstfürsorge – Aus der Beziehungserfahrung gemeinsamer Regulierung von Unlustaffekten resultiert durch Internalisierung die Fähigkeit, Situationen emotional zu bewerten und die Affekte eigenständig zu regulieren – Aus der Beziehungserfahrung des emotionalen Gehalten- und Verstandenwerdens resultiert durch Internalisierung die Fähigkeit zu introspektivem emotionalem Selbstverständnis und speziell die Fähigkeit, eigene Körpervorgänge emotional zu verstehen
Die Bezugsperson fokussiert ihre Verbalisierungen auf das Kind, sein Verhalten und sein Befinden und das Kind richtet seine Emotionsäußerungen mehr und mehr auf die Bezugsperson Das Kind lernt mehr und mehr, seine Aufmerksamkeit auf die vom Objekt vorgegebenen Themen zu richten	Basale Erfahrung des Sich-Ausdrückens und Sich-Mitteilen-Könnens (Fähigkeit zur Mitteilung eigener Affekte) Fähigkeit, sich emotional berühren zu lassen und in emotionalen / verbalen Austausch einzutreten (Wir-Bildung) Beginnende Selbstreflexion von innerer Realität
Die versorgende und spielerische Interaktion mit dem wichtigen Objekt belebt die Erfahrung des eigenen Körpers	Fähigkeit, Körpererleben mit Emotionen zu verknüpfen, Lebendiges Körperselbst

Tab. 2-3 Entwicklung des Autonomiesystems (2. bis 4. Lebensjahr)

Vergewisserung eines von den sicheren Objekten zunehmend unabhängig werdenden Selbst mit neuen Möglichkeiten, die Beziehung zu den Objekten zu gestalten.
Grundbedürfnisse: Autonom sein können und aus eigenem Antrieb mit den Objekten umgehen

Erfahrung des Kindes mit seinen Objekten	Reifende strukturelle Fähigkeiten
Die zunehmende Verinnerlichung der Beziehungserfahrungen macht unabhängiger von der realen Anwesenheit der Objekte. Das Selbst erprobt die Durchsetzung eigener Impulse gegen Widerstand der Objektwelt und erlebt dabei heftige Emotionen	Fähigkeit, über ein abgegrenztes autonomes Selbst zu verfügen Fähigkeit zu gezieltem Einsatz von Affektäußerungen und zur Affektregulierung
Bei der Regulierung eigener Handlungsimpulse und Bedürfnisse werden soziale Erwartungen und Einschränkungen berücksichtigt	Fähigkeit zur Impulssteuerung unter Berücksichtigung vorgegebner Normen
Die Regulierung der eigenen Impulswelt und Binnenwahrnehmung erfolgt mehr und mehr unter Zuhilfenahme von Abwehrvorgängen	Fähigkeit zur Verwendung von flexiblen und leistungsfähigen Abwehrmustern
Aufgrund des verbesserten Selbst- und Objektverständnisses kann die Weiterentwicklung von Ereignissen und sozialen Situationen vorhergesehen werden	Fähigkeit zur Antizipation
Die Bewertung der eigenen Person und des eigenen Tuns durch Andere findet ihren inneren Niederschlag in der Selbstbewertung	Fähigkeit zur Selbstwertregulierung
Korrespondierend zu den wachsenden inneren Möglichkeiten vermag das Kind die Perspektive anderer zu übernehmen	Fähigkeit zur Empathie
Die Affektäußerungen der Objekte können zunehmend besser entschlüsselt werden.	Fähigkeit zum Verständnis fremder Affekte

Tab. 2-4 Entwicklung des Identitätssystems (4. bis 6. Lebensjahr)

Aufbau einer realistischen Vorstellung von der eigenen Person und ihrer Stellung in der Objektwelt
Grundbedürfnisse: Entsprechend der eigenen Identität und realistischen Situation sein und mit den Objekten interagieren können

Erfahrung des Kindes mit seinen Objekten	Reifende strukturelle Fähigkeiten
Realitätsangemessene Selbst- und Objektwahrnehmung und die Berücksichtigung der sozialen Realität werden möglich. Dadurch werden sowohl die Begrenzungen und Widersprüche als auch die Kohärenzen des Wahrgenommenen deutlicher. Bedeutsame menschliche Themen wie Geburt und Tod, Liebe und Sexualität werden kognitiv und emotional aufgegriffen	Fähigkeit zu ganzheitlicher Objektwahrnehmung Fähigkeit, ein realistisches Selbstbild und lebendiges Körperbild zu gewinnen Fähigkeit zum Erleben von Identität (psychisch, sozial, sexuell, generationsbezogen) Fähigkeit zur Orientierung in der Welt.
Zu unterschiedlichen Objekten werden unterschiedliche Beziehungen hergestellt und internalisiert	Fähigkeit, variable Bindungen aufzubauen
Die Fähigkeit, Begrenzungen zu erleben und das Sein oder Nicht-Sein des Selbst und der Objekte zu denken, erlaubt es, den psychischen Vorgang des Abschieds und Trauerns zu vollziehen	Fähigkeit zur Loslösung von den Objekten
Die Fähigkeit, sich zielgerichtet adaptiv zu verhalten, schließt die Fähigkeit ein, eigene Impulse zurückzustellen, eigene Affekte zu modifizieren bis hin zur Fähigkeit, sich zu verstellen, eine Rolle zu spielen	Fähigkeit zur Rollenübernahme

Die strukturellen Funktionen, um deren Entwicklung oder Fehlentwicklung es hier geht, haben grundsätzlich drei Zielrichtungen (Rudolf 2002b):

- Sie **differenzieren**, indem sie Ganzheiten auf Unterschiedlichkeiten hin kognitiv untersuchen (z.B. Affektdifferenzierung, Selbst-Objekt-Differenzierung, variable Bindungen, Loslösung)
- Sie **integrieren**, indem sie Teilaspekte zu jeweils neuen Gesamtgefügen verknüpfen, dadurch Kohärenzen und Sinnstrukturen schaffen (z.B. ganzheitliche Objektwahrnehmung, Gewinnung von Selbstbild und Identität, Internalisierung von Beziehungserfahrungen)

- Sie **regulieren**, indem sie Systemgleichgewichte herstellen oder wiederherstellen (z.B. bezüglich Selbstwertregulierung, Impulssteuerung, Affekttoleranz)

Diese drei strukturellen Funktionen (differenzieren, integrieren, regulieren) erwachsen aus der Matrix des Beziehungssystems zwischen Baby und erwachsener Bezugsperson. Das Beziehungssystem ist das Vorgegebene: Das Kind kommt nicht autistisch auf die Welt und findet allmählich zu den Objekten. Es wird geboren als Teil eines zunächst ungetrennten Systems, aus dem heraus sich im Laufe der Entwicklung ein Selbst differenziert. Indem das Selbst mehr und mehr heranreift, tritt es den Objekten gegenüber und steht so vor der Aufgabe, eine sichere Verbindung zu ihnen herzustellen und intrapsychisch aufrechtzuerhalten – ein kognitives Wissen der Objekte, eine emotionale Beziehung zu ihnen, einen kommunikativen Austausch mit ihnen, eine Verinnerlichung und Emotionalisierung ihrer für die Stabilisierung des Selbst bedeutsamen Existenz. Diese strukturelle Entwicklung betrifft daher stets zugleich das reifende **Selbst** und die sich differenzierenden **Beziehungen**. Die wichtigsten Kernpunkte werden nochmals stichwortartig zusammengefasst.

- **Die Erfahrung, sich ausdrücken zu können und sein wichtiges Objekt damit zu erreichen.** Das Kind erwirbt kommunikative Kompetenz in der Gewissheit, dass die eigenen Appelle (rufen, weinen, schreien,) von dem wichtigen Objekt gehört werden. Es reift also die Überzeugung, dass es hilfreiche Objekte gibt und dass sie erreicht werden können. Depressive Erwachsene haben diese Gewissheit verloren, strukturell gestörte Erwachsene haben sie nie besessen.
- **Die Erfahrung, als Antwort auf den eigenen Appell beachtet, verstanden, beruhigt, getröstet zu werden.** Der wichtige Andere stellt Nähe, Zufriedenheit, Geborgenheit wieder her, welche die erlebte emotionale Unlust (des Alleinseins, Sich-Unwohlfühlens, Hungerhabens, etc.) überwindet. Diese Erfahrung des Verstanden- und Beantwortetwerdens in ausreichendem Maße zu machen, ist die Voraussetzung dafür, dass sie verinnerlicht werden kann und später bei Jugendlichen und Erwachsenen die Fähigkeit begründet, sich selbst zu beachten, beruhigen, versorgen zu können (Internalisierung der Beziehungserfahrung mit positiven Objekten). Das bedeutet zugleich auch eine wichtige Grundlage der Affektregulierung (z.B. sich im Falle der Beunruhigung oder Verzweiflung durch die Berufung auf gute innere Objekte selbst beruhigen zu können). Es reift also nicht nur die Überzeugung, dass es erreichbare wichtige Andere gibt, sondern dass diese zur rechten Zeit das Richtige tun. Die Erfahrung, dass die Grundbedürfnisse nicht erfüllt werden und stattdessen psychisch und körperlich Schmerz, Bedrohung und emotionale Überforderung vorherrschen, erschwert oder verhindert die Reifung struktureller Fähigkeiten.

- **Die Erfahrung, dass Situationen gemeinsam emotional bewertet und getragen werden können.** Die Mutter bzw. Bezugsperson bildet für das kleine Kind ein Hilfs-Ich, welches die emotionale Bedeutung von äußeren Situationen definiert und dem Kind diese Deutung zur Verfügung stellt. Vor allem aber ist sie es, die die emotionale Erregung und Unlusterfahrung des Kindes auffängt, sie im Containment gewissermaßen verdaut und dem Kind durch antwortendes Handeln und Sprache zurückgibt. Auf diese Weise lernt das Kind nicht nur seine Außenwelt, sondern auch sich selbst emotional zu verstehen. Am Ende der Entwicklung steht im Erwachsenenalter die Fähigkeit der affektiven Selbstregulierung sowie die Fähigkeit, eigene Affekte introspektiv differenzieren zu können. Die strukturelle Störung ist dadurch gekennzeichnet, dass der Patient seinen überflutenden, wenig ausgestalteten Emotionen ausgeliefert ist, sich selbst nicht versteht und sich allein nicht beruhigen kann.
- **Die sprachlich begriffliche Differenzierung von Emotionen**. Obwohl der Spracherwerb des Kindes sehr viel später einsetzt, reden Erwachsene vom ersten Tag an mit ihrem Baby. Sie tun gewissermaßen so, als könne das Kind alles verstehen. So ist das intensive körperlich-interaktionelle nonverbale Geschehen zwischen Mutter und Kind stets eingebettet in Sprache, welche die Personen und Dinge benennt, die Situationen beschreibt und auf diese Weise die emotionalen Erfahrungen unablässig mit sprachlichen Begriffen etikettiert. Die Differenzierung der Emotionswörter reift langsam heran und erst in einem späteren Reifungsabschnitt (etwa ab dem vierten Lebensjahr) haben die Dinge ihre eindeutige sprachliche Bezeichnung. Die jahrelange Erfahrung mit emotional zugewandten, einfühlsamen und sprachfähigen Bezugspersonen schafft die Voraussetzungen dafür, dass eine introspektive Aufmerksamkeit für den eigenen psychischen Binnenraum wachsen konnte und dass die Fähigkeit zur einem sicheren emotionalen Selbstverständnis herangereift ist. Strukturelle Störung als Folge schwerwiegender defizitärer Erfahrung drückt sich vor allem in Störungen des emotionalen Erlebens, des emotionalen Selbstverständnisses und des emotionalen Austauschs als eine spezifische Form der Sprachlosigkeit aus.
- **Die Erfahrung des Körper-Selbst**. Die für das Kind emotional zu bewältigenden Situationen betreffen verständlicherweise vor allem seinen eigenen Körper mit Lust- und Schmerzerfahrungen auf der Körperoberfläche oder im Körperinneren. Beim sehr kleinen Kind ist emotionale und körperliche Erregung sehr eng verbunden und kaum zu unterscheiden. Auch später sind psychische Erfahrungen immer noch sehr körpernah. Durch das Containment in der gelungenen Mutter-Kind-Bindung lernt das Kind über die gemeinsame emotionale Bewertung auch seinen Körper verstehen. Das beinhaltet sowohl die körperlichen Aspekte von erlebten Emotionen wie auch umgekehrt die emotionalen Auswirkungen von Körperbeschwerden (z.B. Schmerz). Erwachsene mit somatoformen Störungen

haben große Schwierigkeiten, diese Differenzierung vorzunehmen (Henningsen 2002). Sie verwechseln beide Aspekte, indem sie körperliche Affektkorrelate als Ausdruck von Körperkrankheit missverstehen und auf entsprechende Körperbehandlung, z.B. Operationen drängen. Auch bei der Anorexie lassen sich, wenngleich qualitativ andere, Störungen des Körper-Selbst erkennen.

- Die **Differenzierung von Ich und Nicht-Ich**. Aus der kontinuierlichen frühen Interaktionserfahrung des „das bist Du, das bin ich" resultiert beim Kind allmählich die Fähigkeit, Ich und Nicht-Ich, Selbst und Objekt voneinander unterscheiden zu können. Die Realität des Anderen (seine Alterität) drängt die Erfahrung auf, dass es ein Nicht-Ich gibt, mit dem sich das Ich in Beziehung setzen muss. Das beinhaltet auch die Erfahrung des Getrenntseins und der bedürftigen Abhängigkeit vom Anderen. Erwachsene mit strukturellen Störungen verspüren in der Sehnsucht nach einer unverbrüchlichen Beziehung den Sog des Nichtgetrenntseins, den Wunsch des Eins-Seins, d.h. der Auflösung der Selbstgrenzen zu Gunsten einer ganzheitlichen, d.h. vorwiegend projektiven identifikatorischen Verflechtung. Es fällt ihnen ausgesprochen schwer, sich und andere realistisch distanziert (statt ineinander verwoben) wahrzunehmen.

2.4 Die pathogenen Bedingungen, welche zu strukturellen Störungen führen

Strukturelle Entwicklungen resultieren aus der fehlenden Passung zwischen den Grundbedürfnissen des Kindes und den Versorgungsmöglichkeiten der Betreuungspersonen. In diese Formel lassen sich auch jene **genetisch verankerten Anlagen** des Kindes einbinden, welche als Variationen des Temperaments, d.h. der motorischen, emotionalen, sensorischen und kognitiven Stile Risikofaktoren für eine durchschnittliche Entwicklung darstellen. Freilich ist es sehr schwierig, die genetischen Faktoren mit Sicherheit von früh erworbenen Merkmalen zu unterscheiden. Schon der regelmäßige Nikotingenuss der Schwangeren vermag z.B. die Spannungszustände beim Neugeborenen deutlich zu steigern. Generell ist die Frage nach den Einflüssen auf die intrauterine Entwicklung derzeit noch schwer zu beantworten. Gut belegt ist die Tatsache, dass die bereits bei Schwangeren registrierten Auffälligkeiten (wie z.B. ausgeprägte Bindungsunsicherheit) ihre Wirkung später entfalten, wenn die unsichere Mutter versucht, ihrem Kind Sicherheit zu geben und damit weniger effektiv ist als psychisch stabile Mütter.
In Tab. 2-5 wird zusammengestellt, welche optimale Versorgungsqualität bei den Eltern bestehen kann (elterliche Feinfühligkeit) und welche Beeinträchtigungen mit welchen Folgen hier bekannt sind.

Tab. 2-5

Elterliche Feinfühligkeit
Als Voraussetzung für die Regulation von kindlichen Bedürfnissen und Emotionen und für den Aufbau der Selbstregulierungsfunktionen beim Kind gelten: • Fähigkeit, die Körpersprache des Kindes und seinen Emotionsausdruck zu verstehen • Fähigkeit, sich dem Kind altersadäquat zuzuwenden (mit Gesichtspräsentation und „Ammensprache“) • Fähigkeit, für das Kind instinktiv unbewusst verfügbar zu sein • Fähigkeit, das Kind innerlich dauerhaft und situativ vorauslaufend zu repräsentieren
Einschränkung der elterlichen Feinfühligkeit
• Durch alle Arten von situativen und strukturellen Belastungen (psychische Störungen, Suchtverhalten, belastende oder traumatisierende Beziehungserfahrungen auf Seiten der Eltern) • Durch die Belastungen kommt es beim Kind zu: – Vernachlässigung der körperlichen Versorgung – Emotionaler Vernachlässigung, Alleinlassen – Schmerzhafter Behandlung, Misshandlung • Symptomwertige Folgen beim Kind sind: – Emotionale Dauerspannung, Schreien – Motorische Überaktivität oder motorische Erstarrung – Starker Reizhunger, Schlafstörungen – Fütterungsstörungen

Damit es zu Störungen der strukturellen Entwicklung beim Kind kommt, braucht es mehr als diskrete psychologische Merkmale der betreuenden Erwachsenen (Rudolf 2000b, c). Es müssen die familiären Entwicklungsbedingungen für das Kind in massiver Weise eingeschränkt sein (Cierpka 2002). Inzwischen gibt es eine Fülle von empirischen Befunden, welche den Zusammenhang zwischen der Entwicklung struktureller Fähigkeiten auf der einen Seite (wie z.B. Selbstregulierungsfähigkeit, Empathiefähigkeit, selbstreflexive Fähigkeit, Bindungsfähigkeit beim Kind) und den familiären **Belastungserfahrungen** auf der anderen Seite (**Vernachlässigung** und **Viktimisierung** durch die Betreuungspersonen) aufzeigen konnten (Egle et al. 1999, Felitti 2002, Hardt et al. 2004, Motzkau et al. 1997, Rudolf et al. 1998, Schoon 2002). Hierbei handelt es sich um soziale Konflikte und Notlagen der Eltern, um psychische Erkrankungen, z.B. ausgeprägte Persönlichkeitsstörungen, Sucht, dissoziales Verhalten, Körperkrankheit oder Verlust wichtiger Personen. Es geht um familiäre Dauerkrisen und unberechenbare Stimmungsumbrüche mit aggressiven Auseinandersetzungen und sexuellen Grenzüberschreitungen, wobei die

Grenzlinie zu traumatisierender Kindsvernachlässigung, Misshandlung, Missbrauch und Traumatisierung fließend ist. Unter dem Einfluss überflutender Belastungserfahrungen wird die Entwicklung der reifenden strukturellen Fähigkeiten beeinträchtigt. Die Störung ist dadurch gekennzeichnet, dass reifende Funktionen vulnerabel oder defizitär bleiben und für die innere und interpersonelle Regulation nur eingeschränkt zur Verfügung stehen (Resch 2002). Das Geschehen lässt sich freilich auch auf die Entwicklung der Beziehungsbereitschaften und Beziehungserwartungen hin beschreiben, weil hier die Grundlagen zu stark dysfunktionalen Beziehungsmustern und deutlich eingeschränkten Bindungsstilen gelegt werden.
Die Belastungsfaktoren der frühen Kindheit, welche zu einer psychischen Störung disponieren, sind also vielfältig und spielen auf komplizierte Weise ineinander:

Tab. 2-6 Belastungsfaktoren in der frühen Kindheit

- Ererbte Anlagen und angeborene Werkzeugstörungen (z.B. motorische Impulsivität, sensorische Über-/Unterempfindlichkeit, spezifische Wahrnehmungsstörungen und Leistungsschwächen)
- Belastungen / Traumatisierung durch emotional überfordernde Ereignisse (z.B. schutzloses Ausgeliefertsein an körperliches Unbehagen / Schmerz durch aggressive / sexuelle Handlungen anderer; emotionale und körperliche Vernachlässigung; Ausgeliefertsein an heftige Affekte der Angst und Verzweiflung)
- Defizitäre soziale Lernerfahrungen in destabilisierten und unstrukturierten Familien (z.B. bezüglich des Herstellens und Regelns von Nähe, der Entscheidung über Aktivität / Passivität, bezüglich Mitteilung und Verständigung oder Konfliktlösung)
- Fehlende Befriedigung von basalen Beziehungsbedürfnissen (Möglichkeiten zur Beruhigung, Tröstung, Erfahrung von Sicherheit, Bestätigung, Anleitung, Miteinander, Austausch, Zärtlichkeit)
- Fehlende Befriedigung von körperlichen Bedürfnissen (körperlich versorgt werden, gesättigt werden, gepflegt werden, in Ruhe gelassen werden)

Eine spezielle Sichtweise der kindlichen Entwicklungsstörung resultiert aus der **psychosomatischen Perspektive.** Sie wurde durch die sich rasch vermehrenden Befunde der neurobiologischen Forschung möglich und bezieht sich bevorzugt auf das Stress-Paradigma. Während die leichten bis mittleren Belastungen des Kindes geeignet sind, Vorgänge des Lernens, der Adaptation und der Stressbewältigung in Gang zu setzen, überfordern sehr starke oder traumatisierende Belastungen das Stressverarbeitungssystem und führen letztlich zu seiner irreversiblen Schädigung. Diese erfolgt auf dem Wege über die Dauerstimulierung der sympathikonen Erregung und der Kortisolausschüttung, welche zumindest bei traumatischen Erfahrungen zur Schädigung des Hippokampus und damit, bei unterbrochener Rückkopplung, zur anhaltenden Stimulierung der Amygdala führt. Es entstehen kreisende emotionale Erregungszustände, abgekoppelt von reflexiven und steuernden Einflüssen der kortikalen Zentren, so dass sie Gefahr laufen, schließlich in einen Burned-out-Zustand einzumünden. Auf diesem Gebiet werden, z.B. im Bereich der Schmerzforschung, nahezu täglich neue Befunde veröffentlicht, welche bei einem großen Teil der Psychosomatiker und Psychotherapeuten eine große Faszination auslösen – vielleicht weil die materielle Wirklichkeit der in farbigen Bildern visualisierten Funktionsstörungen des Gehirns zeitgeistgemäß eine größere Beweiskraft besitzen als die Erinnerungen von Patienten über ihre Erfahrungen der Beschädigung. Wertvoll ist es auf jeden Fall, dass die klinischen Beobachtungen von Psychotherapeuten auf diese Weise eine grundlagenwissenschaftliche Fundierung erfahren. Dennoch werden wir uns in diesem Buch nicht auf das Gelände der psychobiologischen Forschung begeben, weil es in manchem doch noch sehr unsicher und stellenweise auch spekulativ ist. Es wird noch einige Jahre dauern, ehe hier das gesicherte Wissen bilanziert werden kann.

Die Zusammenführung entwicklungspsychologisch empirischer Befunde und konzeptueller Entwürfe der frühen Persönlichkeitsentwicklung mit klinischen Aspekten z.B. der Borderline-Störung, Traumafolgestörung, somatoformen Schmerzstörungen erfolgt heute in raschem Tempo unter ganz unterschiedlichen (z.B. bindungstheoretischen, strukturdynamischen, psychopathologischen und neurophysiologischen) Perspektiven. Mehr denn je scheinen dabei grundlagenwissenschaftliche und klinische Ansätze einander zu befruchten. Auch die OPD-KJ (Arbeitskreis OPD-KJ 2003) nimmt darauf ausdrücklich Bezug (Seiffge-Krenke 1999). Der nun vorgelegte Entwurf einer strukturbezogenen Psychotherapie wird ebenfalls eine deutliche entwicklungspsychologische Fundierung erfahren.

3 Die Emotionen

3.1 Der Begriff des Emotionalen und sein Bezug zur Struktur

Die Diskussion der frühkindlichen Strukturentwicklung hat erkennen lassen, in welchem Umfang darin emotionale Vorgänge im interpersonellen Austausch zwischen dem Kind und seinen Bezugspersonen von Bedeutung sind. Im Ergebnis der Entwicklung sind die erlebten und ausgedrückten Affekte für alle Vorgänge des Selbstverständnisses und der Beziehungsgestaltung unverzichtbar. Die vom Individuum erfahrenen Emotionen schließlich sind nicht nur die Beweger der psychischen Lebendigkeit, sondern auch eine Herausforderung für den, der sie erleidet: Er muss sich zu ihnen einstellen, mit ihnen umgehen, er muss sie auszudrücken, zu ertragen und zu steuern lernen und er muss dabei die Verhaltensregeln seiner Kultur einbeziehen. Im Blick auf die Bedeutsamkeit dieser Prozesse für das Verständnis von Struktur, struktureller Störung und strukturbezogener Therapie werden im Folgenden Kapitel die Emotionen[2] als eine Dimension des Psychischen herausgehoben.

Es gibt wissenschaftliche Themen, die scheinbar ganz klar und übersichtlich sind. Wenn man sie jedoch genauer in den Blick nimmt und sie zu untersuchen beginnt, fangen sie an zu verschwimmen und sich aufzulösen. Das gilt für viele substantivische Begriffe, wie z. B. „die Sprache", „die Sexualität", „das Ich" und auch für „die Emotion", usw. Offensichtlich haben wir es hier mit Erfahrungen und Ausdrucksformen des Lebendigen zu tun, die jedem Einzelnen aufgrund eigenen Erlebens unmittelbar zugänglich sind, die sich jedoch als abstrahierte Begriffe zu verselbständigen drohen.

Emotion ist aus dem Lateinischen „emovere" (herausbewegen) abgeleitet. Im Lateinischen und den daraus abgeleiteten Sprachen werden viele Verben, welche praktisches Handeln oder prozesshafte Abläufe beschreiben, in Substantive überführt. So z.B. bezeichnen die Begriffe Addition und Subtraktion die Prozeduren des Zusammenzählens oder Abziehens; in zweiter Linie wird daraus das Rechenprinzip, das unter bestimmten Voraussetzungen zur richtigen Anwendung und zu rechnerisch korrekten Ergebnissen führt. Die Regeln unseres Sprechens und Denkens legen es nahe, dass wir abstrahierte Begriffe ähnlich verwenden wie die Bezeichnungen für physikalische Gegenstände: Auch „die Emotion" meint man plastisch vor sich zu sehen, obwohl damit ein Konzept

---

[2] Ein 6 Jahre lang zusammen mit R. Bastine, P. Fiedler, Ch. Mundt und F. Resch sowie etwa 25 Doktoranden realisiertes DFG-Graduiertenkolleg „Klinische Emotionsforschung" bildet die Erfahrungsgrundlage für diese Diskussion.

gemeint ist, welches einen von vielen Prozessaspekten des psychischen Erlebens und Verhaltens sowie des zentralnervösen Funktionierens beschreibt. Manche vermeiden den Begriff Emotion und sprechen von Affektivität, während andere Affekte, Gefühle und Stimmungen als Ausdrucksformen der Emotionalität verstehen.

Im populären Sprachgebrauch wird mit Selbstverständlichkeit von Emotionen gesprochen. Überall, wo im öffentlichen Raum „etwas los ist“, sei es bei Sportveranstaltungen, politischen Diskussionen, Musikdarbietungen oder Unglücksfällen, heißt es in den Berichten, dass „Emotionen geweckt wurden“. Ganz besonders stark sind die Medien an dem Thema interessiert. Bestimmte Arten von Zeitungen und Fernsehsendern zentrieren ihr Angebot auf emotionale Aspekte von Geschehnissen – das verzweifelte Weinen von Opfern und Hinterbliebenen, der rauschende Beifall für den erfolgreichen Star, das ans Licht der Öffentlichkeit gezogene heimliche Liebesglück oder -leid prominenter Zeitgenossen. Auch die Werbung versucht über emotionale Stimuli Interesse für ihre Produktinformationen zu wecken: Das auf einem Stapel Winterreifen posierende Bikinimädchen wendet sich an eine Käufergruppe, von der man annimmt, dass sie sich für Sex und Autozubehör gleichermaßen interessiert.

Emotionen werden überwiegend als etwas Gesundes, Positives, Belebendes beschrieben, als Gegenspieler des Verstandes, als die eigentliche und wichtigste psychische Leistung, als bedeutsamer Aspekt von Intelligenz und sozialer Kompetenz.

Mit besonderer Selbstverständlichkeit sprechen auch Psychotherapeuten von Emotionen.

> *„In der gesicherten therapeutischen Beziehung kann die Patientin beispielhaft lernen, dass sie ihre Emotionen zeigen, Forderungen stellen und Auseinandersetzungen führen darf, ohne dafür bestraft oder beschämt zu werden.“ (aus einem Psychotherapieantrag)*

Die Hemmung des emotionalen Ausdrucks wird als Risikofaktor für viele Erkrankungen diskutiert, von banalen Erkältungen bis zu schwerwiegenden Krebserkrankungen (Traue 1998). Umgekehrt gilt der Zuwachs von Emotionalität, die Überwindung von emotionaler Hemmung als ein wichtiger Schritt auf dem Wege zur psychischen Gesundheit und Selbstverwirklichung.

Hier werden Einstellungen erkennbar, die für unsere gegenwärtige westliche Gesellschaft kennzeichnend sind. Menschen in anderen Kulturräumen verhalten sich anders zur Emotion, auch unsere Gesellschaft ließ zu anderen Zeiten andere Maßstäbe erkennen. Wenn heute das Haben und Herzeigen von Emotionen als normal und attraktiv gilt, war das gleiche Verhalten bis in die Mitte des 20. Jahrhunderts hinein eher verpönt. Die meisten Emotionsäußerungen wurden nach Kräften unterdrückt; wer sie dennoch sehen und hören ließ, fühlte sich verpflichtet, sich zu entschuldigen; wer sie ungewollt bei Anderen miterlebte, versuchte sie zu übersehen oder überhören. Wahrscheinlich hat in neuerer Zeit die permanente optische und akustische Darbietung menschlicher Emotionen in den elektronischen Medien wesentlich dazu beigetragen, dass Emotionales nicht länger das Private ist, sondern in normierten Ausdrucksformen intensiv nach außen getragen wird.

Während der Emotionsbegriff im Alltag Konjunktur hat und in vielen Kontexten selbstverständlich verwendet wird, taten sich viele schwer damit, die forschend damit umzugehen versucht haben:

> Krueger (1929): *„Dass sich das innigste und tiefste Erleben, das wir im Gefühl erfahren von Haus aus gegen die wissenschaftliche Bearbeitung sträubt".*
>
> Buytendijk (1948): *„Die Gefühlspsychologie befindet sich trotz zahlreicher Bemühungen führender Psychologen in einem fast chaotischen Zustand."*
>
> Lersch (1964): *„Überall da, wo uns etwas unklar ist, stellt sich der Begriff des Gefühls ein, offenbar ein Zeichen dafür, dass das Gefühl selbst etwas begrifflich schwer fassbares ist."*
>
> Izard (1969): *„The area of emotional experience and behaviour is one of the most confused and ill-defined in psychology."*
>
> Ekman und Friesen (1972): *„Die meisten Autoren haben Emotionen unterschiedlich definiert, weil sie verschiedene Phänomene beschrieben."*

Vielleicht helfen dort, wo sich die Wissenschaftler schwer tun, die Philosophen weiter. H. Schmitz (2000) äußert dazu:

> *„Gefühle sind räumliche, ortlos ergossene, leiblich ergreifende Atmosphären, vergleichbar dem Wetter und der reißenden Schwere, wenn man ausgeglitten ist und entweder schon stürzt oder sich gerade noch fängt: Also solchen in den spürbaren Leib eingreifenden Mächten, die nicht selbst leibliche Regungen sind, aber nur am eigenen Leib, wenn auch manchmal als Widersacher gespürt werden. Ebenso werden Gefühle nur im eigenen leiblichen Spüren als ergreifende Mächte wirksam, aber allerdings kann man sie als Atmosphären darüber hinaus oft auch in der Umgebung wahrnehmen."*

Wir werden in den folgenden Kapiteln diese „in den Leib eingreifenden Mächte" von verschiedenen Seiten her untersuchen. Psychosomatische Zusammenhänge und psychotherapeutische Aspekte stehen dabei zunächst im Mittelpunkt, ehe psychologische, funktionale und regulative Aspekte diskutiert werden.

3.2 Emotion als psycho-somatisches Geschehen

Im Blick auf die Entwicklungsvorgänge der frühen Kindheit wurde erkennbar, wie eng psychisch-emotionale und körperliche Vorgänge ineinander verwoben sind. Diese psycho-somatische Sichtweise des Emotionalen ist uns heute selbstverständlich. Die Wurzeln dieses Verständnisses reichen bis zu Descartes zurück.

Rene Descartes (1596–1650) gilt den meisten als der Philosoph, der die Trennung der materiellen von der geistigen Welt postulierte und damit jene Cartesianische Spaltung verantwortet, die uns heute noch zu schaffen macht.

Descartes' Werke der 1630er Jahre beschäftigen sich mit der Physik und den physikalischen Aspekten des menschlichen Körpers. In den 1640er Jahren folgen die philosophischen Arbeiten. In ihnen steht nicht mehr die physikalische Welt, wie sie wirklich ist, im Vordergrund, sondern das denkende Subjekt und was es von der Welt und von Gott zu erfassen vermag.

In *Discours de la méthode* (1637) heißt es:

> *„Ich erkannte, dass diese Wahrheit: „Ich denke, also bin ich", so fest und sicher ist, dass ich sie ohne Bedenken als ersten Grundsatz der Philosophie, die ich suchte, ansetzen konnte". (4. Teil)*

Und in den *Meditationes* (1641) wird ausgeführt:

> *„Ich bin ein denkendes Ding (res cogitans), d. h. Geist (mens), Seele (animus), Verstand (intellectus), Vernunft (ratio)." (zweite Meditation)*

Dabei grenzt er sein subjektives Ich deutlich von seinem Körper ab:

> *„Ich bin nicht jenes Gefüge von Gliedern, das man den menschlichen Körper nennt.*
> *... diese Art Maschine, die aus Knochen, Nerven, Adern, Blut und Haut zusammengesetzt ist." (6. Meditation)*

1648 wechselt Descartes in *La description du corps humain* von der physikalisch-anatomischen zu einer funktionellen Beschreibung der Körpermaschine und entwirft eine Physiologie des Herzens, des Blutkreislaufs, der Verdauung, der Sinnesorgane, des Hungers, des Durstes usw.

Ein weiteres Jahr später, d.h. ein Jahr vor seinem Tode, vollzieht Descartes die erstaunliche Wendung von der Physiologie zur Psychologie, indem er in seinem letzten Buch *Les passions de l' âme* (1649) „die Leidenschaften der Seele" darstellt. Darin wird nicht länger die viel zitierte Cartesianische Spaltung, sondern eine psychosomatische Ganzheit betont:

> *„Man muss wissen, dass die Seele tatsächlich mit dem ganzen Körper verbunden ist und dass man genau genommen nicht sagen kann, sie sei in bestimmten Teilen des Körpers mit Ausschluss der anderen." (Artikel 30)*

Hier wird auch der Begriff der Emotionen, d.h. der seelischen „Beweger“ eingeführt:

„Man kann sie (les passions de l' âme) noch besser Emotionen der Seele nennen, nicht allein deswegen, weil dieser Name allen Veränderungen, die in der Seele sich ereignen, zukommt, sondern insbesondere weil von allen Arten von Gedanken, welche die Seele haben kann, es keine anderen gibt, welche sie so sehr erregen und aufwühlen, wie es die Leidenschaften tun.“ (Artikel 28)

Descartes beschreibt, wie sowohl seelische als auch körperliche Vorgänge geeignet sind, Emotionen aufzurufen und wie die geweckten Emotionen als seelische Erregung erlebt werden, die wiederum Körpervorgänge im zentralen Nervensystem, in der Muskulatur und in den vegetativ gesteuerten Organen in Gang setzen (Röd 1982). Besonders modern klingt seine funktionale Beschreibung der Affekte:

„ ... dass die Hauptwirkung der Leidenschaften ... darin besteht, dass sie ihre Seele anregen .. Dinge zu wollen ..., derart, dass das Gefühl der Furcht anregt, fliehen zu wollen, das der Kühnheit, kämpfen zu wollen, und ähnlich alle anderen." (Artikel 40)

Descartes hat also bereits die Emotion als ein explizit psycho-somatisches Phänomen beschrieben. Viel später wird Sartre (1943) ausführen:

„Es gibt nichts hinter dem Leib, sondern der Leib ist ganz und gar seelisch".

Was er über den Leib sagt – „Der Leib ist Für-sich-sein, ebenso wie Für-andere-sein“ – gilt auch für die Emotion. Sie ist ganz für sich und bestimmt darin das eigene Sein; ebenso ist sie ganz für andere und bestimmt insbesondere die Art der Bezogenheit des Subjekts zu den anderen. Emotion wird uns als ein nach innen und außen gleichermaßen bedeutsamen, körperliches und psychische Phänomen beschäftigen.
Im heutigen Sprachgebrauch lassen die Begriffe **Gefühl, Stimmung und Affekt** jeweils eine stärkere Anbindung an den psychischen oder somatischen Pol erkennen.
Emotionen sind Bestandteil des „Erlebens“. Wie erlebt jemand z.B. das Gefühl der Freude? Von außen betrachtet wird deutlich, dass hier ein komplexes körperliches Muster aktiviert wird: Ein tiefes Einatmen, durch das alles angehoben wird, der Brustkorb, die Oberarme, der Kopf, die Augenbrauen. Die tief eingeatmete Luft möchte mit einem Laut entweichen. Die positiven Emotionen der Freude, der Lust und des Glückes werden von Lersch (1964) mit folgenden Worten charakterisiert:

„Die Geste des Hereinnehmens, des In-sich-Aufnehmens, des Einatmens, Einsaugens und Auskostens.

Die Gebärde des Sich-öffnens, Umfassens, Sich-Verschenkens (Seid umschlungen, Millionen, diesen Kuss der ganzen Welt)". (Lersch 1964, S. 237)

Wenn jemand das gegenteilige Bewegungsmuster ausbildet, sein Kopf nach vorne sinkt, die Brauen sich senken, die Augen und der Mund sich schließen, die Arme sinken, der Brustkorb sich senkt, wird unmittelbar das Erleben von Traurigkeit und Bedrücktheit spürbar.

Das emotionale Erleben ist in seiner Unmittelbarkeit immer auch körperlich. Die Formulierung „Ich bin froh, ich bin traurig" beschreiben eine Seinsverfassung (Ich bin), die psychisch und körperlich zugleich ist.

Dazu kann jemand einen gewissen Abstand nehmen, indem er sagt: „Ich habe das Gefühl" oder „mein Gefühl sagt mir". Er drückt dadurch aus, dass er sich selbstreflexiv wahrnimmt und dabei auf Gefühle stößt, die er zu unterscheiden und in sprachliche Begriffen zu benennen vermag. Dabei haben die Gefühle im Gegensatz zu den Affekten keine Zuordnung zu einer Selbst- oder Objektrepräsentanz, d.h. sie beziehen sich nicht auf einen äußeren oder inneren Gegenstand. (Krause 1988).

In abgemilderter Form werden Emotionen als Bereitschaften spürbar, die für den Betreffenden selber und für die anderen als **Stimmungen** erfahren werden. Aus der Stimmung heraus können Affekte hervorbrechen und sich schließlich in Handlungen entladen, die dann ganz körperlich sind. Wenn jemand mit der Faust auf den Tisch schlägt und schreit: „Jetzt reicht es" dann sind es nicht mehr die Gefühlsworte (ich bin ärgerlich), welche die emotionale Verfassung kennzeichnen, sondern es ist eine körperliche Inszenierung, die mit Stimme, Mimik, Körperhaltung und Körperbewegung zum Ausdruck bringt, dass jemand wütend ist. In diesem Augenblick ist der Betreffende ganz in der Emotion, und nicht mehr selbstreflexiv-distanziert. Dieser Zustand lässt sich als **Affekt** kennzeichnen.

„Es gehört zur Eigenart der Affekte, dass sie den gleichmäßigen Ablauf, den normalen Rhythmus des psychosomatischen Gesamtgeschehens unterbrechen und in ungleich höherem Maße als bei den Gefühlsbewegungen der Fall ist, als ein Mitbetroffenwerden des Leiblichen, vor allem vom vegetativen Nervensystem gesteuerten Bewegungsgeschehen erlebt werden." (Lersch 1964, S. 224)

Die typische Wirkung des Affekts ist es nach Lersch, dass „der Horizont der gegliederten Wahrnehmung, der Vorstellungen und Gedanken... eingeengt und in seiner Klarheit verdunkelt wird." Dadurch erfolgt ein „Absinken in eine vorintellektuelle, ungeistige und willensmäßige unkontrollierte Haltung".

Hier deutet sich ein Thema an, dass uns später noch ausführlicher beschäftigen wird: Jemand, der unter dem Einfluss von Affekten „den Kopf verliert", läuft Gefahr, dass seine Handlungen nicht länger von einer vorausschauenden Vernunft gesteuert sind, sondern dass er in ein möglicherweise sozial schädliches Handeln hinein gerissen wird. So verwundert es nicht, dass Themen der

Affektkontrolle und Affektregulierung im Verlauf der soziokulturellen Entwicklung eine große Bedeutung gewinnen.
Mehr als in anderen psychischen Bereichen können die psychischen Aspekte des Emotionalen durch körperliches Erleben vertreten werden. Eine Patientin kann sagen: „Wenn die automatische Tür zu geht und der mit vielen Menschen besetzte Fahrstuhl sich in Bewegung setzt, reagiere ich mit Kreislaufstörungen, ich kriege weiche Knie und kann nicht mehr durchatmen". Die Patientin könnte auch sagen: „Im Fahrstuhl bekomme ich Angst". Im ersten Fall wird die Aufmerksamkeit der Patientin von der Körpersensation absorbiert, die kognitiv von ihr als körperliche Dysfunktion (Kreislaufstörung) interpretiert wird. Dass sie Angst erlebt, wird von dieser Patientin nicht bewusst wahrgenommen oder beiseite geschoben. Im anderen Falle wird das Körperempfinden (weiche Knie, keine Luft kriegen) als Angst verstanden. Menschen können den Scheinwerfer ihrer Aufmerksamkeit auf den einen oder den anderen Aspekt richten. Für manche ist es offenbar sehr viel plausibler, ein Körpergeschehen zu benennen als ein Angstgefühl. In diesem Sinne werden vielfältige Körperbeschwerden als Ausdruck einer somatischen Krankheit und nicht als Angst interpretiert:

Rascher Herzschlag	Benommenheit
Palpitationen	Leeregefühl
Brustschmerz	Zittern
Atemnot	Schwitzen
Druck auf der Brust	Übelkeit
Schwindel	Kloß im Hals
Schwächegefühl	Blasendruck

In Verbindung mit physiologischen Daten wie Blutdruckerhöhung, Pupillenerweiterung etc., werden die beschriebenen Körpersignale leicht als Stressreaktionen verstehbar. Viele Emotionen sind ein Teil der Alarmreaktion, das gilt insbesondere für Angst und Wut, welche die Bereitschaft zu Kampf oder Flucht anzeigen. In diesem speziellen Bereich entspricht die Emotionsphysiologie der Stressphysiologie.
Die **physiologischen Aspekte** der Emotion lassen sich auf verschiedenen Ebenen erfassen:

- Aktivierung zentralnervöser Zentren (z.B. Amygdala)
- Vegetative Körperreaktionen (z.B. Herzklopfen, Blutdrucksteigerung, Hautrötung etc.)
- Motorische Muster der Skelettmuskulatur (Körperhaltung und Bewegungsansätze)
- Innervationen der mimischen Muskulatur in typischen Mustern

3.3 Emotion und Kommunikation

Auf der körperlichen Ebene der Emotion spielt neben der physiologischen Dimension die mimische und gestische Seite eine besonders wichtige Rolle für den strukturell sehr bedeutsamen Bereich der Kommunikation.
Die Mimik hat eine große Bedeutung als Interface zwischen Innen und Außen insofern, als sie die innere Verfassung und Intention des Subjekts nach außen trägt und sie den andern sehen lässt. Es handelt sich dabei um ein physiologisch altes Kommunikationssystem, das sich vielerorts im Tierreich und ganz speziell bei sozial lebenden Spezies beobachten lässt. Darüber liegen, beginnend bei Darwin außerordentlich zahlreiche Untersuchungen vor, die erkennen lassen, wie z.B. Primaten durch Drohgebärden, Unterwerfungsgesten oder erotisch werbende Haltungen ihre Beziehungen zueinander regulieren, Feindseligkeit oder Verbundenheit ausdrücken und Nähe und Distanz herstellen können. Mit Hilfe dieser mimisch-gestisch-körperlichen Sprache, unterstrichen durch Laute, werden Konflikte ausgetragen, vor allem aber Konflikte vermieden. Wenn ausreichend gedroht und imponiert wurde, lässt sich z. B. die Rangordnung wieder herstellen, ohne dass gekämpft und Blut vergossen werden muss.
Die Mimikforschung am Menschen hat seit den Ansätzen von Ekman und Friesen (1972) einen großen Aufschwung genommen (Krause 1998). Diese Forschung war an die technische Voraussetzung gebunden, Videoaufzeichnungen von Gesichtern in Sekundenbruchteile zergliedern zu können, um sodann jedes Einzelbild hinsichtlich der Aktivität der Gesichtsmuskeln vermessen zu können. Dabei zeigte sich, dass mimische „action units“ zu Ausdrucksmustern kombiniert sind, die mit großer Übereinstimmung als bestimmte Affekte identifiziert werden. Diese Affekte, die mit Hilfe der Gesichtsmuskulatur so zum Ausdruck gebracht werden können, dass die meisten Beobachter kulturunabhängig in der Lage sind, sie zu erkennen, werden als primäre Affekte oder Grundemotionen bezeichnet: Glück, Überraschung, Trauer, Wut, Ekel, Angst. Sie beziehen sich allein auf den motorisch-expressiven Anteil der Emotion, nicht auf die intrapsychisch wahrgenommenen Gefühle. Mit der mimischen Affektforschung wurde eine wichtige Standardsituation der Emotionsforschung geschaffen, die es möglich machte, den mimischen Anteil des Affektgeschehens anhand der Bewegungen der Gesichtsmuskulatur zu objektivieren (Krause 1997). Komplizierend wirkt allerdings die menschliche Fähigkeit, die spontane Mimik durch „gewollte“ Ausdrucksformen, vor allem durch Lächeln, zu überblenden oder Freude zu zeigen, die nicht ganz „echt“ ist oder Affekte durch andere zu ersetzen (Ärger zeigen statt Angst) oder Affekte umzukehren (lachen statt weinen).
Das Mimiksystem, ergänzt durch Intonation und Körperhaltung bildet die spontane, überwiegend nicht bewusste Grundlage jeder Kommunikation zwischen zwei Menschen (Krause und Merten 1996). Es bringt die innere Verfassung des einen für den anderen sichtbar zum Ausdruck und muss dabei nicht

mit den erlebten Gefühlen übereinstimmen. Es kann sein, dass jemand mimisch kommunikativ seinen Ärger und seine Zurückweisung zum Ausdruck bringt und sich im eigenen Erleben dabei nicht etwa ärgerlich, sondern zufrieden und erleichtert fühlt. Der mimische Ausdruck ist gleichzeitig Hinweis auf den Zustand des „Senders“ und Appell an den „Empfänger“, sich auf den Zustand angemessen einzustellen.

Tab. 3-1 Aspekte der emotionalen Kommunikation

Der spontane mimische und körperliche Ausdruck
- erfolgt überwiegend nicht bewusst
- bringt den eigenen emotionalen Zustand zum Ausdruck
- ist nicht immer identisch mit dem bewusst erlebten Gefühl
- hat eine Signal-, Appellfunktion für das Gegenüber
- schafft die Basis für eine gelingende sprachlich-symbolische Verständigung
- kann durch soziale Signale (z.B. Lächeln) überblendet werden
- kann zu Teilen unterdrückt werden (Pokerface)

Davon zu unterscheiden ist die symbolische Kommunikation, die sich auf mentale Objekte bezieht, d.h. Gegenstand der Emotion ist nicht der Zuhörer, sondern das innere Thema des Sprechers. Es wird im Zusammenhang mit den psychischen Störungen zu diskutieren sein, wie wichtig es für eine gelingende Kommunikation ist, dass hier keine „Verwechslungen“ vorkommen in dem Sinne, dass der Affekt, der eigentlich einem inneren Objekt gilt (z.B. eine ärgerliche Erfahrung mit einem anderen Menschen) in die aktuelle Beziehung zu dem Zuhörer eingespeist und sich somit auf das äußere Objekt gerichtet wird. An dieser Stelle wird deutlich, dass die Begriffe Sprecher und Hörer oder Sender und Empfänger mit ihrer On/Off-Logik fast zu mechanistisch sind, um das systemische Geschehen der Kommunikation beschreiben zu können. Hier bestehen vielfältige und komplizierte wechselseitige Verknüpfungen.
Es erfordert einerseits eine stabile psychische Struktur der Beteiligten, damit sie ihre Affekte an ihr Thema binden können und es erfordert des Weiteren die unbewusste Beherrschung subtiler Interaktionsregeln, um ein verlässliches affektives Involvement mit dem anderen herzustellen und aufrechterhalten zu können (Krause et al. 2002). Letzteres geschieht durch kurze Blickkontakte mit freundlicher, z.B. lächelnder Mimik in wechselseitiger Rückversicherung.
Für die sprachliche Interaktion ist es darüber hinaus bedeutsam, dass Sprecher und Hörer einander mimisch und körperlich (z.B. durch Atem holen) signalisieren, ob sie jetzt sprechen möchten oder aufhören möchten. Während Gleichberechtigte aufeinander hören und sich per Körpersignal im stetigen Wechsel das Rederecht weiterreichen, ist es ein Ausdruck der aggressiven Dominanz, wenn einer das nicht tut und dem anderen „ins Wort fällt“.
Zu den psychologischen Voraussetzungen für eine gelingende Kommunikation und Beziehungsgestaltung gehört auch die Fähigkeit, sich in die gezeigten oder

berichteten Gefühle des anderen hineinversetzen zu können und vorübergehend seine Perspektive des Erlebens zu übernehmen (Empathie). Zwischen zwei Personen, die sich sympathisch aufeinander einstellen können, entsteht ein Wir-Gefühl des emotionale Rapports.
Der inhaltliche Austausch auf der Grundlage einer solchen sicheren kommunikativen Beziehung entspricht dem, was Gadamer (1975) als das Gespräch bezeichnet hat, jene sich wie von selbst fortentwickelnde Wechselrede, in der jeder einzelne sich als lebendig Beteiligter wahrnimmt und zugleich beide miteinander in ein gemeinsames Drittes eintauchen.

3.4 Emotionen im Erleben und Verstehen der Situation

Emotionen werden nicht aktiv und willkürlich produziert wie Gedanken oder Erinnerungen, sie stellen sich ein, werden erfahren, um nicht zu sagen erlitten. Im lateinischen Wort „Passiones" und im Französischen „Passions" steckt sowohl das Erleiden wie auch die Leidenschaft der Emotion. Die Emotionen sind die Beweger und die Menschen sind die von den Emotionen Bewegten. Was der einzelne aktiv tun kann, ist, sich mit diesem Bewegtwerden auseinander zu setzen, um der Bewegung wieder Herr zu werden, andernfalls kann es geschehen, dass ihn die Emotionen mitreißen.

Fallbeispiel:
Stellen wir uns eine gesunde, psychisch stabile und realitätsgerechte Person vor, die nachts alleine nach Hause geht. Um einen größeren Umweg abzukürzen, geht sie durch einen dunklen Park. Da sieht sie in der Ferne einige Leute am Wegesrand stehen, die in ihre Richtung schauen. Jetzt kann sehr Verschiedenes geschehen, z.B. dass die Person, die eine junge Frau ist, ein Unbehagen spürt bei der Vorstellung, im nächtlich einsamen Park an diesen Leuten vorbeizugehen, In ihren Gedanken tauchen alle möglichen Vorstellungen von bedrohlichen Situationen auf, von denen sie gehört oder gelesen hat oder an die sie sich aus eigener Erfahrung erinnert. Ihr Herz schlägt schneller, sie atmet tief, mit anderen Worten, sie bekommt Angst. Gesunderweise nur so viel, dass sie nicht wie gelähmt ist oder losweint oder aufschreit, oder davonrennt, sondern dass sie anfängt zu kalkulieren: Falls die etwas von mir wollen, bin ich alleine gegen mehrere, wahrscheinlich wollen die aber gar nichts, also gehe ich an ihnen vorbei. Wenn sie etwas wollen, schreie ich oder schlage um mich. Bei diesen Überlegungen bemerkt die Frau, dass ihr die Knie zittern und das Herz zum Halse schlägt und sie beschließt, doch lieber über die helle Straße zurückzugehen und sich ein Taxi zu besorgen. Was sich auf der physiologischen Ebene abspielt, ist eine sehr komplexe sympathikotone Alarmreaktion, psychologisch handelt es sich um ein Angsterlebnis, welches auf der Handlungsebene dazu führt, dass der Angstort gemieden und ein sicherer Ort aufgesucht wird.

Emotionen entspringen, wie das Beispiel deutlich macht, aus einem unwillkürlichen Abgleich zwischen der inneren Verfassung und der vom Subjekt erlebten äußeren Realität. Der Begriff der **Situation** ist geeignet, die aktive Ausrichtung des Subjekts auf seine Welt und seine passive Erfahrung, die es mit seiner Welt macht, zu verknüpfen. Situationen sind nicht statisch, sondern entwickeln sich im Erleben des Subjekts auf einen Punkt hin, an dem Situationen handelnd beantwortet werden müssen. An dieser Stelle leistet das Erleben der eigenen Emotion eine für das Subjekt evidente Bewertung der Situation. Da an der Ausgestaltung einer Situation meistens mehrere Menschen beteiligt sind, wirken auch deren Emotionen auf das Subjekt zurück. Aus dieser emotionalen Bewertung resultiert eine für das Individuum evident erscheinende situationsangemessene Handlungsbereitschaft.

Bewusst erlebte Emotion entsteht bei jeder Begegnung des Subjekts mit der Welt. Es muss sich dabei nicht zwangsläufig nur um die äußere Welt handeln, Menschen können auch in der Begegnung mit ihren inneren Objekten Emotionen erleben, z.B. in der Erinnerung an Menschen oder im Nachdenken über erlebte Situationen.

Situationen entwickeln sich in ganz unterschiedlichen Zeitverläufen. Ein Ereignis kann in Sekundenbruchteilen heftige Affekte mobilisieren (Schrecksituation); erfreuliche und ärgerliche Situationen entwickeln sich über Minuten bis Stunden; Situationen der liebevollen Verbundenheit oder solche von Verlust und Trauer können sich über Monate und Jahre erstrecken. Das bedeutet, dass die gefühlten Emotionen unterschiedliche Zeitgestalten erkennen lassen.

Im Zusammenhang mit dem Verständnis struktureller Funktionen und struktureller Störungen wird zu erörtern sein, wie gut oder wie eingeschränkt Menschen in der Lage sind, „Situationen“ zu erfassen, d.h. sie mit Hilfe des Organs Emotion zu verstehen und daraus eine situationsangemessene Verhaltensweise abzuleiten.

3.5 Emotion und Kognition

So wie die Medizin den Menschen nach Organsystemen aufgegliedert und danach medizinische Spezialgebiete definiert hat, so lässt auch die Psychologie die Tendenz erkennen, Teilbereiche des Psychischen voneinander abzugrenzen. In diesem Sinne befasst sich die Kognitionspsychologie mit anderen Themen als die Emotionspsychologie oder die Motivationspsychologie. Die Aufteilung ist aus didaktischen und Forschungsgründen notwendig, aber ähnlich künstlich wie die medizinische Aufteilung in Organsysteme der Verdauung, der Muskulatur, der Blutversorgung und des Nervensystems. Unbestreitbar besitzt jedes psychische System eigene Gesetzmäßigkeiten, aber ebenso unübersehbar sind die Systeme aufs engste miteinander verwoben. Ein Autor wie Ciompi (1998) hat diese Verwobenheit aus systemtheoretischer Perspektive diskutiert und in

seinem Begriff der Affektlogik ein gemeinsames Drittes, bestehend aus Emotion und Kognition, beschrieben.
Es gibt keine Kognition, d.h. kein Denken, Wahrnehmen, Erinnern ohne emotionale Beteiligung. So wie man nicht nicht kommunizieren kann, so kann man auch nicht ohne Emotion leben, was angesichts des engen Zusammenhangs von Emotion und Kommunikation nicht verwundert. Als Teil eines Systems kann man nicht außerhalb des Systems stehen (es sei denn, im Symptom der Dissoziation).
In diesem Sinne wird auch das Denken durch die Emotionen in seinem Ablauf und in seiner Zielrichtung mitbestimmt. Es ist die Qualität der vorherrschenden Affekte, welche die kognitive Aufmerksamkeit fokussiert und das Denken organisiert. Geistige Arbeit z.B. setzt eine emotionale Gelassenheit, aber auch Wachheit und Neugier, in bestimmten Arbeitsabschnitten auch so etwas wie Arbeitswut voraus, damit schwierige Aufgaben bewältigt werden können. Objektgerichtete Affekte aber müssen dabei in den Hintergrund gestellt werden können. Wenn diese Affekte – wie z.B. Sehnsucht, Bedürftigkeit, Gekränktheit, Traurigkeit, Ärger, Beunruhigung – allzu deutlich hervortreten, lenken sie das Denken in eine bestimmte Richtung und zwar hin zu Überlegungen und Handlungsvorstellungen, welche darauf abzielen, eine vorgestellte beunruhigende, kränkende, deprimierende usw. Situation zu verändern. Arbeiten und speziell Lernen fällt solchen Menschen schwer, die stark unter dem Einfluss von Beziehungsaffekten stehen und wenig Möglichkeiten besitzen, sie vorübergehend beiseite zu stellen.
Die Tatsache, dass Emotion das Denken gewissermaßen fesselt, ist nicht nur von Nachteil für das Ergebnis der Denkbemühungen. Das Denken erhält dadurch auch einen Kontext und eine Zielrichtung, welche die Komplexität reduziert. Die emotionale Bedeutung des Gedachten stellt das Denken vor allem in einen Beziehungskontext.
Dort, wo die Beziehungsgestaltung durch strukturelle Störungen massiv beeinträchtigt ist, wirken sich überflutende Emotionen auf das formale Denken aus. Unter den Bedingungen borderline-typischer Erregung greifen die Spaltungsprozesse auch auf das Denken und seinen sprachlichen Ausdruck über (Leichsenring 1995). Auch die Auswertung des adult attachment interview macht sich das zunutze, indem sie nicht nur die Qualität der beschriebenen Objekte und der auf sie gerichteten Emotionen erfasst, sondern im Zusammenhang damit auch die (fehlende) Kohärenz der sprachlichen Aussagen mitberücksichtigt.
Die umgekehrte Beeinflussung, dass ein bestimmtes Denken spezifische Emotionen mobilisiert, erscheint im Vergleich zur determinierenden Kraft der Affekte von geringerer Bedeutung. Jedoch besteht die Möglichkeit, durch gewollte Denkvorgänge gezielt Einfluss auf die Emotionen zu nehmen. Darauf wird im Zusammenhang mit dem Thema der Affektregulierung eingegangen.
Emotion und Kognition in ihrer Verwobenheit lassen sich ihrerseits auf den determinierenden Einfluss der Motivation zurückbeziehen. Menschen reagieren

nicht nur auf äußere Situationen und versuchen sie mit Hilfe der Emotion zu verstehen und handelnd zu bewältigen, sie stehen auch unter dem ständigen Einfluss ihrer Grundbedürfnisse und Triebregungen. Die lebensgeschichtlich gewachsene motivationale Struktur, d.h. die Bedürfnisse nach Nähe und Miteinander, nach autonomer Selbstverwirklichung, nach Geltung und Anerkennung, nach erotisch-sexueller Befriedigung, aber auch nach kreativer Leistung und Transzendenz schwingen im Untergrund stets mit. Sie sind auch oder gerade unter der Bedingung wirksam, dass sie nicht bewusst reflektiert werden, sondern unbewusst mitschwingen.

So gesehen gibt es keine isolierte Emotionspsychologie, welche sich unabhängig von den Motivationen und den Kognitionen untersuchen ließe.

3.6 Emotion und Motivation

Jede Motivation ist von Emotionen begleitet. Ein emotionsloses Begehren, Wünschen oder Verlangen wäre ein Widerspruch in sich. So gilt auch umgekehrt: Wo Emotionen spürbar werden, sind auch Motivationen lebendig. Wer wütend ist, erlebt, dass ihm etwas dringlich benötigtes, greifbar Nahes, unbedingt Zustehendes vorenthalten und unmöglich gemacht wird; sein Affekt wendet sich gegen den Anderen, der ihm das Gute vorenthält und das Negative antut. Psychotherapeuten nutzen diese Verknüpfung regelhaft; die anklingenden Emotionen weisen ihnen die Richtung zu den verdrängten und daher zunächst nicht bewusst erlebten Bedürfnissen des Patienten.

Das psychische Erleben, der state of mind, ist immer motivational-emotionaler Natur. Er ist handlungsnah und damit immer auch körperlich, sei es im Sinne vegetativer Erregung oder motorischer Bereitstellung. Das vorstellende Denken entwirft auf dieser Grundlage Phantasiebilder und -abläufe; es malt Szenen aus, in welchen Affekte ausgedrückt und Bedürfnisse gelebt werden, scheinbar ganz von selbst und ohne Verantwortung des Vorstellenden. Erst ein Akt des selbstreflexiven Denkens findet Antworten auf die Frage: „Wie fühle ich mich gerade jetzt und aus welchen Gründen (Bedürfnissen, Motivation) fühle ich mich so?“

So ist die Bedürfnislage, die Motivation ein ständiger Grundton des Erlebens. Und wenn sich das Erleben zu einer Situation ereignishaft zuspitzt und eine Emotion auslöst, ist immer auch die Bedürfniswelt angesprochen. Wenn es die Funktion der Emotion ist, die jeweilige Situation auszudeuten (im obigen Beispiel: Angst vor dunklen Gestalten im nächtlichen Park), dann wird auch die Bedürfnisseite aktiviert (in dem Wunsch, geschützt und in Sicherheit zu sein), die ihrerseits emotional gefärbt ist (z.B. in dem Affektausdruck des hilflosen Weinens als Appell an die starken Objekte). Wenn aber das Bedürfnis aktiviert ist, werden zugleich alle bisherigen Erfahrungen mit diesem Bedürfnis mitbelebt, also die Erfahrung, beschützt zu werden oder die gegenteilige Erfahrung der Bedrohung und Verletzung durch Andere. Diese Komplexität des Gesche-

hens erklärt, warum der emotionale Aspekt des Erlebens selten ganz eindeutig ist und warum Menschen weitaus häufiger mit „gemischten Gefühlen" auf Situationen reagieren.
An dieser Stelle wäre zu fragen, welche unterschiedlichen Emotionen durch verschiedene Bedürfnisqualitäten mobilisiert werden. Zur Beantwortung der Frage betrachten wir die einzelnen Grundbedürfnisse (Rudolf 2000, S. 145) im Zustand der Befriedigung oder der Entbehrung (s.Tab. 3-2).

Tab. 3-2 Grundbedürfnisse und Affekte

- Grundbedürfnis der Beziehung und Kommunikation (basales Bedürfnis nach Kontaktaustausch und Wechselseitigkeit)
  - Befriedigung: Spielerische Lebendigkeit
  - Entbehrung: Leere, Erstarrung
- Grundbedürfnis der Bindung (Bedürfnis nach Sicherheit, Geborgenheit, Versorgtwerden durch verfügbare Andere)
  - Befriedigung: Körperliches Behagen, Sicherheit, Zufriedenheit
  - Entbehrung: Erregung, Verzweiflung, Schmerz, Ekel
- Grundbedürfnis der Autonomie (Bedürfnis nach Selbstbestimmtem Handeln, Durchsetzung eigener Interessen)
  - Befriedigung: Überraschung, Stolz, Selbstbewusstsein im Tun, Triumph
  - Entbehrung: Wut, Ärger, Scham
- Grundbedürfnis der Identität (Bedürfnis nach psychosexueller und sozialer Eindeutigkeit)
  - Befriedigung: Erfüllung, Stolz, Selbstbewusstsein im Sein
  - Entbehrung: Scham, Schuld, Angst

Die Auflistung lässt erkennen, dass die lebensgeschichtlich frühen Bedürfnisse mehr körpernahe Emotionen mobilisieren, während die biographisch späteren Bedürfnisse mehr psychische Erlebnisqualitäten mit sich tragen.
Die hier aufgestellte Liste von Emotionen, die mit Bedürfnissen verknüpft sind, wird uns im klinischen Teil besonders interessieren, dort, wo es um die Folgen konflikthafter Erfahrungen geht.
Unter dem Gesichtspunkt des Strukturellen wird zu zeigen sein, dass die klinischen Folgen der gestörten „frühen" Motivationssysteme (Beziehung, Bindung) in weitaus stärkerem Maße mit strukturellen Störungen der Emotion einhergehen, die „reiferen" (Autonomie, Identität) dagegen mehr mit konflikthaften Störungen.

3.7 Die Bandbreite des emotionalen Erlebens

Immer wieder werden einige wenige Emotionen als zentral bedeutsame Grundemotionen, Basisemotionen, Primäraffekte, etc. hervorgehoben. Ein Vergleich verschiedener Systeme lässt erkennen, welches die nach allgemeiner menschli-

cher Erfahrung bedeutsamsten Affekte sind. In diesem Sinne werden sieben Gefühle, „die ein Mensch nicht erst zu lernen braucht, um sie zu kennen", schon im Li Gi, dem Buch der Riten, einem der fünf klassischen Bücher des antiken China, beschrieben. Es sind Freude, Zorn, Trauer, Furcht, Liebe, Hass, Lust.
Vergleichen wir damit die Grundemotionen, die Descartes herausgehoben hatte, so finden wir: Liebe, Hass, Begehren, Freude, Traurigkeit und Verwunderung. Hier fällt auf, dass der Aspekt der Angst oder Furcht als Grundemotion unerwähnt bleibt.
Die zeitgenössische Emotionspsychologie benennt auf der Grundlage der Mimikanalyse: Glück, Überraschung, Ärger, Angst, Trauer, Ekel, Verachtung. (Ekman und Friesen 1972).

Mertens und Krause (1993) fassen aufgrund ihrer Forschungsarbeiten die wichtigsten Affekte in ihrer Differentiellen Affektskala zusammen: Interesse, Überraschung, Freude, Angst, Wut, Ekel, Verachtung, Trauer, Schuld, Scham. Der Überblick in Tab. 3-3 zeigt Ähnlichkeiten und Unterschiede der für besonders bedeutsam gehaltenen Emotionen zu verschiedenen Zeiten:

Tab. 3-3 Grundemotionen

Li Gi (2. Jh. n.Chr.)	**Descartes (1649)**	**Ekman u. Friesen (1972)**	**Mertens u. Krause (1993)**
			Interesse
	Verwunderung	Überraschung	Überraschung
Freude	Freude	Glück	Freude
Liebe	Liebe		
Lust	Begehren		
Furcht		Angst	Angst
Hass	Hass	Ärger	Wut
Zorn		Verachtung	Verachtung
		Ekel	Ekel
Trauer	Traurigkeit	Trauer	Trauer
			Scham
			Schuld

Die Bandbreite von emotionalen Qualitäten, welche sich im selbstreflexiven Erleben beobachten und sprachlich ausdrücken lassen, ist sehr viel umfangreicher als die kurze Liste der Grundemotionen.

Tab. 3-4 Zusammengesetzte Emotionen (nach Descartes)

Verwunderung	Wetteifer
Achtung	Schlaffheit
Missachtung	Schrecken
Edelmut	Gewissensbisse
Hochmut	Freude
Demut	Trauer
Niedrigkeit	Spottsucht
Verehrung	Neid
Geringschätzung	Mitleid
Liebe	
Selbstzufriedenheit	
Hass	Reue
Begierde	Gunst
Hoffnung	Dankbarkeit
Furcht	Unwille
Eifersucht	Zorn
Seelenruhe	Ruhmsucht
Verzweiflung	Schande
Unentschiedenheit	Widerwille
Mut	Verdruss
Kühnheit	Heiterkeit

Eine Vielfalt von „zusammengesetzten Emotionen" wird bereits bei Descartes in „Les passions de l'âme" beschrieben (s. Tab. 3-4).
Die Aufstellung nach Descartes lässt eine Mischung von emotionalen Zuständen erkennen, die entweder auf dem Pol der selbstbezogenen Stimmungen liegen (Heiterkeit, Selbstzufriedenheit, Seelenruhe, Verzweiflung) oder innere objektbezogene Intentionen markieren (Missachtung, Begierde, Mitleid).
Dieser Gerichtetheit trägt eine Gefühlsklassifikation Rechnung, die 300 Jahre später von Lersch erstellt wurde (s. Tab. 3-5). Diese Auflistung lässt die große Bandbreite des gefühlshaften Erlebens erkennen. Als eine wichtige Polarisierung wird dabei jene zwischen der Selbstbezogenheit und der Objektbezogenheit der Gefühle erkennbar (bei Lersch: Gefühlsregungen des individuellen Selbstseins und mitmenschliche Gefühlsregungen), sie werden in der zeitgenössischen Emotionsforschung als „me emotions" und „it emotions" einander gegenüber gestellt. Die von Lersch beschriebenen Gefühlsregungen des lebendigen Daseins haben eine vital triebhafte Lust-Unlust-Qualität und lassen sich damit den objektbezogenen Gefühlen zuordnen. Die Gestimmtheiten beschreiben im Kontrast zu den objekt- und selbstbezogenen Gefühlen eher langanhaltende, oft geradezu unveränderliche emotionale Grundeinstellungen, deren man sich in bestimmten Situationen mehr in anderen weniger bewusst ist.

Tab. 3-5 Gefühlsregungen (nach Lersch 1964)

Gefühlsregungen des lebendigen Daseins

Schmerz
Lust
Langeweile
Überdruss/Widerwille
Ekel/Abscheu
Vergnügen
Ärger
Freude
Trauer
Entzücken
Entsetzen

Mitmenschliche Gefühlregungen

Sympathie
Antipathie
Achtung
Verachtung
Verehrung
Spott
Mitfreude
Mitleid
Grausamkeit
Brutalität
Schadenfreude
Herzlichkeit
Liebe
Ehrfurcht
Verachtung

Gefühlsregungen des individuellen Selbstseins

Erschrecken
Aufregung
Wut
Furcht
Vertrauen
Misstrauen
Zufriedenheit
Unzufriedenheit
Neid
Eifersucht
Triumph
Sich geschmeichelt fühlen
Sich verletzt fühlen
Genugtuung
Schadenfreude
Dankbarkeit
Minderwertigkeitserleben
Scham
Selbstachtung
Selbstverachtung
Reue

Schicksalsgefühle

Erwartung
Hoffnung
Enttäuschung
Befürchtung
Sorge
Resignation
Verzweiflung

Gestimmtheiten

Heiterkeit
Lustigkeit
Traurigkeit / Schwermut
Missmut / Verdrossenheit
Angst
Ekstase
Gehobene Selbstwertgefühle
Minderwertigkeitsgefühle
Ernst
Optimismus
Pessimismus
Nihilismus
Humor

Auf Lersch‘ „Schicksalsgefühle“ sei an dieser Stelle besonders hingewiesen, sie werden uns im Kontext der strukturellen Störungen wieder begegnen. Für das Verständnis struktureller Störungen wird es ferner wichtig sein zu zeigen, auf welche Weise und in welchem Umfang die Verfügbarkeit über die Basisemotionen und über die Bandbreite der erlebten Gefühle beeinträchtigt ist. (vgl. Kap. 4.2.)

3.8 Emotionales Erleben als Prozess: Die Affektkaskade

Affektzustände wirken gleichzeitig nach innen (intrapsychisch) und nach außen (interpersonell). Die in beide Richtungen wirkenden Vorgänge sind auf komplizierte Weise miteinander verwoben und verlaufen als ein Prozess, der regelhaft bestimmte Elemente erkennen lässt. Dabei trägt die emotionale Erregung zur Beseitigung ihres Anlasses bei (durch Veränderungen der äußeren Situation) und sie selbst wird, unabhängig davon, ob die Situation verändert werden konnte oder nicht, schließlich wieder herunterreguliert. In diesem Prozessgeschehen lassen sich folgende Stufen unterscheiden:

- **Ausgangszustand: der erlebte Affekt:** Jemand ist verärgert, weil er sich von einer ihm wichtigen Person zurückgesetzt fühlt. Aus seiner subjektiven Perspektive lautet die mögliche Paraphrasierung: „Du Objekt achtest meine Interessen und Bedürfnisse gering, Du beachtest mich zu wenig. Ich bin Dir böse. Ich möchte meinen Ärger an Dich herantragen. Du sollst wissen und Du sollst erfahren, dass es mir ernst ist damit. Ich möchte Dich meinen Ärger spüren lassen, damit Du Deine Verantwortung bzw. Deine „Schuld“ anerkennst. Ich möchte, dass es Dir leid tut, dass Du Dich entschuldigst, dass Du es wieder gut machst, dass Du Dich um mich bemühst. Wenn Du das tust, werde ich meinen Ärger zurücknehmen und schließlich wieder freundlich zu Dir sein. Wenn Du es nicht tust, werde ich Dich angreifen, vertreiben, beschädigen oder zerstören.“
- **Affektausdruck und Mitteilung an die Objekte:** Die auf das äußere Objekt (oder dessen intrapsychische Repräsentanz) gerichteten Affektwirkungen beginnen mit dem äußeren Sichtbarwerden der Affekte. Dies geschieht durch mimisch-gestisch-körperlichen Ausdruck spontan und in der Regel unreflektiert. Hier wird etwas von der inneren Situation der Person wie auf einem Display sichtbar, wobei die Person selbst sich dessen nicht bewusst sein muss („Wenn Du Dein Gesicht sehen könntest“). Der Affektausdruck hat eine kommunikative Funktion, er wirkt auf die Objekte wie ein Appell und eine Aufforderung, die Situation, welche den Affekt ausgelöst hat, zu verändern. Affektausdruck und affektive Kommunikation verlaufen nicht nach einem einfachen An-Aus-Muster, sondern lassen einen qualitativen Verlauf erkennen.

Im Beispiel des Ärger- und Wutaffekts gilt es, die eigene Irritation und Verärgerung im sozialverträglichen Sinne auszudrücken und die wünschenswerten Konsequenzen mehr als Bitte und weniger als Forderung zu formulieren, damit es dem anderen möglich ist, darauf ohne Gesichtsverlust einzugehen.
Wenn dadurch keine Veränderung erzielt werden kann, muss dem eigenen Anliegen Nachdruck verliehen werden. Dabei wirkt der sich steigernde Affekt handlungsleitend. Im Beispiel des Ärgers führt die nunmehr gesteigerte Wut („Mordswut: Ich könnte den Kerl umbringen") nicht zum Mordversuch, sondern dazu, die eigene aggressive Verfassung als Warnung zu präsentieren und Handlungskonsequenzen anzudrohen („Falls Du nicht sofort damit aufhörst, werde ich ..."). Diese Verhaltensschemata sind von Säugetieren und speziell Primaten sehr gut bekannt.
Bereits die Tatsache, die eigene affektive Verfassung dem anderen mitgeteilt zu haben, wirkt entlastend. Sie reduziert die Intensität des ursprünglichen Affekts und schafft Platz für neue Affekte, z.B. solche, welche Gemeinsamkeit und Miteinander oder prosoziale Einstellungen unterstreichen. Wenn jedoch der eigene Appell an das Gegenüber erfolglos bleibt, steigert sich die Intensität des Affekts bis zur Handlungsbereitschaft. Jetzt genügt es nicht mehr zu drohen, es müsste gekämpft werden – wenn nicht an dieser Stelle Prozesse der Affektregulierung einsetzten. Sie dienen letztlich dazu, den affektiven Zirkulus zu unterbrechen und dadurch Schaden zu vermeiden. Der Vorgang der Affektregulierung wird unten gesondert beschrieben.

- **Eigenwahrnehmung und Binnenkommunikation:** Während als erste Affektwirkung die spontane, an das Objekt gerichtete, zunächst nonverbale, dann verbal verdeutlichte Kommunikation beschrieben wurde, kann als zweite Affektwirkung ein Prozess der intrapsychischen Binnenkommunikation beobachtet werden. Er zielt letztlich auf die Affektregulierung. Diese kann in bestimmten Fällen auch ohne Selbstreflexion direkt angestrebt werden als Versuch der Selbstdisziplinierung, die in der Regel eine Affektunterdrückung oder Berufung auf normative Regeln darstellt („Ein Junge weint nicht").
- **Differenzierte Eigenwahrnehmung der Affekte:** Sofern die Affekte in ausreichender Deutlichkeit generiert werden konnten, stellt sich die Aufgabe, diese Affektqualität introspektiv wahrzunehmen und zu differenzieren. Das bedeutet für das Selbst, dass es nicht länger passiv dem Affekt ausgeliefert ist, sondern dass es sich seines Zustandes bewusst wird und dafür sprachlich eindeutige Zuordnungsbegriffe wählt („Ich bin nicht nur traurig, sondern auch sehr wütend" anstatt diffus „Das ist für mich Stress"). Die selbstreflexive Affektwahrnehmung muss insbesondere auch in der Lage sein, die eigenen Körpersignale des vorherrschenden Affekts zu dechiffrieren. Bei eingeschränkter Fähigkeit dieses körperlichen Affektver-

ständnisses läuft der Betreffende Gefahr, Körperaffekte mit Körpersymptomen zu verwechseln. Seine Selbstinterpretation lautet dann nicht „Ich registriere meine Affekte körperlich“, sondern „Ich spüre Symptome einer bedrohlichen Körperkrankheit“. Diese Verwechslung ist kennzeichnend für Patienten mit somatoformen Störungen.

- **Versuch, über die Affekte die Situation zu verstehen:** Der nächste Schritt der Selbstreflexion gilt dem emotionalen Verständnis der Situation. Der Begriff der Situation beschreibt das aktuelle Eingebundensein des Subjekts in die äußere Objektwelt, resultierend aus seinen aktiven Einstellungen zur Welt und seinen passiven Erfahrungen, die es mit der Welt macht (wobei „Welt“ auch die Welt der inneren Objekt einschließt). Die Selbstreflexion fragt: „Welche Situation ist hier entstanden, wie verhalten sich die Objekte zu mir, welche Rolle spiele ich in der Situation?“ Das selbstreflexive Verständnis von Situationen ist irrtumsanfällig, weil der eigene Anteil am Zustandekommen einer Situation verständlicherweise immer subjektiv, d.h. selten ganz realistisch eingeschätzt wird, während der Anteil der Objekte nur zu leicht verzerrt wahrgenommen wird. Bei neurotischen Störungen werden hier die pathogenen Überzeugungen wirksam („Alle sind gegen mich“). Bei strukturellen Störungen ist aufgrund der Unabgegrenztheit, der Projektionsneigung und der eingeschränkten Empathiefähigkeit eine realitätsgerechte Einschätzung des anderen ohnehin schwierig. Es kann sich das Gefühl der Verwirrung und Orientierungslosigkeit einstellen, welche durch objektiv „falsche“, aber subjektiv stimmige Überlegungen behoben werden („Ich wurde von allen angegriffen und niedergemacht“).

  In jedem Fall nimmt das Selbst eine Bewertung der Situation vor, wobei der Affekt das Leitmotiv zur Verfügung stellt („Welche Situation ist das hier, in der ich solchen Ärger erlebe?“). An dieser Stelle werden kognitive Erklärungen für den spontanen Affekt gesucht („Wenn ich solche Angst habe, dann muss das Objekt mich bedroht haben“).
- **Selbstbewertung aus der Situation heraus:** Der Affekt ist relational. „Wenn das Objekt mich bedrohen kann, muss es stärker sein als ich, ich bin ihm mit meinen geringen Selbstkompetenzen nicht gewachsen. Zudem habe ich etwas ganz anderes von ihm erwartet. Die Bedürfnisse, die ich auf das Objekt gerichtet habe, wurden von diesem nicht erfüllt“.

  An dieser Stelle stehen zwei weitere wichtige Aspekte der Selbstreflexion an: „Was vermag ich?“ (Meine Kompetenzen bis hin zu meinem Selbstwert) und „Was brauche ich?“ (Meine Bedürfnisse). Die Antwort könnte z.B. heißen „Ich fühle mich klein und brauche den Schutz des Objekts“, oder „ich fühle mich großartig und erwarte die Unterordnung des Objekts“. Die Einschätzung des Selbst und seiner Bedürftigkeit entspringt einer Bilanz der bisherigen Lebenserfahrung. Es sind Überzeugungen, die aus der Summe der bisherigen Erfahrungen abgeleitet sind. Möglicherweise liegen dem vergessene oder verdrängte Erfahrungen früher Lebensabschnitte zugrunde, die ihre unbewusste Wirksamkeit im Sinne der pathogenen Überzeugungen entfalten („Alle sexuell interessierten Männer sind gewalttätig aggressiv"). Aus einer solchen selbstreflexiven Bilanzierung („Das was ich eigentlich brauche, wird mir von dem Objekt verweigert; das was ich am meisten fürchte, wird mit von dem Objekt angetan") resultiert ein Deutlichwerden der eigenen Ansprüche an das Objekt.

- **Konsequenz des emotionalen Erlebens: Forderungen an das Objekt:** Die Formulierungen der emotional spürbare gewordenen eigenen Ansprüche an das Objekt stellen hohe Anforderungen an die eigene interaktionelle Kompetenz. Nachdem über den Affekt die Verletzung eigener Interessen deutlich spürbar wurde (und dies dem Objekt mehr oder weniger deutlich signalisiert wurde) muss nun eine explizite Forderung erhoben werden. Studien an Paarinteraktionen zeigen, dass Forderungen, um nicht aggressiv zu wirken, durch Freundlichkeitssignale, z.B. lächelnden Blickkontakt, abgepuffert werden müssen. Die so komponierte Gesamtmiteilung lautet: „Auch wenn ich Dich mag, muss ich Kritik üben und Forderungen stellen", oder: „Auch wenn ich jetzt Kritik übe und Forderungen stelle, mag ich Dich trotzdem". Paare mit dysfunktionaler Beziehungsgestaltung scheitern an dieser Aufgabe, sie wagen es nicht, die Forderung zu stellen oder verpassen bei abreißendem Blickkontakt die Freundlichkeitsgesten des Anderen, so dass sie nur seine aggressive Forderung wahrnehmen.
- **Die Emotionen des Objekts verstehen:** Die impliziten Appelle des Affektausdrucks, die sprachlich expliziten Mitteilungen über die eigene affektive Situation sowie die expliziten eigenen Forderungen müssen nun vom Objekt beantwortet werden. Selbst wenn das Objekt überhaupt nicht reagieren würde, wäre das, auf die Beziehung gemünzt, eine bedeutsame Antwort. Das Subjekt steht jetzt vor der Aufgabe, seinerseits die mimisch impliziten, sprachlich expliziten und Handlungsantworten seines Objekts wahrzunehmen, realitätsgerecht zu interpretieren und für sich zu bewerten:Wie verhält sich das Objekt angesichts des angetragenen Ärgers, ändert es seine Haltung und sein Tun im erwünschten Sinne, sendet es Signale, dass ihm die angedrohte Infragestellung der Beziehung Eindruck gemacht hat, macht es seinerseits Angebote oder verhärtet sich die Auseinandersetzung? Die Notwendigkeit, die Objektmitteilungen zu entschlüsseln, gelten nicht nur für die **reaktiven**, sondern auch für die **aktiv** an das Subjekt herangetragenen Affekte des Anderen. Die meisten Menschen erleben als Beginn einer Interaktion nicht das eigene Tun, auf welches der Andere antwortet, sondern umgekehrt die Aktivitäten des Anderen, die sie zu reagieren zwingen. Es ist leicht möglich, dass die Mitteilungen und Absichten des Anderen konfliktbedingt verzerrt wahrgenommen werden. Im Falle struktureller Störungen besteht ein großes Risiko, jeglichen eigenen Anteil zu übersehen und den Anteil der Anderen emotional negativ zu bewerten

(als Forderung, Entwertung, Drohung, Angriff, Mobbing). Bezogen auf die strukturellen Fähigkeiten des Emotionalen lässt sich das Prozessgeschehen als eine „Affektkaskade" verstehen: Um etwas von außen oder von innen Erfahrenes, in einer Situation Erlebtes, psychisch verstehen und interpersonell adäquat beantworten zu können, müssen zahlreiche strukturelle Funktionen verfügbar sein (s. Tab. 3-6).

Tab. 3-6

Die Affektkaskade

Die psychische Verarbeitung des Erfahrenen
erfordert eine Reihe von strukturellen Fähigkeiten:

- Eigene Affekte deutlich erleben (Affektgenerierung)
- Die erlebten Affekte ertragen (Affekttoleranz)
- Die erlebten Affekte introspektiv differenzieren (Affektdifferenzierung)
- Die erlebten Affekte zum psychischen und körperlichen Selbstverständnis nutzen (affektives Selbstverständnis)
- Die erlebten Affekte zum Situationsverständnis nutzen (affektives Situationsverständnis)
- Die eigenen Affekte inhibieren oder exprimieren (Affektregulierung)
- Die eigenen Affekte anderen mitteilen (Affektausdruck)
- Die Affekte Anderer entschlüsseln (Verstehen fremder Affekte)
- Sich in die Affektwelt Anderer einfühlen (Empathie)
- Die Objektrepräsentanzen mit konstanten positiven Affekten besetzen (objektbezogene Affekte)

3.9 Möglichkeiten der Affektverarbeitung

Als letzten Punkt betrachten wir im Kontext des Strukturellen die gegebenen Möglichkeiten, Affekte zu verarbeiten. Diese Fähigkeit ist bei strukturellen Störungen erheblich beeinträchtigt, so dass „erlittene" Affekte nicht ertragen und reguliert werden können, sondern als affektive Erregungszustände bestehen bleiben und notfallmäßig bewältigt werden müssen.

Im Folgenden werden die Elemente der Affektverarbeitung diskutiert, welcher in der strukturellen Störung nicht zur Verfügung stehen, aber ggf. in der Therapie erarbeitet werden müssen.

Im optimalen Fall wirkt ein in der belasteten Situation zum Ausdruck gebrachter Affekt dass das Gegenüber sein Verhalten in erwünschtem Sinne verändert und dass das Selbst sich durch den Affektausdruck entlastet fühlt.

Der Affekt als Indikator einer gestörten Beziehung und als Starter für selbstreflexive Prozesse hat dann gewissermaßen seine Aufgabe erfüllt und ist überflüssig geworden. Diese ideale Variante ist nicht immer möglich, besonders dann nicht, wenn unter dem Druck heftiger Affekte rasch gehandelt werden muss und die Zeit für selbstreflexives Nachdenken gar nicht zur Verfügung steht.

- **Die Aktivität des Erklären-könnens:** Was die Affektregulierung, d.h. die eigene emotionale Beruhigung betrifft, so trägt bereits die Selbstreflexion dazu bei, den Affekt zu mindern. Einerseits wirkt es beruhigend, eine kognitive Erklärung für einen Affekt gefunden zu haben, darüber hinaus wird das Bewusstwerden der eigenen kommunikativen Appelle positiv erlebt: anstatt dass jemand nur von Ärger ergriffen ist, fühlt er sich selbst aktiv. Passives Erleiden in Aktivität überzuführen, ist offenbar wichtig für die Affektregulierung. Die Aktivität in der obigen Überlegung besteht in der Forderung nach Entschuldigung und Wiedergutmachung: „Ich verlange, dass Du Deine Verantwortung anerkennst, dann biete ich an, meinen Ärger zurückzunehmen." Indem ich es bin, der das Angebot macht bzw. die Forderung aufstellt, zeige ich, dass ich handlungsfähig bin bzw. dass ich die Situation unter Kontrolle habe. So ist an die Stelle des passiven Ausgeliefertseins an den Affekt des Ärgers, die Kontrolle über die ärgerliche Situation getreten.
- **Emotionale Deaktivierung durch Neubewertung:** Im Nachdenken kann es auch geschehen, dass sich die Gewichte verschieben: „So schlimm war es schließlich nicht, was soll ich mich darüber ärgern." Auch eine solche relativierende Neubewertung der Situation ist Ausdruck meiner Aktivität: „Ich bin es, der die Dinge bewertet und die Gründe sich zu ärgern gelten lässt oder sie ‚großzügig' aufhebt." Durch solche normativen Umwertungen kann eine emotionale Deaktivierung geleistet werden. Es wird die Überzeugung aufgebaut, dass die Situation als „ganz normal" einzuschätzen sei, dass es „immer so ist", dass es „allen so geht", d.h. dass es keinen Grund gibt, eine emotionale Erregung zuzulassen oder aufrechtzuerhalten.
- **Inhibition des Affekte:** Es kann freilich auch die eigene Vorsicht oder Ängstlichkeit sein, die davor warnt, den Ärger zuzulassen: „Wenn ich mich jetzt über Dich ärgere, wird alles nur noch schlimmer, dann wirst Du mich mit Deinem Gegenärger bedrohen und dem fühle ich mich nicht gewachsen." Mit dieser Einstellung kann es gelingen, den eigenen Ärger „herunterzuschlucken", ihn nicht zu zeigen, ihn bei sich zu behalten, so lange, bis er nicht mehr spürbar ist. Ein solcher Vorgang der Inhibition kann situativ gerechtfertigt sein, wenn es z.B. in einer sozialen Situation klüger scheint, keinen Ärger zu zeigen, sondern sich konventionell-höflich zu verhalten. Wenn jedoch diese Technik der Affektunterdrückung habituell verwendet wird, entsteht der Tatbestand der „inhibition of affects", der bekanntlich auf Dauer nicht bekömmlich ist, weil er viel physiologische Spannung zurückhält und ansammelt.
- **Abwehr der Affekte:** Die Steigerung schließlich wäre die unbewusst ablaufende Nichtwahrnehmung des eigenen Ärgeraffekts, d.h. seine Ver-

drängung. Hier tritt ein gelernter, eingeschliffener Automatismus in kraft, der dazu führt, dass der Betreffende sich im eigenen Erleben nicht ärgert und sich generell in Situationen nicht ärgern kann, in denen die meisten Menschen mit deutlichen Ärgeraffekten zu tun hätten. Von außen gesehen imponiert der Vorgang als „cognitive disconnection", d.h. der Betreffende weiß nicht, versteht nicht, sieht keine Zusammenhänge, welche einen Affekt rechtfertigen würden.

Eine weitere spezielle Form der Affektregulierung imponiert ebenfalls als Abwehrvorgang. Dabei ist nicht nur die Intensität des Gefühlserlebens reduziert, sondern auch generell der intentionale Bezug des Selbst zu den affektauslösenden Objekten reduziert: „Ich bin gar nicht richtig da, ich stehe neben mir, die Dinge geschehen, ohne dass sie mich berühren". Die Emotionen sind in ihrer Qualität nicht deutlich erkennbar, und zugleich „weit weg" und „wie nicht zu mir gehörig". So erscheint das Geschehen als eine Dissoziation der eigenen Emotionalität. Das Defizitäre erlebt der Betroffene am deutlichsten im Bereich positiver Emotionen: „ich kann mich gar nicht richtig freuen", alles bleibt blass und unlebendig.

3.10 Fazit: Die Funktion der Emotion

Eingangs wurde der körperlich-psychosomatische Aspekt der Emotion betrachtet, ferner ihre Bedeutung für die Kommunikation und Beziehungsgestaltung und ihre Verwobenheit mit den kognitiven Akten – dem Denken und Erinnern – und mit der Motivation (den Bedürfnissen und Wünschen). In der Beschreibung der Affektregulierung wurden die Einzelelemente miteinander verwoben und in ihren prozesshaften Abläufen sichtbar gemacht. Anschließend wird nun zusammenfassend die Funktion der Emotion interpretiert. An dieser Stelle entfernen wir uns am weitesten von der Abbildung des subjektiven emotionalen Erlebens und wählen eine objektivierende Perspektive, in welcher die „Emotion" als Einzelelement des psychischen Gesamtgeschehens herausgehoben auf seine Aufgaben und Ziele untersucht wird.
Am Beispiel der ängstigenden nächtlichen Begegnung war gezeigt worden, wie ein situativ zugespitztes Geschehnis durch die aufkommenden Angstaffekte emotional gedeutet wird und welche regulativen und kommunikativen Prozesse dadurch initiiert werden.

- Am Anfang steht eine psychosomatische Reaktion einer ungewissen Situation. Sie beinhaltet vegetative Erregung (Herzklopfen) und motorische Weglaufimpulse.
- Im Sinne eines Simultangeschehens, welches, wie jede Stresssituation, zugleich physiologisch und emotional abläuft, wird gleichzeitig mit der körperlichen Erregung psychische Angst erlebt.

- Die psychosomatisch-emotionale Befindlichkeit (Angstgefühl und Herzklopfen) übernimmt eine Signalfunktion im inneren und äußeren Dialog. Emotion hat, metaphorisch gedacht, die Funktion einer Sprache in der intrapsychischen und interpersonellen Kommunikation.
- Durch die Selbstwahrnehmung, in der das Subjekt seine Körpervorgänge und seine innere Befindlichkeit zum Objekt der eigenen Wahrnehmung nimmt, wird ihm bewusst, dass es Angst hat.
- Die erlebte Angst liefert eine Deutung der Situation und macht dem Subjekt klar, was es von den äußeren Objekten zu halten hat („das ist eine bedrohliche Situation").
- Die emotionale Deutung der Situation legt reflektorisch und ohne langes Nachdenken eine situationsangemessene körperliche Handlungstendenz nahe („nichts wie weg von hier").
- Parallel zu diesem inneren Dialog, in dem die Emotion den Boten mit handlungsrelevanten Nachrichten abgibt, werden die Voraussetzungen für einen interpersonellen Dialog geschaffen: Spontane Gesichtsmimik und Körperhaltung signalisieren dem Anderen emotional, ob er es wahrnimmt oder nicht, was das Subjekt von ihm hält („Du machst mir Angst").
- Sie appellieren an das Gegenüber, z.B. im Sinne einer Demutsgebärde („Du überlegenes Objekt tu mir bitte nichts, ich gehe dir aus dem Wege").

Als wesentliche Aufgabe der Emotion erscheint somit ihre Verständigungsfunktion in einer inneren und äußeren Kommunikation, d.h. in einer intrapsychischen Klärung der Situation und Bereitstellung adäquater Handlungsmuster ebenso wie in der interpersonell geführten nonverbalen Kommunikation, welche der Beziehungsregulierung dient. Damit erweist sich die Verfügbarkeit über emotionales Erleben und emotionalen Ausdruck als eine wesentliche strukturelle Fähigkeit.

Da nicht jeder Affekt durch eigenes Handeln beantwortet werden kann, steht das Subjekt häufig vor der Aufgabe, die Emotionen, von denen es ergriffen wird, **auszuhalten**, und sich schließlich so zu **regulieren**, dass die Affekte nicht länger als beunruhigende Erlebnisqualitäten im Vordergrund stehen. Umgekehrt bedeutet das für den Fall der Verdrängung von Emotionen – Freud sprach bekanntlich vom eingeklemmten Affekt – sie nicht intensiv zu erleben, sie aber auch nicht los zu werden, was zum einen einen Mangel an emotionaler Lebendigkeit und zum anderen das Fortbestehen einer unterschwelligen emotionalen Dauerspannung beinhaltet. Strukturelle Störung dagegen ist charakterisiert durch die Überflutung mit Affekten, welche weder für das Selbst entlastend noch für die Beziehung regulierend wirken.

4 Strukturelle Störungen

4.1 Gesunde und neurotisch beeinträchtigte Emotionalität

Als **idealtypisch gesund** lässt sich eine Persönlichkeitsentwicklung beschreiben, in der die strukturelle Fähigkeit zu emotionalem Erleben weitgehend ausgebildet werden konnte und das Erleben nicht zu sehr durch äußere Belastungen oder durch neurotische Konfliktspannungen beeinträchtigt ist. Unter dieser Voraussetzung können sowohl freudvolle Affekte erlebt als auch die anhedonischen Affekte wie Angst, Ärger, Trauer, empfunden und zum Ausdruck gebracht werden (Tab. 4-1 Gesundes Lebensgefühl). Das zu können, vermittelt dem Selbst eine Lebendigkeit, die eine verlässliche Wahrnehmung der eigenen Innenwelt einschließt. Darüber hinaus schafft die Fähigkeit, sich emotional verständlich auszudrücken und mitzuteilen, gute Voraussetzungen für die flexible Regulierung von Beziehungen.

Im Falle zunehmender **äußerer Lebensbelastungen**, z. B. durch körperliche Krankheit oder soziale Notlagen können Emotionen der Sorge, des Zweifels, der Beunruhigung an Gewicht gewinnen und das Erleben von Freude und Zufriedenheit zurückdrängen (Tab. 4-1 Subdepressives Lebensgefühl). Ob die Besorgnisse jeweils realitätsgerecht sind oder nicht, ist nicht immer leicht zu entscheiden.

In dem Maße wie **neurotische Störungsanteile** hinzukommen, wächst das Ausmaß der von innen kommenden anhaltenden Besorgnis und des Selbstzweifels. Die neurotische Selbstunsicherheit führt dazu, dass Bedürfnisse und Wünsche ebenso wie deutliche Affekte zurückgehalten und unterdrückt werden. Der neurotische Verzicht auf Expressivität macht Beziehungen kompliziert, weil ihre Regulierung nicht mehr offen, sondern durch indirekte Kommunikation erfolgt (z.B. durch gekränkten Rückzug, traurige Appelle oder Mitteilung körperlicher Beschwerden).

In Tab. 4-1 sind mit dem depressiven und angstgetönten Lebensgefühl zwei typisch neurotische Konstellationen beschrieben, in denen die positiven Affekte weitgehend durch die beschriebenen depressiven und ängstlichen Affekte übertönt werden.

Das neurotische Verhalten ist ein Anpassungsversuch durch Übersteuerung: Eigene Bedürfnisse, Vorstellungen, Handlungsimpulse und Emotionen werden unterdrückt und verdrängt, weil anstehende konflikthafte Auseinandersetzungen gefürchtet und vermieden werden. Das geschieht in der Regel, weil die Möglichkeiten der eigenen Person – die eigenen Anrechte und die Möglichkeiten, diese zu vertreten – gering geschätzt und die Bedeutung des Gegenübers als gewährender oder bedrohlich gefährlicher oder strafender Instanzen überschätzt wird. So kommt es, dass die eigenen Bedürfnisse und Affekte nicht zum

Ausdruck gebracht, habituell unterdrückt und schließlich ganz aus dem bewussten Erleben verdrängt werden. Unter dieser Voraussetzung geht vor allem das Erleben freudiger Affekte verloren und das Lebensgefühl ist in unterschiedlichem Ausmaß geprägt durch Empfindungen der Gedrücktheit, Ängstlichkeit und des Selbstzweifels, während Wut und Ärger überwiegend aus dem bewussten Erleben ferngehalten werden, jedoch gelegentlich durch kurze mimische Signale durchscheinen oder in Affektausbrüchen sichtbar werden. Damit ist das Spektrum der erlebbaren Emotionen zur anhedonischen Seite hin verschoben und in seiner Bandbreite eingeengt.

Tab. 4-1 Akzentverschiebungen in den adaptiven Emotionen

Gesundes Lebensgefühl	**Subdepressives Lebensgefühl**	**Depressives Lebensgefühl**	**Angstgetöntes Lebensgefühl**
Freudvolle Affekte (Freude, Glück, Interesse, Neugier, Zuneigung, Lust, Stolz, Zufriedenheit)			
können ebenso erlebt und ausgedrückt werden wie:	**sind zurückgedrängt durch:**	**sind weitgehend verlorengegangen, es überwiegen:**	**sind übertönt durch:**
Angst Ärger Traurigkeit Scham Schuldgefühle	Sorge Bedrücktheit Ängstlichkeit Selbstzweifel	Bedrücktheit Lustlosigkeit Erschöpfung Resignation Selbstvorwurf Selbstentwertung Schuldgefühl Ängstlichkeit Beschämung	Anspanung Angst Panik Erregung Ekel, Abscheu Trotz

4.2 Strukturelle Störung im Unterschied zur neurotischen Störung

Die **neurotische Störung** zeigt sich im konfliktbelasteten Ansatz des eigenen Handelns, wo Zweifel an der eigenen Kompetenz und Berechtigung (zu tun oder zu sein) und konflikthaft widersprüchliche Handlungsmotive zu Spannungs- und Unlustzuständen führen. Negative Affekte der ängstlichen Angespanntheit, des resignativen Zweifels, der Selbstunsicherheit und der körperlichen Missempfindung begleiten das Wünschen und Abwägen, das Planen und Handeln. Die Unzufriedenheit bleibt wesentlich auf die eigene Person gerichtet, auf deren Unfähigkeit und Unliebenswertheit; den Objekten gelten traurige Enttäuschung und latente Wut, deren Ausdruck im bewussten Erleben überwiegend vermieden wird.

Das **neurotisch Konflikthafte** ist durch folgende Merkmale charakterisiert:

- blockierte Handlungsfähigkeit
- unerfüllte objektgerichtete Bedürfnisse
- Widersprüchlichkeit von Handlungsimpulsen
- negative Objektbilder (versagend, zurückweisend, entwertend, beschämend, etc.)
- negative Affekte, ausgelöst durch die erlebten Einstellungen der Objekte (Angst, Scham, Schuld, Ärger, Verlust von Freude /Stolz)
- negative Selbstbewertungen, ausgelöst durch die erlebte Einstellung der Objekte (Zweifel am Selbstwert und der Handlungskompetenz)
- neurotische Bewältigungsmuster (histrionisch, zwanghaft, dependent, etc.)
- pathogene Überzeugungen bezüglich zu erwartender Erfahrungen (Erwartung von Misserfolg, Strafe, Zurückweisung, Kränkung, etc.)
- dysfunktionale Beziehungsbereitschaft /Übertragungsbereitschaft (Rückzug, Unterordnung, Opferposition, Präventivaggression, etc.)

Während das konfliktneurotische Geschehen charakterisiert ist durch die blockierte Eigenaktivität und daraus abgeleitete pathogenen Überzeugungen und dysfunktionale Verhaltensbereitschaften liegt der Akzent der strukturellen Beeinträchtigung auf der eingeschränkten Verfügbarkeit über jene Funktionen, die zur Regulation des Selbst und seiner Beziehungen erforderlich sind. Die **strukturellen Funktionen** betreffen die Fähigkeiten,

- sich selbst und andere kognitiv differenzieren zu können
- sich selbst, sein Handeln, Fühlen und den Selbstwert steuern zu können
- sich selbst und die Anderen emotional verstehen zu können
- zu anderen in emotionalen Kontakt zu treten
- emotional wichtige Beziehungen innerlich zu bewahren
- sich selbst im Gleichgewicht zu halten und eine Orientierung zu finden

Von zentraler Bedeutung für die Verfügbarkeit über die strukturellen Funktionen ist das Funktionieren der Affektkaskade (Tab. 3-6).
Im Falle struktureller Störungen bestehen in diesen Bereichen deutliche Einschränkungen: Freudvolle wie auch belastende **Affekte können nicht** ausreichend

- introspektiv differenziert werden
- mimisch und sprachlich zum Ausdruck gebracht werden
- empathisch und situativ verstanden werden
- gesteuert und ertragen werden

Diese Funktionseinschränkungen haben erhebliche **klinische Auswirkungen**:

- sich selbst nicht erleben und emotional nicht verstehen können
- die Welt, die Objekte, die Situation, emotional nicht verstehen können

- von Affekten und Impulsen überflutet werden / affektiv erstarren
- sich von anderen abgeschnitten oder mit ihnen verwickelt fühlen
- sich innerlich nicht auf positive Erfahrungen stützen können
- sich selbst verlieren und ohne Orientierung sein
- Notwendigkeit von Gegenmaßnahmen, welche stimulieren, beruhigen, strukturieren (Selbstverletzung, Essanfall, Suchtmittel etc.)

In der **strukturellen Störung** resultiert das Leiden weniger aus den blockierten Ansätzen des eigenen Handelns (wie im neurotischen Konflikt) als vielmehr aus dem **Tun der anderen, das schwer zu ertragen ist**. Es ist die von den anderen versagte Befriedigung, die verweigerte Bestätigung, die entzogene Zuwendung, die gerichtet Forderung, welche Leiden verursacht. Das Leiden wird als unerträgliche Erregungsspannung mit ängstlicher oder ärgerlicher Gefühlstönung erlebt. Es ist ein Leiden, das wegen seiner Unerträglichkeit zu raschem Handeln zwingt, zu wütenden Angriffen gegen die Objektwelt, zu Flucht und Rückzug in Gegenwelten, zu forcierten Eigenaktivitäten, die häufig autoaggressiver Art sind (Rüger 2000).
Wenn der neurotische Modus betont: „Ich bin unfähig, etwas für mich wichtiges im Umgang mit anderen zu erreichen“, dann betont der strukturelle Modus: **„Die Objektwelt ist für mich unerträglich; sie versetzt mich in eine Verfassung, die ich nicht aushalten kann“.** Es sind unterschiedliche Erfahrungen, welche von strukturell vulnerablen Patienten schlecht ertragen und unter Umständen mit massiver Labilisierung beantwortet werden (s. Tab. 4-2).

Tab. 4-2 Erfahrungen, welche das intrapsychische und interpersonelle Gleichgewicht belasten und strukturelle Funktionen überfordern

Bezogen auf das Erleben der Objekte
• Frustration durch die Objekte • Angriff, Bedrohung, Verfolgung, Beschädigung durch die Objekte • Vereinnahmung durch die Interessen der Objekte • Verlust von Objekten
Bezogen auf das Erleben des Selbst
• Grundbedürfnisse des Selbst verletzt (in Beziehung sein, autonom sein, Identität haben) • Selbstwert labilisiert durch Kränkung, Beschämung, Entwertung • Selbst-Objekt-Grenzen bedroht durch dyadische Ansprüche Anderer oder eigene Verschmelzungswünsche • Selbstkohärenz labilisiert durch emotionale Überflutung • Orientierung des Selbst in der Welt (und in sich selbst) labilisiert

Der neurotische Modus ist der des **internalising**, wo das Ich intrapsychische konflikthafte Spannungen erlebt. Der strukturelle Modus ist des **externalising**, da die Spannungen dem Außen zugeschrieben und dort bekämpft werden, ebenso wie innere Spannungszustände durch äußere Aktionen beantwortet werden. Hier wird die Erregungsspannung vorwiegend im Handeln und im interpersonellen Raum wirksam. Bei struktureller Störung fehlt häufig die Reflexionsfähigkeit für die Zusammenhänge: Die Dinge geschehen im Außen und reißen die Person in ihren Strudel mit hinein. Es bedeutet bereits einen therapeutischen Fortschritt und einen positiven Therapieansatz, wenn der Patient spürt, dass er etwas nicht aushalten kann und vor allem **was** er nicht aushalten kann: ungerechte Behandlung, Nichtanerkennung der eigenen Bemühungen, fehlende Beachtung, kränkende Zurückweisung, warten müssen, alleine gelassen werden.

Struktur und Konflikt

Konflikt: Aktive Wünsche, Bedürfnisse, Impulse aus inneren (neurotischen) Gründen nicht realisieren können (neurotisch blockierte Eigenaktivitäten)

Struktur: Das passiv Erfahrene emotional nicht ertragen können (strukturell beeinträchtigte Regulationsfähigkeiten)

Die strukturelle Störung auf **desintegriertem Niveau** hat nochmals eine eigene Charakteristik: die Patienten lassen keine primäre Ausrichtung des Selbst auf die Objektwelt erkennen, d.h. sie erleben wenig Bedürfnisse, keine Konflikte; sie scheinen damit beschäftigt zu bewältigen, was von Seiten der Objekte an negativen Erfahrungen auf sie eindringt oder an positiven Erfahrungen vorenthalten wird. Dabei kann es in der Begegnung mit den Objekten zu aggressiven oder sexuellen Ausbrüchen oder zu psychotischen Konfusionen kommen. Während der Blick der Patienten am ehesten auf die äußere Welt fixiert ist, ist ihnen die eigene seelische Binnenwelt nur schwer beschreibbar. Sie sind ausgeliefert ihren heftigen Affekten und Impulsen oder sind umgekehrt affektentleert; sie machen emotionale Erfahrungen, die schwer in Worten beschrieben werden können. Innere gute Objekte scheinen völlig zu fehlen, während bedrohlich verfolgende, aggressive, zerstörende innere Bilder von Objekten oder von Teilobjekten sich aufdrängen. Dennoch ist desintegriert nicht gleichbedeutend mit desorganisiert. Es können neue Formen der Organisation durch den Einsatz von ausgeprägten Abwehrformationen entstehen, in denen Erfahrungen behelfsmäßig bewältigt werden, ohne in ein Selbst integriert zu sein (vgl. Kap. 7.6).

4.3 Strukturelle Anteile der Grundkonflikte

Wenn gesunde, konfliktneurotische und strukturelle Modi des Erlebens (und speziell der Emotionserfahrung) typologisch abgegrenzt und einander gegenüber gestellt wurden, so handelt es sich dabei um eine Vereinfachung. Die klinische Realität ist bekanntlich dadurch komplizierter, dass Aspekte von Konflikt und Struktur durchaus miteinander verwoben sind. Das kommt in dem Konzept der „Grundkonflikte" zum Ausdruck (Rudolf 2002d, S. 145f.), in welchem, bezogen auf die wichtigen frühkindlichen Entwicklungsaufgaben (Entwicklung des Systems der Nähe, der Bindung, der Autonomie und Identität) die basalen konflikthaften Beziehungserfahrungen ebenso wie die daraus resultierenden strukturellen Störungen beschrieben werden:

Grundkonflikt der Nähe:

- **Konflikt:** Widersprüchlich stehen sich der intensive Wunsch nach einer nahen Beziehung und die Angst vor überwältigender vereinnahmender Nähe (und daher das Beharren auf eigene Autonomie) gegenüber.
- **Strukturelle Auswirkungen:**
  - Es besteht scheinbar kein Erleben und kein Bild des Selbst, speziell das Körper-Selbst erscheint fremd
  - Die selbstreflexive Wahrnehmung, speziell für eigene Affekte ist erheblich erschwert
  - Es besteht keine Toleranz für die andrängenden, intensiven und undifferenzierten Affekte
  - Die Objekte erscheinen fremd, häufig bedrohlich oder sogar als Verfolger
  - Das Selbst muss sie fürchten und vor ihnen schützen
  - Es gelingt nur schwer, einen verstehenden Kontakt, eine empathische Beziehung zwischen Selbst und Objekten herzustellen
  - Beziehungen hinterlassen keine Spuren im Sinne der Internalisierung

Grundkonflikt der Bindung/depressiver Grundkonflikt:

- **Konflikt:** Das intensive Verlangen richtet sich auf das idealisierte Objekt, während zugleich Objektenttäuschung und daraus resultierende Objektentwertung und Objektvermeidung wirksam werden.
- **Strukturelle Auswirkungen:**
  - Ein schwaches, bedürftiges, bemühtes Selbst
  - bemüht um Anpassung, welche die Zuwendung der Objekte sichern könnte
  - bemüht um Steuerung der Impulse und Affekte, welche die Objektbeziehung gefährden könnten
  - bemüht, das idealisierte Bild der Objekte aufrechtzuerhalten und Objektenttäuschungen zu verarbeiten und die
  - Unfähigkeit, die passive Erfahrung des Verlassenwerdens und des Verlustes zu ertragen

Grundkonflikt der Autonomie:

- **Konflikt:** der dringende Wunsch, unabhängig und autonom zu leben steht im Kontrast zu der Angst, dadurch die Objekte zu verlieren oder gar zu zerstören.
- **Strukturelle Auswirkungen:**
  - Ein Selbst voller Angst gegenüber seinen eigenen expansiven aggressiven und sexuellen Impulsen und den zugehörigen Affekten, welche die wichtigen Objekte treffen könnten.
  - Ausgesprochene Steuerungs- und insbesondere Vermeidungsbemühungen, auch im Hinblick auf emotionale Kommunikation
  - Vermeidung aktiver Loslösung von den Objekten

Grundkonflikt der Identität:

- **Konflikt:** Das Bedürfnis, die eigene Identität (psychosexuell und sozial) leben zu dürfen, steht im Kontrast zu den andersgearteten Erwartungen, Loyalitätsforderungen und Verboten der wichtigen Objekte.
- **Strukturell schwierige Realitätsprüfung:**
  - Was am Selbst ist echt, welche Affekte sind aufgesetzt?
  - Was am Selbstwert ist begründet, was ist narzisstischer Anspruch?
  - Was an den Beziehungen ist real, was ist „als-ob"?
  - Was sind genuin erotisch-sexuelle Bedürfnisse, was ist sexualisiert?

Je „reifer" der Grundkonflikt ist, (z.B. der ödipal gestaltete Grundkonflikt der psychosexuellen Identität), desto eher entspricht er dem neurotischen Konflikt der herkömmlichen Neurosentheorie – und desto weniger sind strukturelle Aspekte an seiner klinischen Ausgestaltung beteiligt. Wenn jedoch ein „früher" Grundkonflikt anzunehmen ist, z.B. jener der Nähe oder der Grundkonflikt der Bindung (depressiver Grundkonflikt), dann wird das klinische Bild durch ausgeprägte strukturelle Vulnerabilität bestimmt sein.
OPD-Studien zeigen (Grande et al. 1998b, Rudolf et al. 2002), dass keineswegs jeder OPD-Konflikt auf jedem Strukturniveau gleich häufig vorkommt (vgl. Abb. 4-1).
Es gibt Konflikte mit vergleichsweise gutem Strukturniveau (z.B. der ödipalsexuelle Konflikt) und solche mit reduzierter struktureller Integration (z.B. der Autonomie-/Abhängigkeitskonflikt). Wenn das Strukturniveau gering integriert ist, wird es darüber hinaus schwer, diagnostisch deutliche Konfliktkonstellationen zu identifizieren. Das folgt bereits aus der Logik des Strukturkonzepts: Definitionsgemäß fehlt bei gering integriertem Strukturniveau jener seelische Binnenraum, in dem sich unbewusste Konflikte zwischen psychischen Substrukturen (z.B. Triebimpulsen und Gewissensregungen) abspielen können; stattdessen werden Konfliktanteile externalisiert und als Spannung zwischen dem Selbst und der Objektwelt erfahren.

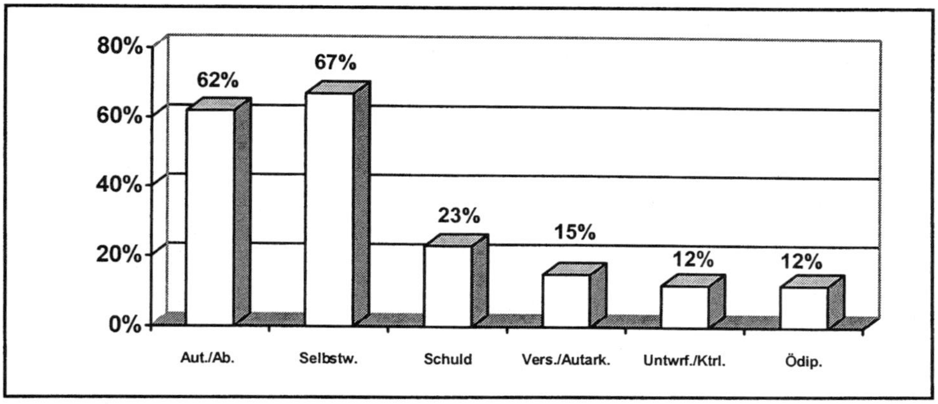

Abb. 4-1 OPD-Konflikte bei gering integrierter Struktur

Folglich werden womöglich Themenbruchstücke erkennbar, welche irgendwie ödipal oder schuldhaft oder selbstwertbezogen erscheinen, aber es sind nicht die Kriterien eines solchen Konfliktes vollständig erfüllt. Diagnostisch könnte man viele Konflikte markieren – oder keinen; bei reduziertem Strukturniveau bleibt eine Unsicherheit bezüglich der Konflikteinschätzung.

Ein deutlich ausgeprägter Fall struktureller Störung ist die Borderline-Persönlichkeitsstörung, bei der so viele strukturelle Auffälligkeiten zusammen kommen, dass die Konfliktaspekte ganz in den Hintergrund treten und keine diagnostische Bedeutung zu haben scheinen. Der Psychotherapieverlauf zeigt freilich, dass hier nicht einfach das Syndrom eines strukturellen Steuerungsdefizits vorliegt, sondern dass es sich um die Folgen einer basalen Beziehungsstörung handelt. Das Objektverlangen ist zu impulsiv und die Frustration durch die Objekte so heftig, dass der Patient von seinen Emotionen geflutet wird und nur damit beschäftigt ist, sein inneres Gleichgewicht und speziell seine Steuerungs- und Handlungsfähigkeit zurückzugewinnen, indem er jede Notlösung von der Dissoziation bis zum selbstschädigenden Agieren zum Einsatz bringt.

Als Fazit dieser Überlegungen ist festzuhalten, dass Konflikt- und Strukturdiagnostik im Sinne von OPD sich in wichtigen Punkten wechselseitig ergänzen:

Deutlich erkennbare neurotische Konflikte sprechen für ein relativ gutes Strukturniveau, während unscharfe, vielfältige, schwer unterscheidbare Konflikte ein reduziertes Strukturniveau wahrscheinlich machen.

Das desintegrierte Strukturniveau schließlich ist durch das weitgehende Fehlen jeglicher neurotischer Konfliktthematik charakterisiert. Eine Typologie der klinischen Bilder vor dem Hintergrund unterschiedlicher Strukturniveaus findet sich in Kap. 7.1 und 7.2.

4.4 Grundkonflikt, strukturelle Vulnerabilität und Bewältigungsmuster

Die Erfahrungen der Grundkonflikte werden in der Regel bereits von Kind an „beantwortet", innerlich gespeichert, sind aber nicht bewusst zugänglich. Entscheidend wichtig ist die Tatsache, dass die erfahrene Beziehungsproblematik und die daraus resultierenden strukturellen Vulnerabilitäten in mehr oder weniger starkem Maße Bewältigungsmaßnahmen mobilisieren. Dabei handelt es sich um neuerarbeitete Einstellungen, mit deren Hilfe sowohl das innere Gleichgewicht als auch das Beziehungsgleichgewicht wiederhergestellt werden können. Wir konnten die neurotischen Bewältigungsmuster besonders gut in der Verarbeitung des depressiven Grundkonflikts studieren (Rudolf 2003). Folgende Muster werden im Zusammenhang mit strukturellen Störungen besonders häufig beobachtet:

- **Das schizoid-vermeidende Bewältigungsmuster**: durch Vermeidung der emotionalen Berührung mit anderen Menschen, d.h. vor allem durch Vermeidung von Kontakt, Kommunikation und Beziehung und durch die Zentrierung auf Sachinteressen entsteht bewusst eher eine Welt der objektlosen Räume, in welchen der Patient zwar sozial isoliert und sozial eingeschränkt, aber unbehelligt existieren kann (dazu sagt Wilhelm Busch: „Wer einsam ist, der hat es gut, weil keiner da, der ihm was tut"). Der positive Aspekt des schizoiden Bewältigungsmusters ist eine Sachlichkeit, die sich freihalten kann von Gruppenzwängen und Zeitgeistströmungen und dadurch in die Lage versetzt wird, Zustände und Entwicklungen klar zu erkennen. Die negative Seite liegt in der erlebten Vereinsamung und in der Bedrohung durch unvermeidbare und schwer erträgliche soziale Kontakte (z.B. im Berufsleben).
- **Das narzisstische Bewältigungsmuster**: Es ist nicht objektlos wie das schizoide, sondern objektunabhängig: Durch Selbstaufwertung und Objektentwertung wird eine narzisstisch gefärbte Autonomie erreicht. Der positive Aspekt dieses Bewältigungsmusters liegt in dem manchmal erfolgreichen Bemühen um besondere Leistungen und Fähigkeiten. Wer sich lebenslang anstrengt, mehr zu leisten als andere, erreicht womöglich auch mehr. Da allerdings keine wirklich nachhaltige Befriedigung gewonnen werden kann, besteht das Risiko der Selbstüberforderung und des subjektiv erlebten Scheiterns angesichts unvermeidbarer Begrenzungen (z.B. mit nachlassenden Kräften und sich verringernder Attraktivität im fortschreitenden Lebensalter).
- **Das altruistische Bewältigungsmuster**: Im Kontrast zu den vorgenannten objektlosen und objektunabhängigen Einstellungen wird hier eine forcierte Objektorientierung erkennbar. Der Betreffende richtet sich selbstlos, pflichtorientiert auf sein Gegenüber ein, verzichtet auf eigene Interessen, ist darin unaggressiv bis aufopfernd. Die sozial „nützliche" Seite dieses

Verhaltensmusters liegt auf der Hand ebenso wie das Risiko der Selbstüberforderung und Selbstausbeutung. Dieses Bewältigungsmuster hat seinen Akzent weniger bei strukturellen Störungen als bei depressiven Entwicklungen.

- **Das offen-dependente Bewältigungsmuster**: Während sich das altruistische Muster dadurch auszeichnet, dass der Betreffende sich für sein Objekt unentbehrlich macht und ihm alles das gibt, was man von ihm eigentlich erwartet, betont das offen-dependente Muster die eigene Bedürftigkeit und mündet in ein ängstlich-anklammerndes, sich unterordnendes und selbstquälerisches Verhalten. Die positive Seite liegt in der starken Anhänglichkeit, die freilich für den Betreffenden und sein Gegenüber nicht nur erfreulich ist.
- **Das regressive Bewältigungsmuster** schafft sich ein ideales Objekt und verschmilzt mit ihm, indem es, die reale Welt nicht ertragend, in heile Ersatzwelten eintaucht, wenn es z.B. Entspannung oder Belebung durch Suchtmittel erfährt. Der positive Ansatz daran ist die Möglichkeit zum rauschhaften und bewusstseinserweiternden Erleben, freilich verbunden mit den hohen Risiko der süchtigen und selbstzerstörerischen Abhängigkeit.
- **Weitere neurotische Bewältigungsmuster** im Sinne von histrionischen oder zwanghaften Stilen sind besonders geeignet, strukturelle Störungen zu überdecken und das Bild eines konfliktneurotischen Geschehens vorzutäuschen, welches aber nicht eigentlich vorliegt.

Wenn diese neurotischen Kompromissbildungen als Bewältigungsmuster charakterisiert werden, so betonen wir damit, dass sie nicht nur als Ausdruck der Abwehr verstanden werden sollen; Abwehr wäre etwas therapeutisch zu Überwindendes. In der Bewältigung dagegen sind auch die kreativen Potenziale der Persönlichkeit eingebunden.

Die Therapie wird nicht daran arbeiten, diese Positionen zu beseitigen, sondern gerade die darin enthaltenen Möglichkeiten dem Patienten besser als bisher, d.h. auf eine unneurotische Weise, verfügbar zu machen.

4.5 Das klinische Bild der strukturellen Störung

Wenn das psychodynamische Modell der neurotischen Entwicklung die unbewussten, festgefahrenen und emotional sprachlos gewordenen Beziehungskonflikte in den Mittelpunkt stellt, so handelt es sich bei den strukturellen Störungen um eine defizitäre Entwicklung jener strukturellen Fähigkeiten, die zur Regelung des inneren Gleichgewichts und der Beziehungssituation benötigt werden.

Struktur und strukturelle Störung

Struktur ist definiert als die Verfügbarkeit über psychische Funktionen, welche für die Organisation des Selbst und seine Beziehungen zu den inneren und äußeren Objekten erforderlich sind.

Strukturelle Störungen beinhalten die unzureichende Verfügbarkeit über diese Funktionen, bzw. ihre Vulnerabilität. Strukturelle Störungen sind meist die Folge frühkindlicher Beziehungsstörungen.

Hier können wir wieder an die eingangs beschriebene entwicklungspsychologische Sichtweise anknüpfen. Strukturelle Störungen im emotionalen Bereich sind gekennzeichnet durch die eingeschränkten Fähigkeiten des Selbstverständnisses und der Affektregulierung, d.h. der Fähigkeit, das eigene innere System und das System der interpersonellen Beziehungen zu regulieren.

- **Eingeschränkte Affektgenerierung:** Jemand „hat" bestimmte Affekte nicht; sie sind ihm nicht verfügbar und können auch mimisch nicht deutlich ausgedrückt werden. Dazu gehören auch die fehlende Lebendigkeit des Körperselbst, denn nur wenn Affekte in ausreichendem Maße entstehen, vermitteln sie ein Gewahrwerden des eigenen Körpers als etwas Lebendigem, Lustvollem und Handlungsbereitem. Der Betreffende bleibt für sein Selbstverständnis und für die Anderen uneindeutig und missverständlich, was schwerwiegende Folgen speziell für die Aufnahme und Aufrechterhaltung von Beziehungen hat.
- **Unzureichende Affektdifferenzierung:** Die eigene emotionale Situation kann in der Eigenwahrnehmung nicht deutlich geklärt werden. Jemand spürt, dass es ihm „irgendwie ziemlich schlecht" geht, ohne dass er oder sie fühlen könnte, ob es sich dabei eher um Traurigkeit oder Ängstigung, um Verärgerung oder Beschämung handelt. Die Fähigkeit zur Affektdifferenzierung ist Teil der Fähigkeit zur **Selbstreflexion,** d.h. der Wahrnehmung der eigenen Innensituation, des psychischen Binnenraumes, in dem sich Erinnerungen und vorausschauende Fantasien oder Konflikte zwischen Selbst- und Beziehungsrepräsentanzen abspielen, wobei die relative Kontinuität und Kohärenz des Eigenen als Gefühl der **Identität** erlebt wird.
- **Geringe Affekttoleranz:** Die wahrgenommenen Gefühle sind nicht auszuhalten; sie verlangen nach rascher Entlastung durch was auch immer, z.B. durch Essanfälle, Drogeneinnahme, agierendes Handeln oder Selbstverletzung. Die Fähigkeit zur Affekttoleranz steht in engem Zusammenhang mit der Fähigkeit zur Affektregulierung, d.h. der Fähigkeit, innere Bewegungen herunterzuregulieren. Dazu muss sich das erlebende Selbst gewissermaßen von dem emotionalisierenden Ereignis distanzieren können, um die kognitive Kontrolle und die eigene Handlungsfähigkeit zurückzugewinnen.

- **Reduzierte Impulssteuerung:** Neben den Affekten gelten die Steuerungsbemühungen weiteren wichtigen seelischen Bereichen: Den Impulsen und dem Selbstwert. Die **Impulse**, d.h. die triebhaften primären Bedürfnisse oder reaktiven Handlungsimpulse müssen in das Gesamtverhalten so integriert werden, dass sie weder übersehen werden und verloren gehen (wie im neurotischen Modus) noch dass sie „durchschlagen" oder zumindest drohen durchzuschlagen (wie im strukturellen Modus). Hier geht es im Wesentlichen um aktive oder reaktive aggressiv-destruktive Impulse so wie solche sexueller oder oraler Qualität, welche in das Erleben und Verhalten sozial verträglich integriert werden müssen.
- **Eingeschränkte Selbstwertregulierung:** Die Notwendigkeit der Steuerung besteht auch für das Selbstwerterleben, das im affektiven Bereich zwischen dem Gefühl von Stolz und Erhobenheit einerseits und dem beschämenden Erleben der Insuffizienz und Wertlosigkeit andererseits ausbalanciert werden muss. Selbstwertregulierung wird so als eine spezielle Form der Affektregulierung verstanden.
- **Beeinträchtigte Fähigkeit zum Objekterleben:** So wie sich das introspektive Selbsterleben um die adäquate Wahrnehmung der inneren Welt (und ihre Regulierung) bemüht, so muss sich das Objekterleben um die realitätsgerechte und emotional stimmige Wahrnehmung der Objekte bemühen. Auch hier besteht eine Dialektik von Innen und Außen: Die inneren Erwartungen beeinflussen die Wahrnehmungen der äußeren Welt; die Handlungsweisen und Einstellungen der äußeren Objekte mobilisieren die eigene emotionale Resonanz. Dabei müssen die Anteile von Selbst und Objekt möglichst klar unterschieden werden (Selbst-Objekt-Differenzierung), damit es möglich wird, die Objekte wahrzunehmen „so wie sie sind" und sie nicht nur nach eigenen Bedürfnissen und Befürchtungen einzufärben. Ganzheitliche Objektwahrnehmung bedeutet in diesem Zusammenhang, dass die dem Selbst erwünschten ebenso wie die unerwünschten Aspekte des Objekts akzeptiert werden können. Strukturelle Störungen des Objektserlebens manifestieren sich in einer Schwarz-Weiß-Wahrnehmung des Anderen und in den folgenden Bereichen von Empathie und objektbezogenen Affekten.
- **Eingeschränkte Empathiefähigkeit:** Eine sehr spezifische Form der interpersonellen Begegnung ist bei sicherer Unterscheidung von Selbst und Objekt das sich vorübergehende Berühren – und Erfassenlassen durch die Emotionen des Anderen, die Fähigkeit, kognitiv seine Perspektive einzunehmen, sich mit seinen Interessen zu identifizieren – um sodann mit vertieftem Verständnis zu sich selbst zurückzukehren. Es ist stets zu unterscheiden, ob fehlende Empathie auf neurotische Vermeidungs- und Verweigerungshaltungen zurückgeht oder auf die strukturelle Schwierigkeit, den verstehenden Blick in die Innenwelt des Anderen tun zu können.

- **Unzureichende Internalisierung objektbezogener Affekte:** Zu den zentralen Aufgaben struktureller Reifung gehört es, innere Bilder des Anderen im Selbst zu errichten, sie emotional zu besetzen und sie trotz Schwierigkeiten aufrechtzuerhalten (Internalisierung). Gegenüber einem solchen konstanten inneren Objekt können objektbezogene Affekte wie Dankbarkeit, Verantwortung, Schuld oder Trauer entwickelt werden. Wenn objektbezogene Affekte im Falle struktureller Störungen nicht verlässlich ausgebildet sind, fehlt die emotionale Dimension der innerpsychischen Beziehung zu den wichtigen Objekten.
- **Uneindeutiger Affektausdruck:** Die Fähigkeit, emotional expressiv zu sein und sich Anderen deutlich mitzuteilen, ist durch mangelnde Affektgenerierung und Affektdifferenzierung ohnehin eingeschränkt. Das bedeutet nicht, dass solche Patienten affektlos wären. Vielmehr geschieht es ihnen, dass sie ihre mitunter heftigen, aber wenig differenzierten Gefühle von Gekränktheit, Enttäuschungswut und Entwertung ungewollt und unmittelbar in die Beziehung hineingeben und dadurch große Spannungen erzeugen.
- **Eingeschränktes Affektverständnis:** Die Fähigkeit, die emotionalen Mitteilungen Anderer zu verstehen, setzt eine Reihe von strukturellen Fähigkeiten voraus: Das Gegenüber als Anderen wahrzunehmen und zu akzeptieren (d.h. die Fähigkeit zur Selbst-Objekt-Differenzierung); ferner die Fähigkeit, sich vorübergehend in den Anderen hineinzuversetzen und seine Position zu übernehmen (Fähigkeit zur Empathie); die Fähigkeit, den Anderen in dessen eigenen Interessen und in seinem Facettenreichtum wahrzunehmen (Fähigkeit zur ganzheitlichen Objektwahrnehmung). Darüber hinaus besteht bei strukturellen Störungen die Schwierigkeit, den emotionalen Ausdruck Anderer (in Mimik, in Intonation und Körperhaltung) richtig zu entschlüsseln.

Tab. 4-3 Patienten mit eingeschränktem Strukturniveau: Beziehungsstörungen auf unterschiedlichen Messebenen

- Globaleinschätzung des Untersuchers: höheres Maß an dysfunktionalem Verhalten in der Interaktion
- OPD-Beziehung: mehr feindselige Züge (angreifen/sich zurückziehen) gegenüber anklammernden Tendenzen bei besserem Strukturniveau
- IIP fremd: wenig freundlich / sehr feindselig, kalt
- BSS: ausgeprägte sozialkommunikative Beeinträchtigung
- Objektive soziale Situation: wenig stabile Beziehungen (Partnerlosigkeit)
- Gegenübertragung Untersucher: stärkere Gegenübertragungsaffekte, wenig Gegenübertragungssympathie
- Patientenselbsteinschätzung: höhere Symptombelastung

Auf der Grundlage empirischer Untersuchungen (Oberbracht 2004) zeigt sich folgendes klinisches Bild von Patienten mit strukturellen Störungen (s. Tab. 4-3).

Eine Studie zur **Mimikanalyse** bei stationär behandelten Patienten der Heidelberger Psychosomatischen Klinik (Schulz 2001) zeigte mit Hilfe des Facecoding-Systems von Ekman und Friesen, dass der mimische Ausdruck der Patienten mit deutlich reduziertem Strukturniveau im Vergleich zu Nichtpatienten deutlich weniger Mimiksignale und insbesondere sehr viel mehr unvollständige Mimikelemente enthielt. Das bedeutet, strukturell beeinträchtigte Patienten sind nicht durch eine inhaltliche Verschiebung der ausgedrückten Affekte (z.B. weniger Freude und mehr Traurigkeit) charakterisiert, wie das bei neurotischen Patienten der Fall ist, sondern durch einen deutlich reduzierten und unstrukturierten mimischen Ausdruck. Die Untersuchung belegt mit den objektivierenden Ansätzen der Analyse von Gesichtsmuskeln die bei strukturell gestörten Patienten beschriebene Unfähigkeit, deutliche Affekte zu erleben und sie introspektiv zu differenzieren, sie verständlich zum Ausdruck zu bringen und dadurch Beziehungen zu regulieren.

Die im Einzelnen aufgeführten strukturellen Störungen liegen nicht unabhängig nebeneinander, sondern sind Facetten einer ganzheitlichen Entwicklungsbeeinträchtigung. Sie können am ehesten verstanden werden als ein Zustand der Bedürftigkeit und Affektivität, welcher nicht der jetzigen (jugendlichen oder erwachsenen) Lebenssituation angemessen ist, sondern dem eines frühkindlichen Entwicklungsabschnitts, in dem beides, Bedürftigkeit und Affektivität, nur mit Unterstützung einer tragfähigen und einfühlsamen Beziehungsperson reguliert werden können. Diese Unterstützung und Einübung der Regulierungsfähigkeit war in der frühen biographischen Situation offenbar zuwenig gegeben.Auf der Grundlage der strukturellen Störung werden die eingangs beschriebenen Basisaffekte nur bruchstückhaft erlebt und eingeschränkt zum Ausdruck gebracht, so dass sowohl die freudvollen Affekte wie die „negativen" Affekte nur uneindeutig erlebt und unvollständig ausgedrückt werden können. Die resultierende Erregung wird partiell als Angst erlebt und sie macht Angst im Blick auf die eigene Handlungs- und Steuerungsunfähigkeit in sozialen Situationen (dazu Hoffmann 2000). Davon unabhängig treten weitere Emotionen in den Vordergrund, die bei gesunden Menschen und neurotischen Patienten zwar situativ aufscheinen, aber nicht durchgängig das Erleben bestimmen. Diese affektiven Zustände, die an die „Schicksalsgefühle" von Lersch (vgl. Kap. 3) erinnern, lassen sich als „maladaptiv" charakterisieren, weil sie beim Erwachsenen weder für die Selbstregulierung noch für die Beziehungsregulierung hilfreich sind (s.Tab. 4-4). Vielmehr werden sie von Anderen als Klage, Anklage oder Vorwurf verstanden; kaum eine Reaktion der Umwelt erscheint geeignet, diese Affekte zu mindern. Beziehungspartner weisen die Anklage zurück, wodurch das negative affektive Befinden verstärkt wird. Beziehungen halten einer solchen Belastung auf Dauer häufig nicht stand, sie lösen sich nach quälerisch-kämpferischen Versuchen auf. Das ist, bezogen auf die therapeutische Beziehung, ein prognostisch besonders bedeutsamer Punkt für Psychotherapeuten, da diese darauf angewiesen sind, eine stabile Beziehung aufrechtzuerhalten, um Veränderungen im Verhalten des Patienten möglich zu machen.

Tab. 4-4 Maladaptive Emotionen bei strukturellen Störungen

- Hilflose Resignation
- Wütende Enttäuschung
- Schmerzliche Verzweiflung
- Hoffnungslose Besorgtheit
- Empörte Gekränktheit
- Vorwurfsvolle Klage

4.6 Das Körpererleben bei strukturellen Störungen

Auffälligkeiten des emotionalen Erlebens und des interpersonellen Verhaltens liefern, wie beschrieben, spezielle Hinweise auf das Vorliegen struktureller Störungen. Anhand der Struktur-Checkliste (Kap. 4.11) und der Strukturfokusliste (Kap. 6.12) lassen sich, jeweils bezogen auf das Selbst und die Objekte, zahlreiche Details der strukturellen Funktionen beschreiben. Dabei steht, wie immer, wenn irgendwo von Ich oder Selbst die Rede ist, die psychische und soziale Dimension im Vordergrund, während die leibliche Dimension der Person als selbstverständlich nebenbei mitgedacht wird. Manche Patienten jedoch stellen in ihrer Beschwerdeschilderung den körperlichen Aspekt ihres Erlebens in den Vordergrund, sodass ihre Erfahrungen von Erregung, Fremdheit oder Entleerung nicht primär als Emotionen, sondern als symptomwertige Körperwahrnehmung beschrieben werden. Aus allgemein psychologischer und speziell psychoanalytischer Sicht spielt der Körper allerdings eine merkwürdig unbedeutende Rolle und wird häufig nur als eine von vielen Aspekten der Selbstrepräsentanz berücksichtigt. Wenn jedoch ein Therapeut – z.B. aufgrund seiner Erfahrungen in der Psychosomatik – erst einmal auf die Körperdimension aufmerksam geworden ist, wird er das außerordentliche Gewicht veränderten Körpererlebens bei strukturellen Störungen nicht mehr übersehen können. Kaum etwas anderes ist dem Erleben so unmittelbar präsent und von so herausragender subjektiver Bedeutung wie die Erfahrung des eigenen Körpers. Es gibt allerdings eine psychologische und wohl auch eine soziokulturell begründete Sprachbarriere, welche es schwer macht, für das Körpererleben Worte zu finden und sich Anderen mitzuteilen. Beim Vorliegen struktureller Störungen trägt die Unfähigkeit zu introspektiver Differenzierung zusätzlich dazu bei, dass nicht nur die eigenen Affekte, sondern auch die eigenen Körpererfahrungen nur schwer in Worte gefasst werden können. Bezüglich der

Modellbildungen vgl. Henningsen (1998, 2002). Küchenhoff (2003) hat die OPD-Strukturdiagnostik nochmals ausführlich bezogen auf den Körperaspekt diskutiert.

Meine erste eindrucksvolle Begegnung mit der Thematik erfolgte Anfang 1970, als ich mich, angeregt durch die psychoanalytische Therapie schizoider Patienten, mit einer von ihnen häufig erwähnten Literaturgattung befasste und mich dabei speziell mit Mary Shelley's „Frankenstein“ beschäftigte (Rudolf 1972: Zur Psychologie der Horrorliteratur: Schizoides Körpererleben am Beispiel von Frankensteins Monster). Hier wurde, in Gestalt einer gothic novel erschienen 1819, das Erleben eines Subjekts in Szene gesetzt, welches aus struktureller Perspektive als gering integriert bis desintegriert einzuschätzen ist: Es handelt sich um ein von seinem narzisstischen Schöpfer („ein neuer Prometheus“) gebildetes, aber aus toter Materie schlecht zusammengesetztes und basal beschädigtes Wesen, hässlich, ungeschickt und unliebenswert, weit weg von den Menschen und sich zugleich nach menschlicher Nähe sehnend, voller Verzweiflung und Enttäuschungshass über die erfahrene Zurückweisung, diejenigen vernichtend, deren Liebe es nicht erringen kann und schließlich im Kampf mit seinem Schöpfer zugrundgehend. Die Popularität dieses Buches und seiner zahllosen Verfilmungen basiert wohl nicht zuletzt auf dem eindrucksvollen körperlichen Erscheinungsbild der Hauptfigur, die sich selbst als „der Welt ein ekelhaftes Gräuel“ einschätzt und daraus ihre Beziehungsstörung ableitet: *„Auf niemand kann ich mich beziehen, mit niemand bin ich verwandt, ich bin elend, allein, jammervoll, ausgestoßen“*. Seine Fremdheit und Isoliertheit unter den Menschen entspringt seinem negativen Selbstbild, das in dem Roman vor allem als ein körperliches beschrieben ist:

> *„Niemals war mir ein Wesen vor Augen gekommen, das mir geglichen, ja gewünscht hätte, mit mir in irgendeine Verbindung zu treten. Was war ich denn? War ich ein Monstrum, ein Schandfleck dieser Erde, von jedermann verleugnet und geflohen..?“ „Ich war nicht fähig zu glauben, dass dieses Bild in der Tat mein eigenes sein sollte. Sobald mir aber mit schrecklicher Gewissheit vor Augen stand, dass ich in Wirklichkeit das Ungeheuer war, wie ich es nun einmal bin, erfüllten mich die bittersten Gefühle der Betrübnis und der Kränkung.“*

Dieses Wesen kann sich den Menschen emotional nicht verständlich machen und verfügt auch nicht über die sprachlichen Mittel, sich auszudrücken, ebenso wenig kann es die Gefühle der Menschen verstehen. Immer wieder wird die abstoßende Hässlichkeit seines Gesichts und seines Körpers sowie seine unartikulierte Sprache im Detail beschrieben. Das hässliche Individuum mit seinem falsch zusammengebauten Körper gehört nirgendwohin, es versteht sich und die Anderen nicht, es ist wütend und hungrig, gekränkt und verzweifelt, es

stapft orientierungslos in der Welt herum und fällt von einer katastrophalen Schwierigkeit in die nächste.
Die beschriebenen Merkmale des Körpererleben sind qualitativ anders als die neurotischen Selbstwertzweifel, welche strukturell besser integrierte Patienten auf den eigenen Körper beziehen. Es ist nicht nur die narzisstische Kränkung fehlender Attraktivität, es ist das Erleben einer falschen, toten, künstlichen Körperlichkeit, die keine Funktionslust und keine Vitalität kennt, die keine Ähnlichkeit mit anderen Menschen und keine wechselseitige Anziehung gestattet. Manchmal heißt es in Psychotherapieberichten: „Die eigene Körperlichkeit ist der Patientin völlig fremd". Diese kurze und nüchterne Aussage lässt nur ahnen, welcher Abgrund aus Ratlosigkeit und Verzweiflung sich für denjenigen auftut, der in der Wohnung des eigenen Körpers fremd ist und für den notwendigerweise die Körper der Anderen nicht Nähe und Vertrautheit, sondern Bedrohung und Verwirrung auslösen.

Der eigene Körper ist integraler Bestandteil des Selbst und zugleich kann der eigene Körper als Objekt eigenen Handelns genommen werden. Daraus resultiert im Falle struktureller Störungen eine Vielzahl eingeschränkter struktureller Fähigkeiten, so z.B.:

- ein realistisches Bild des eigenen Körpers zu erlangen
- den eigenen Körper emotional lebendig zu erleben und sich darin ausreichend wohl und sicher zu fühlen
- ein Gefühl von körperlicher Identität zu entwickeln
- ein ausreichend gutes Selbstwertgefühl bezogen auf den eigenen Körper aufrechtzuerhalten
- die eigenen Körpervorgängen emotional zu ertragen und zu verstehen
- auf die eigenen Körpersignale angemessen zu reagieren
- dem eigenen Körper ein ausreichendes Maß an Fürsorglichkeit zukommen zu lassen und körperliche Schäden zu vermeiden
- die Körperlichkeit Anderer empathisch zu verstehen und zu berücksichtigen
- sich von der Körperlichkeit Anderer emotional berühren zu lassen
- sich an reziproker gemeinsamer Körperlichkeit erfreuen zu können

Alle diese Funktionen können je nach Strukturniveau unterschiedlich schwer beeinträchtigt sein. Das Frankenstein-Beispiel bietet ein Extrembild, das punktuell überzeichnet ist, so dass es schon wieder gruselig-amüsant wirken kann. Dennoch zeigt es Bilder, in denen der strukturelle Verlust körperlicher Selbstgewissheit sich anschaulich ausdrückt. Bilder bzw. Metaphern sind eine wichtige Möglichkeit, sich mit Patienten über körperliches Erleben in Verbindung zu setzen, für das es wenig Sprache gibt.

4.7 Struktur im diagnostischen System OPD

Im bisher Beschriebenen liegt der Akzent der Strukturbeschreibung im Bereich des Affektiven, weil diese psychischen Fähigkeiten dem bewussten Erleben nahe sind und im Verhalten besonders gut beobachtet werden können. Das OPD-System (AG OPD 1996, Cierpka et al. 1995, Hoffmann 1996) schließt diesen affektiven Bereich ein und ergänzt ihn um steuernde, kognitiv-differenzierende und internalisierende Aspekte. Struktur wird nach OPD definiert als **Struktur des Selbst und seiner Beziehungen zu den Objekten** (Rudolf et al. 1995). Die Teilaspekte der strukturellen Fähigkeiten werden in 6 strukturellen Dimensionen beschrieben:

- **Selbstwertwahrnehmung:** die Fähigkeit, sich selbst, d.h. die Person als Ganzes und die eigene Innenwelt zum Gegenstand selbstreflexiver Aufmerksamkeit zu machen, dabei ein evidentes Bild des eigenen Selbst und seiner Identität zu gewinnen und speziell die emotionalen Abläufe des psychischen Binnenraums differenziert wahrnehmen zu können.
- **Selbststeuerung:** Die Fähigkeit, ein inneres Gleichgewicht aufrecht erhalten bzw. wiederherstellen zu können, indem die Affekte toleriert und reguliert, die Impulswelt gesteuert und integriert und der Selbstwert realitätsgerecht einreguliert werden kann.
- **Abwehr:** Abwehr ist das einzige theoretische Konstrukt unter den ansonsten verhaltensnah beschriebenen Strukturdimensionen. Die Fähigkeit zur Abwehr bezieht sich auf die Mittel, die zur wirksamen und flexiblen Selbststeuerung eingesetzt werden, d.h. die reifen intrapsychisch wirksamen Abwehrmechanismen (versus die interpersonell wirksamen „unreifen" Abwehrformen).
- **Objektwahrnehmung:** Die Fähigkeit, die Objektwelt aus einer abgegrenzten und zugleich emotional verbundenen Position heraus realistisch, d.h. ganzheitlich wahrzunehmen. Das schließt die klare Abgrenzung von Selbst und Objekten ein sowie die Fähigkeit, sich empathisch in die Objekte hineinzuversetzen
- **Kommunikation:** Die Fähigkeit, die Fremdheit und Ferne der Objekte durch emotionale Kontaktaufnahme und über die Brücke emotionaler Verständigung (durch mitgeteilte und entgegengenommene Affekte) zu überwinden.
- **Bindung:** Die Fähigkeit, von wichtigen Beziehungspersonen innere Repräsentanzen zu errichten und emotional positiv zu besetzen, so dass die Beziehung auch bei äußerer Abwesenheit der Objekte bzw. bei konflikthaften Spannungen mit den Objekten aufrechterhalten werden kann. Dabei soll die Beziehung zu unterschiedlichen Objekten auch zu variablen inneren Bilder führen. Hierher gehört auch die Fähigkeit, Objekte loszulassen, sich von ihnen zu trennen und zu verabschieden, d.h. emotional einen Trauerprozess zu durchlaufen.

Die gute Anwendbarkeit des Systems OPD generell und seine hohe klinische Validität konnten belegt werden (Cierpka et al. 2001, Freyberger et al. 1998). Den Versuch, diese psychodynamischen Strukturaspekte mit der Begrifflichkeit der Jungianischen Psychologie in Beziehung zu setzen, unternahm Junghan (2002). Dabei ist die unterschiedliche Verwendung der Konzepte von Ich und Selbst von besonderer Bedeutung.

In einer Reihe von OPD-Studien wurden aus den 6 Dimensionen 21 strukturelle Unterpunkte abgeleitet (Heidelberger Fokusliste, (s. Tab. 4-5) Grande et al. 1997). Auf der Grundlage dieses Modells von 21 strukturellen Fokuspunkten – operationalisiert in der Strukturcheckliste (Kap. 4.10) – wurden Untersuchungen durchgeführt, welche vor allem den Zusammenhang zwischen Struktur, Beziehung, Bindung und Konflikt zum Gegenstand haben (Grande et al. 1998a, 2002, Oberbracht 2002). Eine spezielle Ausdifferenzierung der Körperaspekte in der psychischen Struktur nahm Küchenhoff (2003) vor.

Tab. 4-5 Strukturdimensionen und Strukturfokuspunkte nach OPD (Heidelberger Fokusliste)

Selbstwahrnehmung	**Objektwahrnehmung**
Selbstreflexion	Selbst-Objekt-Differenzierung
Selbstbild	Empathie
Identität	Ganzheitliche Objektwahrnehmung
Affektdifferenzierung	Objektbezogene Affekte
Selbststeuerung	**Kommunikation**
Affekttoleranz	Kontaktaufnahme
Selbstwertregulierung	Verstehen von Affekten
Impulssteuerung	Mitteilung von Affekten
Antizipation	Reziprozität
Abwehr	**Bindung**
Internale versus interpersonale Abwehr	Internalisierung
Flexibilität der Abwehr	Loslösung
	Variabilität der Bindung

4.8 Zur Bestimmung des Strukturbegriffs: Funktion, Entwicklung, Dynamik

Im Bisherigen standen klinische Aspekte der strukturellen Störung im Vordergrund; der nächste Abschnitt wird ihre Diagnostik beschreiben. Die Strukturthematik ist bezüglich ihrer philosophischen (Küchenhoff), historisch-psychoanalytischen (Pouget-Schors), affektpsychologischen (Krause et al) und psychodynamischen (Rudolf) Aspekte in dem Band „Die Struktur der Persönlichkeit“ (Rudolf et al 2002) ausführlicher diskutiert. An dieser Stelle soll der bisher verwendete Strukturbegriff reflektiert werden, insbesondere wird der Zusammenhang von Funktion, Entwicklung und Dynamik der Struktur betrachtet.

Struktur und Funktion: Struktur beschreibt nicht Inhalte (z.B. bestimmte Typen des neurotischen Selbsterlebens oder der konflikthaften Beziehungsgestaltung), sondern das Organisationsniveau der psychischen Funktionen, welche das Selbsterleben und das Beziehungsverhalten regulieren. Die Auflistung der strukturellen Funktionen ist in den vorausgegangenen Abschnitten erfolgt. Die diagnostische Frage lautet nicht: „**Was** beschäftigt diesen Menschen inhaltlich?“, sondern „**Wie** funktioniert seine Persönlichkeit in bestimmten Situationen?“

Struktur und Entwicklung: Das strukturelle Funktionsniveau ist vor allem unter dem Aspekt der Entwicklung zu verstehen. Die strukturellen Funktionen reifen in frühen Lebensabschnitten heran (z.B. die Fähigkeit, die eigene emotionale Verfassung differenziert wahrzunehmen und selbstreflexiv zu verstehen). Dabei sind es explizit die interpersonellen emotionalen Erfahrungen, unter deren Einfluss die frühen strukturellen Entwicklungsschritte in Richtung auf ein stabiles oder eingeschränktes Organisationsniveau verlaufen. Das eingeschränkte strukturelle Funktionsniveau ist nicht einfach nur Ausdruck eines Defizits (jemand kann etwas nicht), sondern spiegelt spezifische Erwartungen des Subjekts an die Objektwelt (Patient kann die Selbstregulierung oder Beziehungsgestaltung nicht anders als unter bestimmten Bedingungen leisten). Das macht einen wesentlichen Aspekt der Dynamik struktureller Störung aus.

Struktur und Dynamik: Struktur wird zuweilen als Ausdruck statischer Eigenschaften missverstanden: Jemand ist, wie es z.B. das Persönlichkeitsmodell der Big Five nahelegt, mehr oder weniger offen, mehr oder weniger aggressiv, mehr oder weniger religiös usw. Eine psychodynamische Sicht auf die Struktur lässt hingegen auch hier das Wirken eines inneren Kräftespiels erkennen, das sich von der konfliktneurotischen Dynamik qualitativ unterscheidet. In Tab. 4-6 wird die strukturelle Dynamik der konfliktneurotischen gegenübergestellt.

Tab. 4-6

Konfliktdynamik	**Strukturdynamik**
Bedürfnisdynamik: Was will das Subjekt von den Objekten?	
Es sucht (aktiv) Befriedigung für Wünsche, Triebregungen, Impulse und dadurch Lustgewinn bzw. Unlustvermeidung	Es erwartet (passiv) von den Objekten Bedingungen, unter denen es strukturell funktionieren kann
Dynamik der kognitiven Überzeugungen: Wie reagieren die Objekte im Erleben des Subjekts?	
Sie reagieren versagend, strafend, ängstigend, beschämend, fordernd	Sie reagieren überwältigend, bedrohend, verfolgend, zerstörend, vernachlässigend
Affektdynamik: Wie reagiert das Subjekt emotional auf die erlebte Situation?	
Es reagiert mit objektgerichteten Emotionen wie Angst, Scham, Schuld, Ärger	Es reagiert mit diffuser emotionaler Überflutung (arousal) oder Entleerung und mit maladaptiven Emotionen (Verzweiflung, Schmerz, Enttäuschung, Gekränktheit, Empörung)
Dynamik regulierender Prozesse: Wie steuert das Subjekt seine Emotionen?	
Durch sich anpassen, sich unterordnen, verzichten, sich auflehnen Ferner durch Aktivierung von Abwehr, sodass die verdrängte Konfliktdynamik unbewusst wirksam bleibt	Es reagiert kurzfristig mit Notfallmaßnahmen der Selbstschädigung, Selbstentleerung, Suchtentwicklung, destruktiven Beziehungsgestaltung Es reagiert langfristig mit der Ausbildung neurotischer Bewältigungsmuster (z.B. schizoid, narzisstisch)

Bedürfnisdynamik meint, dass den Patienten die strukturellen Fähigkeiten, sich selbst und seine Beziehungen zu regulieren unter den real gegebenen Bedingungen des Erwachsenlebens nicht zur Verfügung stehen; sie sind an entwicklungspsychologisch frühere Bedingungen (Erwartungen an die Objekte) geknüpft, welche von den jetzigen Objekten nicht erfüllt werden.

Die Dynamik der kognitiven Überzeugungen resultiert daraus, dass pathogene Überzeugungen extrem negative Objektbilder und extrem hilflose Selbstbilder enthalten.

Die emotionale Dynamik entspringt aus der eingeschränkten Verfügbarkeit über objektbezogene Affekte und dem Ausgeliefertsein an die beschriebenen maladaptiven Emotionen.

Kennzeichen der regulativen Dynamik bei strukturellen Störungen ist es, dass das Subjekt in Abwehr und Bewältigung nur mit Notfallmaßnahmen reagieren kann, welche das Verhalten und die Beziehungsgestaltung mehr und mehr destruktiv und vor allem selbstschädigend gestalten. Ergänzend zu diesen kurz-

fristigen Reaktionen entstehen langfristige Bewältigungsmuster, welche vor allem kompensatorische Strategien beinhalten.
Die vier dynamischen Perspektiven lassen erkennen, wie der qualitative Unterschied zwischen dem Neurotischen und dem Strukturellen beschaffen ist: Im konfliktneurotischen Bereich herrscht eine neurotische Akzentuierung der Inhalte (der Bedürfnisse, der kognitiven Überzeugungen, der emotionalen Antworten, der Regulation) unter dem Druck von unbewussten Bedürfniskonflikten gegenüber den Objekten.
Die strukturelle Dynamik ist dadurch gekennzeichnet, dass die basalen (passiven) Bedürfnisse unerfüllt geblieben sind und daher äußere Veränderungen (vergleiche Tab. 4.2) zu heftigen und amorphen emotionalen Reaktionen führen, welche nicht mehr intrapsychisch bewältigt werden können, sondern das Verhalten und speziell das interpersonelle Verhalten erfassen und beeinträchtigen. Vor diesem Hintergrund lässt sich ein psychodynamisches Verständnis der **symptomauslösenden Situationen** bei strukturellen Störungen gewinnen.
Unter den beschriebenen psychodynamischen Voraussetzungen ist es der Persönlichkeit des Patienten auch nicht mehr möglich, die genuinen Aufgaben des Selbst zu entwickeln und zu verwirklichen:

Tab. 4-7 Genuine Aufgaben des Selbst

Ein kohärentes Selbst zu bilden durch die Integration verschiedener Selbstaspekte
• Das Selbst weiterzuentwickeln durch die Realisierung von Selbstentwürfen.
• Eine Identität zu leben mit ihren psychosexuellen und sozialen Aspekten
• Emotional lebendig zu sein, d.h. Affekte zu generieren und zu kommunizieren.
• Emotional ausgeglichen zu sein, d.h. Affekte zu tolerieren und zu regulieren
• Aufkommende Impulse sozialverträglich zu integrieren
• Den Selbstwert sicherzustellen
• Einen psychischen Binnenraum verfügbar zu halten
• Von den Objekten sicher abgegrenzt und autonom zu sein
• Die Objekte realistisch wahrzunehmen und empathisch zu verstehen
• Die Objekte intentional und emotional zu besetzen
• Äußere gute Objekte zu finden und Beziehungen und Bindungen zu ihnen herzustellen
• Innere Beziehungsrepräsentanzen und Objektrepräsentanzen zu errichten und zu erhalten
• Abschied von Objekten nehmen zu können und ihren Verlust zu betrauern

Die therapeutische Konsequenz, die in Abschnitt 6 ausführlich beschrieben wird, ist es, diese Dynamik zu verstehen und aus diesem Verständnis heraus spezielle therapeutische Haltungen abzuleiten. Das therapeutische Handeln jedoch und die therapeutischen Zielsetzungen richten sich zuvorderst auf den akzeptierenden und bewältigenden Umgang mit den eingeschränkten strukturellen Fähigkeiten. Es wird zu diskutieren sein (Kap. 5), dass die psychoanalytisch übliche Vorgehensweise – Bewusstmachung und deutende Durcharbeitung der Dynamik, speziell der Bedürfnisdynamik in der Übertragung – beim Vorliegen struktureller Störungen keine günstigen Ergebnisse erbringt, weil sie den Patienten in seinen Möglichkeiten überfordert.

4.9 Die Diagnostik der strukturellen Fähigkeiten

Die Art und Intensität von Diagnostik vor Behandlungsbeginn wurde unter Psychoanalytikern häufig kontrovers diskutiert (Rudolf 2001). Heute ist der größte Teil von der Notwendigkeit diagnostischer Abklärung überzeugt, weil die Indikationsstellung für ein bestimmtes therapeutisches Vorgehen und für spezifische therapeutische Zielsetzungen nur möglich ist, wenn ein klinisches Bild beschrieben und eine psychodynamische Hypothese darüber gebildet wurde. Diagnostik im Sinne der OPD ist eine für psychoanalytische Verhältnisse weitreichende Strukturierung, weil sie sich nicht allein auf die spontanen Mitteilungen des Patienten beschränkt, sondern standardisiert die Themenbereiche von Symptomatik, Beziehung, Konflikt, Struktur und Krankheitserleben erarbeitet und einen operationalisierten Befund niederlegt. Ein speziell zur OPD-Diagnostik entwickeltes Interview erlaubt es den Untersuchern, im Dialog mit dem Patienten die strukturellen Aspekte herauszuarbeiten (Janssen et al. 1996, Rudolf 1995, 1996, Schauenburg et al. 1998).

An dieser Stelle beschäftigen wir uns ausschließlich mit der Erhebung des strukturellen Befundes, ohne auf die Konflikt- und Beziehungsthematik näher einzugehen. Das ist eine vergleichsweise einfache Aufgabe, weil die strukturellen Themen beobachtungsnah formuliert sind und sich im Bericht und Verhalten der Patienten beobachten bzw. erfragen lassen. Den Rahmen bildet ein diagnostisches Interview, dessen Zielsetzung der Untersucher den Patienten so erklären kann, dass es darum geht, ein Verständnis der aktuellen Beschwerden, aber auch ein Bild der Persönlichkeit zu gewinnen. Das impliziert für den Patienten die Aufforderung zur Selbstreflexion und zur Darstellung seiner subjektiven Sichtweisen, aber auch das Angebot einer gemeinsamen Betrachtung der Lebenssituation, -einstellungen und -erfahrungen des Patienten; zwischen beiden Polen bewegt sich das Gespräch. Der Patient wird angeregt, möglichst konkrete Beispiele seiner (aktuellen oder biographischen) Erfahrungen zu geben. Der Therapeut interveniert mit klärendem Nachfragen, aber auch mit spiegelnden Interventionen, in denen er den Patienten das gewonnene Bild der typischen Verhaltens- und Erlebensweisen zurückgibt, damit es der Patient wiederum reflektieren und kommentieren kann. Patient und Therapeut sind gemeinsam bemüht, die wichtigen Themen herauszuarbeiten und in Worte zu fassen. Die Äußerungen des Therapeuten enthalten in der Regel keine Deutungen, sondern Beschreibungen oder Vermutungen über Zusammenhänge („Es scheint, dass immer dann, wenn ...“). Abschließend wird er das Wichtigste, das er gesehen und verstanden zu haben glaubt, für den Patienten nochmals

zusammen fassen. Hier beginnt bereits die Aufgabe der Fokusformulierung, die später gesondert beschrieben wird.
Das diagnostische Gespräch beginnt bei einem Erstkontakt nicht mit Fragen zur Struktur, sondern mit solchen zum klinischen Bild und der aktuellen Situation des Patienten. Die Ausführungen des Patienten zu diesem Thema geben bereits viele Hinweise auf seinen Stil, mit der Objektwelt, mit sich selber und speziell dem eigenen Körper umzugehen und sie zeigen die Erfahrungen, die er typischerweise macht. (Die Fragen sind in Anlehnung an Rudolf 2002b formuliert).

Das klinische Bild

Welche symptomwertigen Beeinträchtigungen erlebt der Patient? Welche Auswirkungen haben diese auf seinen Lebensalltag? Wie geht er damit um? Welche Bewältigungs- oder Behandlungsversuche hat er bisher unternommen?

- Was ist der aktuelle Anlass, einen Therapeuten aufzusuchen?
- Welches sind Ihre Beschwerden?
- Wie lange bestehen diese?
- Wie haben sich die Beschwerden auf ihren Lebensalltag ausgewirkt?
- Was haben Sie bisher dagegen unternommen?
- Wie sind Sie bisher damit fertig geworden?
- Wie haben Sie sich bisher das Zustandekommen ihrer Beschwerden selbst erklärt?

Die Situation im Kontext der Erkrankung

Welche situativen Veränderungen oder persönlichen Entwicklungen haben im zeitlichen Kontext der Symptombildung stattgefunden? Ergeben sich daraus Ansätze für ein Verständnis der „symptomauslösenden Situation“?

- Wie haben Sie vor Beginn der Beschwerden gelebt? (bezüglich Partnerschaft, Primärfamilie, Ausbildung, Beruf, Lebensplanung)
- Was hat sich verändert / ereignet mit dem Sie umgehen und fertig mussten?
- Was steht an Entwicklungen und Entscheidungen in Ihrem Leben an?

Nachdem so ein Eindruck vom Beschwerdebild und der Lebenssituation gewonnen wurde, kann die Zielsetzung struktureller Diagnostik dem Patienten gegenüber formuliert werden als das gemeinsame Bemühen „sich ein Bild vom Patienten zu machen“, d.h. von seiner Persönlichkeit und seiner Art, sein Leben zu gestalten.
Nach der Reihenfolge der OPD-Strukturdimensionen stehen Themen des Selbst am Anfang (Selbstwahrnehmung: Wer bin ich? Selbststeuerung und Abwehr: Wie stelle ich mein Gleichgewicht her?) ehe sie zu objektbezogenen Themen weiter geht (Objektwahrnehmung: Wer sind die Anderen für mich? Kommunikation: Wie gelingt mir Verständigung? Bindung: Wie wichtig sind mir Andere?)

Im konkreten diagnostischen Umgang mit Patienten hat es Vorteile, mit dem Blick auf die Objektwelt zu beginnen. Ein durchschnittlicher Mensch beginnt nicht mit der Selbstreflexion, sondern mit der Wahrnehmung der Objektwelt (die Anderen sind es, die mich nötigen, mich so und so zu verhalten). Ein weiterer Vorteil, das diagnostische Gespräch mit dem Blick auf die Objektwelt zu beginnen, liegt darin, dass damit gleichzeitig die Aspekte von OPD-Beziehung mit erfasst und Hypothesen über die unbewussten Konflikte gewonnen werden können.

Fähigkeit zur Objektwahrnehmung

Wie realitätsgerecht können wichtige Andere wahrgenommen werden / in welchem Maße werden Andere ganzheitlich oder nur als bedürfnisbefriedigend oder verfolgend erlebt / ist empathische Einfühlung in Andere möglich / welche objektbezogenen Affekte z.B. Dankbarkeit, Schuld, Trauer, werden erkennbar?
Können Sie eine kleine Geschichte erzählen, die Sie mit anderen kürzlich oder früher erlebt haben?

- Wie erleben Sie andere Frauen und andere Männer?
- Können Sie sich in Andere hineinversetzen?
- Können Sie damit umgehen, dass Andere möglicherweise ihre eigenen, d.h. ganz andere Interessen haben?
- Welche Schwierigkeiten kennen Sie mit Anderen?
- Was fürchten Sie von Anderen am ehesten?
- Wie gehen Sie mit diesbezüglichen Schwierigkeiten um?
- Wie fühlen Sie sich dabei, was sind Ihre Konsequenzen?

Fähigkeit zur Kommunikation

Wie kann der Patient zu Anderen Kontakt aufnehmen / wie kann er/sie sich affektiv mitteilen / Mitteilungen Anderer entschlüsseln, „Wir-Situationen“ herstellen?

- Dürfen Andere etwas von Ihrer Gefühlslage bemerken?
- Könnten Sie Anderen Ihre Gefühle und Interessen deutlich mitteilen?
- Können Sie die Gefühlsäußerungen Anderer gut verstehen?
- Gibt es Menschen, mit denen Sie sich besonders gut verstehen?
- Können Andere Sie gefühlsmäßig erreichen?

Fähigkeit zu Bindung

Kann Patient innere Objektbilder errichten und längerfristig positiv emotional besetzen / gibt es variable innere Bilder / kann Patient sich von wichtigen Objekten lösen / wie reagiert er/sie auf Abwendung, Verlust wichtiger Anderer?

- Wie wichtig sind Ihnen Andere?
- Wie leicht oder wie schwer werden Sie mit Anderen vertraut?
- Gibt es für Sie ganz wichtige Menschen?
- Was tun sie, um eine wichtige Beziehung vor Schaden zu bewahren?
- Wie gut können Sie Abschied nehmen und wie tun Sie es?

Das strukturelle Thema der Bindung wird in der aktuellen Bindungsforschung aus einem etwas anderen Blickwinkel in den Mittelpunkt gestellt und diagnostisch in speziellen Interviews untersucht (z.B. Adult attachment interview). Als Ergebnis des diagnostischen Vorgangs werden die biographischen Bindungserfahrungen und die jetzt vorliegenden Bindungsfähigkeiten in Gestalt von unterschiedlichen „Bindungstypen" beschrieben. Dabei geht es weniger um die strukturelle Fähigkeit zur Bindung als vielmehr die bindungsbezogenen Verhaltenstypen, die aus problematischen und kindlichen Erfahrungen resultieren.

Aus der Erörterung des diagnostischen Themas „Wer sind die Anderen für mich?" lassen sich

a) Hinweise auf die typischen dysfunktionalen Beziehungsmuster (OPD-Beziehung),
b) auf konflikthafte Beziehungsgestaltung (im Sinne OPD-Konflikt) und
c) auf strukturelle Einschränkungen im engeren Sinne ableiten.

Der nächste Schritt richtet sich auf die Fragen des Selbst (wer bin ich selbst und wie gehe mit den Anforderungen des Lebens und der Anderen um?)

Fähigkeit zur Selbstwahrnehmung

Verfügt Patient über ein kohärentes Selbst und einen psychischen Binnenraum? Kann Patient selbstreflexiv seine Innenwelt wahrnehmen / ein Bild von sich gewinnen / ein Gefühl von Identität entwickeln / seine inneren Affektbewegungen differenziert wahrnehmen?
Verfügt Patient über ein lebendiges Körpererleben / fühlt er sich in seinem Körper wohl und vertraut?

- Welches Bild haben Sie von sich selbst?
- Wie fühlen Sie sich in Ihrer Rolle als Frau / Mann?
- Welche Gefühle kennen Sie bei sich vor allem?
- Wie gut können Sie Ihre Gefühle wahrnehmen und unterscheiden?
- Haben Sie ein zuverlässiges Gefühl von „Orientiertsein"?
- Wie wohl fühlen Sie sich in Ihrem Körper?
- Haben Sie ein realistisches Bild von Ihrem Körper?

Fähigkeit zur Selbststeuerung

Wie geht Patient mit Impulsen und Affekten um? Wie geht er mit Frustrationen und aggressiven Regungen um? / Wie hat er sexuelle Impulse in sein Leben integriert? / Wie ist sein Wertesystem organisiert? / Wie reguliert er sein Selbstwertgefühl?

- Wie gehen Sie mit Ihren Gefühlsbewegungen um?
- Wie gehen Sie mit Bedürfnissen und Impulsen um?
- Wie gehen Sie mit Aggressionen um?
- Welche Rolle spielt Sexualität in Ihrem Leben?
- Wie stabil ist Ihr Selbstwertgefühl, wie kränkbar sind Sie?
- Was tun Sie, um Ihren Selbstwert wiederherzustellen?

Fähigkeit zur Abwehr

Ist die Abwehr nur intrapsychisch oder auch interpersonell? / Wie stabil und verfügbar, wie flexibel oder starr ist die Abwehr / Welche Mechanismen kennzeichnen die Abwehr?
Die Fähigkeit zur Abwehr kann nicht direkt erfragt werden, sie muss aus Berichten zur Selbststeuerung oder zum Objekterleben erschlossen werden

Diagnostische Bilanz

Nach dieser diagnostischen Bestandsaufnahme gilt es, sich mit dem Patienten über seinen Befund zu verständigen. Es genügt nicht, dass allein der Therapeut ein schlüssiges Bild von den strukturellen Möglichkeiten und Einschränkungen des Patienten gewonnen hat, er muss versuchen mit dem Patienten einen Konsens über den Befund herzustellen, um sich dann dessen zentrale Aspekte als Therapiefoki und Ziele der Behandlung zu vereinbaren. Da kein Patient gerne nur mit einer Liste seiner Defizite und Schwierigkeiten konfrontiert würde, ist es für den Therapeuten hilfreich, seine abschließende diagnostische Stellungnahme mit einer Bilanz zu beginnen, welche im Sinne eines Persönlichkeitsprofils die Stärken und Risiken des Patienten nebeneinander stellt. Die Stärken des Patienten, die zugleich seine **Ressourcen** darstellen, finden sich in den Antworten auf die Frage:

- Was gelingt ihm am besten?
- Worauf kann er sich bei sich selber und anderen verlassen?
- Auf welche Leistungen und Fähigkeiten darf er stolz sein?
- Welche seine Eigenschaften werden von Anderen positiv bewertet?
- Welche Strategien und Techniken haben ihm in seinem Leben geholfen, Schwierigkeiten zu bewältigen?
- Welche positiven emotionalen Erfahrungen hat er (mit wem?) gemacht?

Vor diesem Hintergrund lässt sich die Liste der **strukturellen Schwierigkeiten** und Störbarkeiten akzeptieren. Es geht hier um die Fragen:

- Was kann er ganz und gar nicht aushalten?

- Welche Enttäuschungen, Frustrationen und Belastungen kann er nicht ertragen?
- Wie groß ist seine Kränkbarkeit und wie wirkt sie sich z.B. in Beziehungen aus?
- Wo ist er besonders störbar, irritierbar und verwirranfällig?
- Was fällt ihm in Beziehungen zu Anderen besonders schwer?
- Was kann er bei sich und Anderen besonders schwer wahrnehmen und verstehen?

Solchermaßen gestützt durch Eigenschaften, welche Anerkennung und Respekt gebieten und andererseits konfrontiert mit den eigenen Einschränkungen wird es möglich, die Foki der geplanten Therapie und damit die Therapieziele zu formulieren. Der Therapeuten kann den Patienten bitten, das selber zu versuchen und er kann ihm seinerseits Vorschläge dazu machen: „Welche Einstellungen müssten sich verändern lassen, welche Fähigkeiten gestärkt werden, damit der Patient seine Lebensprobleme besser bewältigen kann? Hier ist im Sinne des später ausführlich zu beschreibenden Prinzips Antwort eine persönliche Stellungnahme des Therapeuten durchaus hilfreich („Ich könnte mir vorstellen, dass es für Sie hilfreich sein könnte, wenn Sie..., Ich würde Ihnen wünschen, dass Sie in der Lage wären...“). Wichtig ist, dass damit keine utopischen Entwicklungsziele formuliert werden, sondern Ziele, von denen der Therapeut sicher ist, dass sie im Rahmen der geplanten Therapie auch realisiert werden können. Mehr zu den Einzelheiten der Fokusfindung und -formulierung findet sich in Kapitel 6.11. und 6.12.

4.10 Orientierungslosigkeit als diagnostischer Marker

Wenn Therapien im Verlauf immer schwieriger werden und schließlich stagnieren oder scheitern, liegt es nicht selten daran, dass bestehende strukturelle Defizite übersehen wurden. Im Beispiel einer Psychotherapie bei einer Anfang-Dreißigjährigen Patientin ist zwar im Erstantrag die Rede von „tiefsitzenden Identitätsproblemen“, in der Formulierung der Psychodynamik jedoch werden neurotische Aspekte wie „Selbstzweifel und Gefühl der Unzulänglichkeit und Zukunftsängste“ in den Vordergrund gestellt. Als Therapieziel wird formuliert, dass die Patientin „in der Übertragungsbeziehung ihre Nähewünsche und Aggressionen erleben und durcharbeiten kann, mit der Folge, dass sie Einsicht in ihre innere Konfliktdynamik erlangt und dass ihre strafenden Über-Ich-Anteile gemildert werden“. Nach dreihundertstündiger analytischer Psychotherapie ist die Situation festgefahren: Das „ungeheuere Bedürfnis der Patientin nach einer Beziehung“ hat dazu geführt, dass „Teile ihres Selbst mit der Analytikerin fusioniert sind“, so dass das Ansprechen der Begrenzung und Therapiebeendigung die „Ängste der Patientin vor Beziehungsabbruch“ mobilisiert und zu „Vernichtungsgefühlen, Ängsten vor Desintegration und Derealisation

und im Zusammenhang damit vor dissoziativen Zuständen“ führt. Die deutende Bearbeitung der Situation ist offenbar schwierig, da die Patientin sich „angesichts der Selbst-Objekt-Fusion von den Deutungen der Analytikerin überrollt fühlt“.
Hier ist das Kind – die Therapie – offenbar schon in den Brunnen gefallen und es ist fraglich, ob es zu retten ist. Solche Erfahrungen können den Blick schärfen für diagnostische Signale zu Behandlungsbeginn. Typische Aussagen aus dem Erstantrag hätten wahrscheinlich die Richtung zeigen können: „Sie (die Patientin) habe den Eindruck als ob sie **keinerlei Orientierung** mehr habe“. Orientierungslosigkeit oder Verlust der Orientierung ist in der Tat ein wichtiger Indikator für eine strukturelle Problematik – vorausgesetzt es handelt sich nicht nur um eine aktuelle Krisenzuspitzung, welche im Leben der Patientin eine Ausnahmeerscheinung bildet. Im strukturellen Sinne geht es um das immer wiederkehrende oder durchgängige Gefühl der Orientierungslosigkeit.
In einem anderen Fall heißt es dazu im Erstbericht über die Patientin:

Fallbeispiel:

„Sie habe Schwierigkeiten, sich zu entscheiden, habe ihr Studium aufgegeben; nach mehreren Jobs sei sie arbeitslos, wisse nicht, was sie machen soll. Sie fühle sich oft diffus und ziellos, sie verfolge nichts konsequent. Sie fühle sich abhängig vom Urteil anderer Menschen, deshalb habe sie Angst vor Kontakten, sie sei meist alleine, kenne nicht viele Leute.“

Im Umwandlungsantrag für eine 22-jährige Patientin wird beschrieben:

Fallbeispiel:

„Sie gab an, in allem die Orientierung verloren zu haben; sie wisse nicht mehr, wie sie da jemals herausfinden könne; was sie studieren, wo sie leben und mit welchem Freund sie zusammen sein sollte. Kurze Zeit schwärme sie für irgendeine Idee oder einen jungen Mann, dann breche alles in sich zusammen. Sie habe oft tagelang keinen Appetit, schlafe schlecht, verkrieche sich zuhause und habe vor allem Möglichen Angst. Sie habe häufig wechselnde Beziehungen zu Männern, die irgendwie immer auseinander gehen.“

Orientierung als die Fähigkeit, die eigene Richtung zu finden, setzt voraus, dass der eigene Standort bekannt ist. Nur wer weiß, wo er zur Zeit steht und welche Ziele er eigentlich hat, kann eine Richtung einschlagen und verfolgen. Die aufgeführten Beispiele beschreiben diesbezüglich erhebliche Probleme der PatientInnen. Manchmal wird darin die strukturelle Störung diagnostisch erkannt und in der Therapieplanung berücksichtigt; zuweilen wird die Problematik zwar deutlich beschrieben, aber nicht diagnostisch verwertet. Der folgende Überblick in Tab. 4-8 zeigt die wichtigsten Facetten dieses Themas.

Tab. 4-8 Orientierungslosigkeit in Identität und Beziehung

- Psychische Identität („Wer bin ich eigentlich?“)
- Körperliche Identität („Mein Körper ist mir fremd“)
- Sexuelle Identität („Welche sexuelle Orientierung spüre ich, welche sexuelle Anziehung haben Männer oder Frauen?“)
- Berufliche Identität („Was soll ich werden? Wofür bin ich geeignet? Was soll ich lernen, studieren?“)
- Soziokulturelle Identität („Welches ist mein Platz in der Gesellschaft, wo will ich leben, wie sehr bin ich Außenseiter?“)
- Partnerschaftliche Orientierung („Wer passt zu mir, wer gefällt mir, mit wem halte ich es aus?“)
- Wertorientierung („Was ist mir wichtig, nach welchen Maßstäben richte ich mein Handeln aus?“)

Orientierung meint „die Fähigkeit, die Richtung der eigenen Lebensentwicklung als Entwurf aufzubauen und dessen Realisierung mit einer Mischung von Ausdauer und Flexibilität zu verfolgen“ (Rudolf 2002b). Wenn die Orientierung in einem der oben genannten wichtigen Bereich fehlt, ist zugleich die Fähigkeit abhanden gekommen, dem eigenen Leben einen Sinn zuzuschreiben. Sinn und Orientierung müssen im Leben immer wieder neu gesucht und gefunden werden, was bedeutet, dass sie vorübergehend verloren gehen können: nach einer schweren Krankheit, nach einer Scheidung, in zunächst unlösbaren Konflikten, im Zustand der Depressivität kann die Fähigkeit, sich im Leben zu orientieren deutlich eingeschränkt sein. Wie stets in der strukturellen Diagnostik ist jedoch nicht der akute Krankheits- oder Krisenzustand entscheidend für die Einschätzung der Struktur, sondern das überdauernde Erleben im Verlauf der letzten Jahre. Diagnostisch muss hier auf die Zeit außerhalb der aktuellen Störung Bezug genommen werden, dann aber lässt sich Orientierung mit den oben eingefügten Fragen recht gut mit dem Patienten zusammen klären.

Orientierung steht also in engem Zusammenhang mit Aspekten der Identität, d.h. mit dem einigermaßen sicheren Wissen um den eigenen Standort. Damit von einem deutlichen Standort eine sichere Ausrichtung auf die Objektwelt hin erlebt werden kann, bedarf es der **Intentionalität**. Sie ist die strukturelle Fähigkeit, die dem eigenen Erleben einen Richtungsvektor gibt (Rudolf 1979). Die oben genannten Fallbeispiele lassen sich sämtlich als Verlust der intentionalen Ausrichtung verstehen: „Was soll ich tun, wo geht es hin, wo soll ich leben, mit wem soll ich mich zusammentun, etc.?“. Die Orientierungslosigkeit entspringt nicht aus neurotischer Widersprüchlichkeit von Motiven (soll ich oder soll ich nicht?); sie resultiert aus deren Fehlen: Es gibt keine deutlich spürbaren Wünsche, Impulse, Absichten, Tendenzen, Motivationen, Bedürfnisse, welche die Richtung zeigen könnten. Das subjektive Erleben ist dadurch geprägt, dass es keine deutlichen objektgerichteten Emotionen gibt, nichts was es zu begehren oder zu fürchten gäbe. Stattdessen herrscht die Erfahrung von

Leere, welche unbehaglich bis zur diffusen Ängstlichkeit erfahren wird und es herrscht Ratlosigkeit, welche sich bis zur Verzweiflung steigern kann.
In einem Behandlungsverlauf, in welchem der Therapeut die strukturellen Aspekte erst allmählich wahrnahm, schreibt er : „Deutlicher als früher spürt die Patientin eine generelle Brüchigkeit in ihrem seelischem Befinden". Ein anderer schreibt, dass sich „bei der Patientin eine eigentümliche Ziellosigkeit zeigte, eine Unbestimmtheit in ihrem Dasein", welche dazu führte, dass in ihrem Leben alles zufällig geschah und letzten Endes fremdbestimmt blieb.
An dieser Stelle soll in erster Linie auf die diagnostische Bedeutung dieses Erlebens für das Erkennen struktureller Störungen hingewiesen werden. Die behandlungstechnischen Konsequenzen werden in Kapitel 6 diskutiert. Dort wird auch auf die Irrtumsmöglichkeiten hingewiesen, welche darin liegen, dass die strukturell bedingte innere Leere und Orientierungslosigkeit als Ausdruck neurotischer Konflikte im Sinne eines unbewussten „Ich darf nicht oder ich will nicht" missverstanden und entsprechend gedeutet werden, was den Patienten noch ratloser zurück lässt.

4.11 Das Strukturniveau und seine Einschätzung mithilfe der Struktur-Checkliste

Die OPD-Struktureinschätzung unterscheidet 4 Niveaus der strukturellen Integration: gut, mäßig, gering, desintegriert. Die 4 Stufen sind inhaltlich definiert, wobei die Markierung von Zwischenstufen möglich ist (AG OPD 2000):

1 **Gut integriert:** Ein relativ autonomes Selbst verfügt über die Möglichkeiten, Nähe und Distanz zu den Objekten zu regulieren und bei ihnen ggf. Unterstützung und Sicherheit zu erfahren. Das Selbst verfügt über einen strukturierten psychischen Binnenraum, in dem konflikthafte Erfahrungen intrapsychisch durchgespielt werden können. Es gibt Steuerungsmöglichkeiten, welche die Konflikte intrapsychisch halten sowie die Fähigkeit, die innere Welt selbstreflexiv, die äußere Welt realitätsgerecht und empathisch wahrzunehmen. In der inneren Welt finden sich ausreichend gute innere Objekte.
Zentrale Angst: Die Zuneigung der Objekte zu verlieren, beschämt, bestraft oder beschädigt zu werden und in der eigenen sozialen und psychosexuellen Identität bedroht zu sein.

1,5 **Gut bis mäßig integriert:** Anteile von 1 und 2

2 **Mäßig integriert:** Die Erfahrung von Nähe, Bindung, Autonomie und Identität ist eingeschränkt möglich. Die entsprechenden Bedürfnisse sind heftig, die Konflikte sind scharf, die Steuerung ist schwierig. Es bestehen autoaggressive und selbstentwertende Tendenzen. Das Selbst ist bedürftig und kränkbar, die Bilder der Objekte sind auf wenige Muster eingeengt,

Konflikte können nur mit Mühe intrapsychisch gehalten werden, dyadische Beziehungen sind vorherrschend.
Zentrale Angst: Angst, das wichtige Objekt zu verlieren, von dem gewährenden Objekt verlassen zu werden; Angst vor Verlust der Kontrolle und Steuerung, Angst vor den eigenen heftigen Impulsen.

2,5 **Mäßig bis gering integriert:** Anteile von 2 und 3

3 **Gering integriert:** Das Selbst ist sehr bedürftig, sehr kränkbar, sehr impulsiv, das Bild der Objekte ist bedrohend-verfolgend oder als Sehnsuchtsobjekt ideal-gut. Positive Erfahrungen von Nähe, Bindung, Autonomie und Identität werden selten gemacht. Es besteht ein wenig entwickelter psychischer Binnenraum und geringe Differenzierung psychischer Substrukturen, Konflikte werden interpersonell statt intrapsychisch erfahren. Die Beziehung zu den Anderen ist durch fehlende Empathie und eingeschränkte Kommunikationsfähigkeit belastet.
Zentrale Angst: Angst vor der Überwältigung und Auslöschung durch die gefährlichen Objekte, vor dem vernichtenden Gekränktwerden, Angst vor den gnadenlosen inneren und äußeren Objekten

3,5 **Gering bis desintegriert:** Anteile von 3 und 4

4 **Desintegriert:** Desintegriert ist nicht gleichbedeutend mit desorganisiert. Die fehlende Kohärenz des Selbst und die überflutende Emotionalität wird durch Abwehrmuster im Sinne postpsychotischer, posttraumatischer, perverser Organisationsformen überdeckt. Selbst- und Objektbilder erscheinen confundiert. Gute innere Objekte sind nicht verfügbar. Empathisches Objektwahrnehmen ist so gut wie unmöglich. Verantwortung für eigenes impulsives Handeln wird nicht erlebt; Handlungen erfolgen teilweise in dissoziativen Bewusstseinszuständen. Gegenübertragung ist geprägt durch die Erfahrung des Unverständlichen oder unheimlich Bedrohlichen.
Zentrale Angst: Angst vor den unheimlichen Objekten, die eher medial als objektal erscheinen, Angst vor Ichverlust und Selbstauflösung; Angst vor dem Druck der eigenen Partialtriebe

Jedes einzelne strukturelle Merkmal verändert sich über die Stufen hinweg **quantitativ** im Sinne einer größeren oder geringeren Verfügbarkeit über die jeweilige strukturelle Funktion (z.B. Selbstwertgefühl kann aufrechterhalten werden / ist störbar / ist sehr fragil / Selbstbewertung ist erheblich verzerrt). Darüber hinaus werden aber auch **qualitative** Unterschiede erkennbar (Beispiel: Internalisierung: Andere haben emotionale Bedeutung / starke Objektabhängigkeit / emotionale Bedeutung des Objekts nur bei Realpräsenz / aggressiv-destruktive oder unheimliche Qualitäten der inneren Objekte).
Die bereits erwähnten 21 Strukturfokuspunkte lassen sich auf den verschiedenen Integrationsniveaus beschreiben. Im Rahmen der OPD-Weiterbildung und der Forschungsprojekte entstand eine Sammlung von Modellsätzen zu jedem Fokus-Item. Daraus entwickelte sich die Struktur-Checkliste (Rudolf,

Oberbracht, Grande 1998). Sie stellt eine detaillierte Operationalisierung der strukturellen Fähigkeiten auf den Funktionsniveaus dar und erleichtert ihren Anwendern die Diagnostik erheblich. Auf den folgenden Seiten findet sich eine überarbeitete Fassung der Struktur-Checkliste. Sie ist gegenüber der früheren Liste speziell auf dem desintegrierten Niveau erweitert worden (Rudolf, Oberbracht, von der Tann 2003). Hatte man auf dem desintegriertem Niveau ursprünglich postpsychotische Zustände vor Augen, so wurde die Beschreibung jetzt dahin erweitert, dass auch schwere Persönlichkeitsstörungen, posttraumatische Bilder und Perversionen abgebildet werden können. Auf diese Weise ist das Instrument speziell auch für forensische Patienten geeignet.
Die neue Struktur-Checkliste ist formal so angelegt, dass jedes der 21 Struktur-Items auf einer Seite mit allen Integrationsstufen beschrieben wird.

4.12 Die OPD-Struktur-Checkliste (Version 2003)[3]

Selbstwahrnehmung: **Selbstreflexion**

Gut integriert

- Differenzierte, reflektierte Wahrnehmung des Selbst im Sinne einer kognitiven Fähigkeit ist möglich; die Fähigkeit kann auch konflikthaft beeinträchtigt sein
- Fähigkeit, zu sich Abstand zu gewinnen und den Blick auf sich zurückzuwenden ist gegeben; Patient kann untersuchen, welche Eigenschaften er hat
- Patient kann Selbstreflexionsfähigkeit für sich nutzen

Mäßig integriert

- Reflexive Selbstwahrnehmung ist eingeschränkt und richtet sich vor allem auf das handelnde Selbst
- Patient schildert auf Befragung, was er in bestimmten Situationen gesagt oder getan hat, und kann weniger schildern, was er für Eigenschaften hat
- Patient hat wenig Interesse daran, über sich nachzudenken oder kann seine Erkenntnisse wenig für sich nutzen

Gering integriert

- Reflexive Selbstwahrnehmung ist nicht möglich

---

[3] Ursprüngliche Fassung: Rudolf, G., Oberbracht, C., Grande, T. (1998)

- Fähigkeit, zu sich Abstand zu gewinnen ist sehr eingeschränkt; auf Nachfrage werden nur Bruchstücke von kaum nachvollziehbaren Interaktionssequenzen geschildert
- Der Patient reagiert auf die Bitte um Selbstschilderung ratlos oder antwortet mit plakativen Charakterisierungen; hieraus kann er keinen Nutzen für sich selbst ziehen

Desintegriert

- Die Aufgabe, ein Bild von sich zu schildern, überfordert den Patienten
- Offenbare Unmöglichkeit, sich selbst realistisch wahrzunehmen
- Auf die Anfrage, sich selbst zu schildern, reagiert der Patient irritiert oder misstrauisch oder führt konkretistische Details an, die wiederum das Gegenüber irritieren

Selbstwahrnehmung: **Selbstbild**

Gut integriert

- Fähigkeit, ein integriertes Selbstbild zu gewinnen, ist grundsätzlich vorhanden; das Bild kann konfliktbedingt gefärbt oder lückenhaft sein
- Patient kann realitätsgerecht wahrnehmen, was er für ein Mensch ist, welche Intentionen er hat, was ihn von Anderen unterscheidet

Mäßig integriert

- Fähigkeit, ein integriertes Selbstbild zu gewinnen ist erschwert; Selbstbild wirkt oft flach, vergröbert
- Selbstschilderungen enthalten reale Aspekte, die aber deutlich in den negativen Bereich verschoben sind

Gering integriert

- Patient kann auch mit Unterstützung kein kohärentes Bild von sich entwerfen; Selbstaspekte stehen dissoziiert nebeneinander
- Selbstschilderungen sind situationsabhängig widersprüchlich und wirken unrealistisch

Desintegriert

- Das Selbstbild hat nicht die Authentizität eines wirklichen Selbst, sondern erscheint „geliehen" oder behelfsmäßig restituiert durch Identifikation mit partiellen Selbstaspekten (wie z.B. in psychotischen Zuständen oder Perversionen)
- Selbstbild ist scheinbar eindeutig, aber wenig realistisch, abwegig, verdreht

Selbstwahrnehmung: **Körperselbst**

Gut integriert

- Patient kann seinen Körper in Bezug auf Alter, Geschlecht, Gesundheit, Attraktivität realitätsgerecht beschreiben; sein Körpererleben ist lebendig

Mäßig integriert

- Unsicherheiten des Körperselbstbildes; Einschränkungen des Körpererlebens; ich-dystone Körperbeschreibung im Sinne von „ich und mein Körper"

Gering integriert

- Unklares oder fragmentiertes Körperselbstbild, Körpererleben bedrohlich oder eingefroren

Desintegriert

- Körperliche Aspekte des Selbst werden als entfremdet oder als befremdlich erlebt.
  Es sind besondere Formen des Rückzugs auf den eigenen Körper möglich (z.B. im selbstschädigenden Verhalten der artifiziellen Störung oder in der gelebten Perversion).
  Das Körperselbst wird durch wiederholte kosmetische Chirurgie modifiziert, wodurch Identitätsaspekte von erwachsen zu jugendlich, von männlich nach weiblich, usw. verändert werden.

Selbstwahrnehmung: **Identität**

Gut integriert

- Selbstbild ist in Grundzügen über die Zeit konstant und kohärent; Erleben psychosexueller Identität
- Durch Rückmeldungen oder Erfahrungen sind kleinere Korrekturen des Selbstbildes möglich

Mäßig integriert

- Kohärenz des Selbstbildes wird durch situative Belastungen in Frage gestellt, es ist situations- und stimmungsabhängig
- Hinweise, Bestätigungen oder Kritik von Anderen kann nicht andauernd ins Selbstbild aufgenommen werden; plötzliche Einbrüche und zeitlich festlegbare Wechsel im Selbstbild

Gering integriert

- Gefühl einer konstanten psychosexuellen und sozialen Ausrichtung ist nicht verfügbar; zu unterschiedlichen Zeiten und Situationen völlig verschiedene Seiten, wechselnde soziale Rollen
- Anregungen von Anderen werden nicht gehört, weil sie das Selbst bedrohen

Desintegriert

- weitgehendes Fehlen einer differenzierten psychosozialen und sexuellen Identität zugunsten klischeehaft normativer oder verzerrter Eigenschaftszuschreibungen („ich als ganz normaler Bürger, ich als Künstler“)
- wahnhafte Identitätsaspekte, Größenwahn; Durchlässigkeit für fremde Zuschreibungen

Selbstwahrnehmung: **Affektdifferenzierung**

Gut integriert

- Innerseelische Vorgänge können unter Berücksichtigung der zugehörigen Affekte differenziert wahrgenommen werden
- Konflikthafte Einschränkung bei der Wahrnehmung eigener Affekte ist möglich, die Fähigkeit wird aber nicht grundsätzlich außer Kraft gesetzt
- Affekte werden als Signale wahrgenommen und sind handlungssteuernd, die Funktion kann konfliktbedingt beeinträchtigt werden
- Im affektiven Erleben sind Freude, Neugier, Stolz einerseits und Angst, Verachtung, Ärger, Ekel, Trauer, Schuld und Scham andererseits vorhanden und bedeutsam. Im Ausdruck sind die hedonischen Affekte bedeutsam und eine große Variabilität der negativen Affekte ist zu konstatieren.

Mäßig integriert

- Introspektion bezüglich eigener Affekte, vor allem zärtliche und aggressive, ist neurotisch eingeengt
- Patient versucht, sich in schwierigen Situationen durch Affektvermeidung stabil zu halten
- Affekte werden generell eingeschränkt wahrgenommen und sind daher nur begrenzt handlungssteuernd
- Im affektiven Erleben sind anhedonische Affekte im Vordergrund; es sind dies vor allem Wut, Angst, Enttäuschung, Selbstentwertung und Depression; im Ausdruck sind Blenden zwischen ambitendenden Affekten sichtbar, z.B. Freude, Verachtung

Gering integriert

- Eigene Affekte können nicht differenziert wahrgenommen werden
- Patient kann nicht nachvollziehbar schildern, was in ihm an Affekten, Vorstellungen, Phantasien lebendig ist
- Affekte werden nicht wahrgenommen oder gezielt zur Verhaltenssteuerung eingesetzt, sie äußern sich in Erregung
- Affektives Erleben ist von chronischer Verachtung, Ekel und Wut gekennzeichnet; im Ausdruck tauchen vor allem Verachtung und Ekel auf; an die Stelle affektiven Erlebens können Entfremdung, Affektleere und Depression treten oder unechte Freude im Sinne manischer Gestimmtheit

Desintegriert

- Selbst globale Affektwahrnehmung ist nur eingeschränkt möglich
- Kein innerer Abstand zu den eigenen Gefühlen und keine introspektive Wahrnehmung von eigenen Affekten
- Kommt es bei Lockerung der Abwehr zur Wahrnehmung der Gefühle, treten grobe Störungen der Selbststeuerung auf; distanzloses, schamloses Verhalten
- Ausgeliefertsein an heftige, nicht ausgestaltete emotionale Zustände, die nicht in Worten benannt werden können

Selbststeuerung: **Affekttoleranz**

Gut integriert

- Ambivalenzen und unangenehme Affekte können erlebt und ausgedrückt werden

Mäßig integriert

- Erleben unangenehmer Affekte als Teil des Selbst kann wenig toleriert werden; Ambivalenzen können nicht gut ertragen werden und sind trotzdem sehr ausgeprägt

Gering integriert

- Negative Affekte können als überflutend erlebt und nur schwer toleriert werden; sie führen unter Umständen zur autoaggressiven Handlung

Desintegriert

- Unangenehme Affekte können nicht ausgehalten werden und lösen impulsives Verhalten aus; rasche Stimmungsumschwünge; keine Ambivalenzfähigkeit.

Negative Affekte müssen durch Gegenhandlungen (z.B. autoaggressives / aggressives / sexuelles Agieren) abgewehrt werden. Negative Emotionen können nicht vergessen werden (z.B. permanenter Hass)

Selbststeuerung: **Selbstwertregulierung**

Gut integriert

- Positives Selbstwertgefühl kann mit konfliktbedingten Einschränkungen aufrechterhalten werden
- Bei Misserfolgen findet der Betroffene Möglichkeiten, es wiederzugewinnen
- Differenzen zwischen eigenen und fremden Wünschen und Wertsetzungen können ohne Gekränktheit wahrgenommen werden

Mäßig integriert

- Selbstwertgefühl ist störbar: Empfindlichkeit, Selbstüberhöhung, -entwertung, -bestrafung
- Selbstwertgefühl kann nur mit Hilfe von der Bestätigung durch Andere wiedergewonnen werden
- Differenzen zwischen eigenen und fremden Wünschen und Wertsetzungen führen zu Gekränktheit und Rückzug

Gering integriert

- Selbstwertgefühl ist sehr fragil: große Kränkbarkeit und unrealistische Größenvorstellungen
- Schon bei leichter Verletzung des Selbstwertgefühls resultieren anhaltend Scham u. Ekel vor sich selbst; insgesamt Unfähigkeit, eigene Grenzen zu akzeptieren
- Differenzen zwischen eigenen und fremden Wünschen und Wertsetzungen führen zu Gekränktheit und Rückzug

Desintegriert

- Erhebliche Verzerrungen der eigenen Selbstbewertung (Grandiosität oder chronisch niedriges Selbstgefühl)
- Kränkungen sind unerträglich, vernichtend, erfordern rasche Handlungen als Reaktion
- Kränkungen werden nicht aus der Differenz fremder und eigener Wünsche abgeleitet, sondern unmittelbar auf die kränkend entwertend erlebte Außen- und Objektwelt bezogen

Selbststeuerung: **Impulssteuerung**

Gut integriert

- Einstellung zu Triebwünschen: Triebimpulse können integriert werden
- Umgang mit Aggression: Umgang mit aggressiven Impulsen im Dienste der Selbst- und Beziehungsregulierung ist möglich
- Umgang mit Sexualität: Sexuelle Erlebnisfähigkeit möglich
- Steuerung: Triebbefriedigung kann aufgesucht, aufgeschoben werden
- Urheberschaft: Selbst erlebt sich als Urheber kompetenten Handelns
- Über-Ich: Internalisierte Wert- und Moralvorstellungen sind handlungsleitend

Mäßig integriert

- Einstellung zu Triebwünschen: Triebwünsche werden eingefroren
- Umgang mit Aggression: Gehemmte Aggressivität, auto-aggressive Tendenzen
- Umgang mit Sexualität: Gehemmte Sexualität
- Steuerung: Tendenz der Übersteuerung; Impulsdurchbrüche können gelegentlich aufbrechen, sind aber nicht vorherrschend
- Urheberschaft: Selbst erlebt sich in seinem Handeln blockiert oder unter großem Druck
- Über-Ich: Deutlich spürbare Über-Ich-Seiten; Tendenz, sich für geringfügige Übertretungen übermäßig zu kritisieren; andererseits bestechliches Über-Ich

Gering integriert

- Einstellung zu Triebwünschen: Geringe Möglichkeit, Triebimpulse aufzuschieben oder zu verlagern
- Umgang mit Aggression: Selbst- und fremddestruktive Handlungen und Phantasien; diese werden durch fehlende Einfühlung in die Objekte nicht gebremst
- Umgang mit Sexualität: Weitgehender Verlust der sexuellen Erlebnisfähigkeit; Sexualisierung von Beziehungslosigkeit; Vermischung von libidinösen mit selbst- und fremddestruktiven Handlungen; perverse Lösung der Impulssteuerung mit Spielcharakter
- Abrupte und ineffektive Steuerungsversuche, Untersteuerung; impulsives Verhalten, das überwältigend erlebt und von der Umwelt als inadäquat zurückgewiesen wird, ist habituell
- Urheberschaft: nicht das Selbst, sondern „Es" handelt; z.B. Anfälle
- Über-Ich: Kein differenziertes, handlungsleitendes Wertesystem; reflektorische Schuldzuweisung an andere; evtl. auto-aggressive Selbstbestrafung

Desintegriert

- Einstellung zu Triebwünschen: Aufschub oder Sublimierung von Triebimpulsen scheint von außen gesehen nicht möglich. Aus der Sicht des Patienten ist Steuerung kein Thema, die Dinge geschehen einfach
- Umgang mit Aggression: Aggressive Impulse können nicht in das Gesamthandlungsspektrum integriert werden. Die Person erscheint durchsetzt von unbändigendem, zerstörerischem Hass, der aber nicht als eigene Aggression, sondern als gerechtfertigte Reaktion auf das Tun Anderer erlebt wird
- Umgang mit Sexualität: Sexuelle Impulse sind nicht objektbezogen, sondern partial-trieb-orientierte Handlungsimpulse, die rollenhaft realisiert werden (z.B. Perversion); manifeste Aggressivierung von Sexualität und Bindungsverhalten
- Steuerung: Zustände von ausgeprägtem Steuerungsverlust in delinquenten Handlungen oder im Gebrauch von Alkohol und Drogen
- Urheberschaft: Gefühl der fremden Urheberschaft (Fremdsteuerung und Beeinflussungsgefühl)
- Über-Ich: Es gibt keine wirkliche innere Bewertung des eigenen Tuns durch normative Instanzen; das eigene Tun ist aus der eigenen Sicht selbstverständlich, notwendig und gerechtfertigt. Bewertungen erfolgen in einfachen Gut-Böse, Richtig-Falsch-Alternativen

Selbststeuerung: **Antizipation**

Gut integriert

- Kompromisshafte Konfliktlösungen zwischen eigenen Wünschen, den Interessen der Anderen und den eigenen Wertvorstellungen können angestrebt werden
- Reaktionen der Umwelt werden handlungssteuernd antizipiert

Mäßig integriert

- Kompromisse werden in der Art gesucht, dass die Objektwünsche im subjektiven Erleben ein übergroßes Gewicht haben
- Negative Reaktion der Umwelt auf Ausleben eigener Gestimmtheiten wird übertrieben vorgestellt

Gering integriert

- Geringe Möglichkeit, sich Triebwünsche sozial adäquat und gemäß eigener Wertvor-stellungen zu erfüllen
- Abweisende Umweltreaktionen können in vielen Bereichen nicht antizipiert oder zur Verhaltenskontrolle eingesetzt werden

Desintegriert

- Unmöglichkeit eigene Triebregungen, Handlungsimpulse und die Folgen ihrer Realisierung sozial-adäquat zu antizipieren
- Reaktionen der Umwelt werden ausgeblendet oder als überwältigend erlebt

Abwehr

Gut integriert

- Gegenstand: Abwehr ist intrapsychisch und richtet sich gegen innere Triebwünsche und Affekte; die inneren Bilder von sich selbst und Anderen (Selbst- und Objektrepräsentanzen) bleiben stabil
- Erfolg: Triebbefriedigung ist trotz Abwehr möglich; seelische Funktionen und kognitive Leistungen können in umschriebenen Konfliktbereichen eingeschränkt sein
- Stabilität: Abwehr ist stabil und dauerhaft verfügbar
- Flexibilität: Abwehrmuster ist grundsätzlich flexibel und die Abwehrformen variieren; allenfalls in umschriebenen Konfliktsituationen ist dies eingeschränkt
- Form: Verdrängung, Rationalisierung, Verschiebung

Mäßig integriert

- Gegenstand: Abwehr ist intrapsychisch; sie ist aber stark ausgeprägt und rigide, weil die inneren Triebwünsche und Affekte gegen die sie sich richtet, heftig und ausgeprägt konfliktuös sind; die inneren Bilder von sich selbst und Anderen bleiben davon jedoch unbeeinträchtigt
- Erfolg: Triebbefriedigung ist durch überschießende oder hemmende Abwehr stark eingeschränkt bis unmöglich; das Denken ist eingeengt und es kann stellenweise zu Impulsdurchbrüchen kommen
- Stabilität: Abwehr ist weitgehend stabil, sie versagt in Krisen temporär, so dass auf Abwehrmechanismen der nächstunteren Stufe zurückgegriffen wird
- Flexibilität: Abwehrmuster ist in seiner Flexibilität stark eingeschränkt und kann situativ nicht variiert werden
- Form: Verleugnung, Wendung gegen die eigene Person, Reaktionsbildung, Isolierung, Projektion

Gering integriert

- Gegenstand: Abwehr ist interpersonell; Selbst- und Objektrepräsentanzen werden durch die Abwehr beeinträchtigt
- Erfolg: Abwehr kann Triebwünsche nicht genügend eindämmen; es kommt zu Überflutungen und vermehrten impulsiven Handlungen; dennoch ist

eine Triebbefriedigung nicht möglich, weil weder die Realität noch das Objekt Berücksichtigung findet
- Stabilität: Abwehr ist in ihrer Auffälligkeit stabil
- Flexibilität: Abwehrmuster ist unabhängig von der äußeren Situation stereotyp und rigide, was auf Kosten vieler Lebensbereiche geht
- Form: Spaltung, Projektive Identifizierung, Idealisierung, Entwertung

Desintegriert

- Gegenstand: Abwehr ist auf diffuse Gesamtheit im Sinne der medialen Abwehr gerichtet (z.B. Welt, Essen, Luft); Selbst- und Objektrepräsentanzen werden durch die Abwehr verändert
- Erfolg: Ausgeprägte Abwehrvorgänge schaffen vorübergehend ein inneres Gleichgewicht um den Preis gravierender Realitätsverzerrung; daher Triebbefriedigung nicht möglich; in dissoziativen Bewusstseinszuständen erfolgen Handlungen, die nicht der eigenen Verantwortung zugeschrieben werden
- Stabilität: Das psychische Gleichgewicht kann häufig auf regressivem Niveau längerfristig aufrechterhalten werden; sie kann aber auch punktuell ganz einbrechen (z.B. psychotisches Erleben)
- Flexibilität: Abwehr ist fragil; bereits bei kleinen situativen Anlässen werden massive Abwehrmaßnahmen angestoßen, die dann unabhängig von der äußeren Situation weiterlaufen
- Form: Spaltung, Verleugnung, Projektion, projektive Identifizierung, Dissoziation, Abspaltung, Gegenhandlungen, primärprozesshafte Erlebnisweisen

Objektwahrnehmung: **Selbst-Objekt-Differenzierung**

Gut integriert

- Affekte, Impulse und Gedanken können bzgl. der Zuordnung zum Selbst oder zu den Objekten sicher auseinandergehalten werden; kann sich sicher abgrenzen und den Anderen von außen wahrnehmen

Mäßig integriert

- Zuordnung von Affekten, Impulsen und Gedanken bzgl. Selbst und Objekte ist unsicher; Abgrenzung von und distanzierte Wahrnehmung des Anderen ist erschwert

Gering integriert

- Selbst und Objekt sind konfundiert, werden miteinander verwechselt; dem Objekt werden diejenigen Affekte zugeschrieben, die für das Selbst unerträglich sind

Desintegriert

- Symptomwertige Schwierigkeiten, zwischen Selbst- und Objektaspekten zu unterscheiden bzw. Objekt als vom Selbst getrennt wahrzunehmen (bis hin zu Beeinflussungserleben) oder umgekehrt: den Objekten werden eindeutig die eigenen Absichten und Empfindungen zugeschrieben

Objektwahrnehmung: **Empathie**

Gut integriert

- Gute Empathie: Erlebniswelt der Anderen kann als eigenständige Perspektive eingefühlt und sicher nachvollzogen werden
- Patient kann sich vorstellen wann, warum und aufgrund welcher lebensgeschichtlichen Erfahrungen eine wichtige Person in bestimmter Weise handelt
- Patient kann wichtige Beziehungspersonen mit ihren Grenzen und Möglichkeiten, mit ihren Stärken und Schwächen einfühlsam darstellen; ihre Interessen werden gewahrt

Mäßig integriert

- Eingeschränkte Empathie: Unter Belastung oder dem Druck eigener Wünsche an das Gegenüber oder unter dem Druck von dessen Wünschen wird die Empathie für das Gegenüber eingeschränkt
- Bilder von Anderen werden von der eigenen Perspektive, den eigenen Wünschen und Nöten diktiert; Erfahrungen von Anderen treten in den Hintergrund
- Interessen Anderer werden aus der eigenen Perspektive wahrgenommen und interpretiert

Gering integriert

- Geringe Empathie: Die Erlebniswelt Anderer kann schlecht nachempfunden werden; wenig Mitgefühl
- Kein Verständnis dafür, dass Gegenüber eigene Geschichte hat, mit der Folge persönlicher Schwächen und Stärken
- Uneinfühlbare Objektschilderungen: Keine Balance von Stärken und Schwächen, die Schattierungen; Gefühl beim Zuhörer, dass es solche Menschen nicht gibt; Interessen Anderer spielen keine Rolle

Desintegriert

- Empathie im Sinne des einfühlenden Verstehens des Anderen und der vorübergehenden Übernahme seiner Perspektiven ist nicht möglich.
- Keine Anteilnahme an der Subjektivität und Geschichte des Gegenübers
- Zwischen den eigenen und den Bedürfnissen des Partners kann nicht unterschieden werden, daher werden die Interessen Anderer gar nicht gesehen.

Objektwahrnehmung: **Ganzheitliche Objektwahrnehmung**

Gut integriert

- Bild des Gegenübers ist in Grundzügen über die Zeit stabil und kohärent und bleibt dies auch in konflikthaften Situationen und unter dem Druck triebhafter Interessen
- Differenzierte und realitätsangemessene Wahrnehmung des Anderen ist möglich
- Patient kann wichtige, ihm nahestehende Personen in seiner Schilderung lebendig werden lassen
- Andere werden als Menschen mit eigenen Interessen, Bedürfnissen und Rechten erlebt

Mäßig integriert

- Das Bild des Gegenübers kann in seiner Kohärenz durch Konflikte beeinträchtigt werden
- In belastenden Situationen werden wichtige Züge oder Eigenschaften des Anderen nicht wahrgenommen
- Es wird hauptsächlich entweder Positives oder Negatives berichtet,wobei auf Nachfrage auch die jeweils andere Seite des Anderen gesehen werden kann; Darstellung des Anderen ist dadurch überzeichnet und karikaturhaft
- Andere werden in ihrer Komplexität nicht wahrgenommen, sondern entsprechend eigenen Wünschen erlebt

Gering integriert

- Bild des Gegenübers ist nicht kohärent oder es kann deutliche Schwankungen zeigen
- Einzelne Aspekte der realen Eigenschaften von Anderen werden genutzt, um ein mehr von eigenen Nöten als von Realität geprägtes Bild des Anderen zu schaffen
- Die Fremdschilderungen wirken flächig, tupferhaft, nicht „dreidimensional“ und gestalthaft abgegrenzt
- Andere werden in Extremen erlebt, als besonders gut oder als besonders schlecht; auch die begleitenden Affekte können extrem sein

Desintegriert

- Eindeutig „falsche“ Wahrnehmungen der Objekte
- Einzelne Eigenschaften des Objekts stehen für das ganze Objekt
- Schilderungen des Gegenübers bleiben schattenhaft und unrealistisch
- Äußere Objekt werden als anmaßend, ungerecht, aggressiv, verfolgend eingeschätzt und als solche gefürchtet oder bekämpft oder können als Träger spezifischer Triebaspekte (Partialtriebe) erlebt werden

Objektwahrnehmung: **Objektbezogene Affekte**

Gut integriert

- Bezogen auf das Gegenüber ist affektiv Interesse, Neugier, Anteilnahme, Freude, Sorge, Stolz, Ärger, Verachtung, Trauer, Schuld und Scham bedeutsam
- Seelische Vorgänge beim Gegenüber können mit Interesse erfasst werden
- Beziehung zum Anderen wird durch Interessenkonflikte nicht in Frage gestellt

Mäßig integriert

- Eingeschränkte Fähigkeit zur Sorge, Anteilnahme, Freude, Scham, Trauer und Dankbarkeit; statt dessen im Vordergrund Wut, Enttäuschung, Neid, Eifersucht, Verachtung, Ekel und Rache
- In Konflikten, wenn die Wünsche des Gegenübers von eigenen abweichen, treten depressives Anklammern, Angst und Entwertung in den Vordergrund
- Basale Infragestellung der Beziehung bei Interessenkonflikten, danach Reue und Wiedergutmachungswünsche sowie Versöhnung und Nähe wieder möglich

Gering integriert

- Andere werden als bedrohlich, besitzergreifend, ausbeuterisch oder als verfügbare Objekte erlebt; Anteilnahme, Schuld, Dankbarkeit, Trauer werden nicht erlebt
- Idealer Partner muss alles können, darf aber keine eigenen Ansprüche stellen und keine Unzulänglichkeiten aufweisen; jemand muss dem Patienten ganz entsprechen oder er kann mit ihm nichts anfangen; ist desinteressiert
- Das affektive Beziehungsklima ist in positiven Zeiten neutral, selbstverständlich; bei Interessenkonflikten zerstörerisch, bedrohlich

Desintegriert

- Prosoziale, objektbezogene Affekte wie z.B. Dankbarkeit, Verantwortlichkeit, Fürsorge fehlen
- Objektgerichtete Affekte erscheinen zufällig oder willkürlich und daher wenig verstehbar
- Bei Interessenkonflikten orientiert sich Patient ausschließlich an eigenen Bedürfnissen

Kommunikation: **Kontakt**

Gut integriert

- Ein Interesse an Kontakt und Beziehungsaufnahme ist lebendig
- Die Fähigkeit zur Kommunikation und Verständigung ist gegeben, Pat. kann mit dem Untersucher offen über vieles sprechen

Mäßig integriert

- Das Interesse an Kontakt und Beziehungsaufnahme erscheint eingeschränkt, wenig persönlich
- Patient macht Mitteilungen zwischen den Zeilen oder antwortet in sozial erwünschten Formeln

Gering integriert

- Vermeidung von emotionaler Kontaktaufnahme oder drängendes, übergriffig-distanzloses Kontaktverhalten
- In der Kommunikation deutliche Missverständnisse, Vorbeireden oder Kommunikationsabrisse

Desintegriert

- Kontaktaufnahme ist unmöglich oder formell-rollenhaft bei entleerter oder angespannter emotionaler Situation
- Alles was zwischen Patient und seinem Gegenüber geschieht, kann kommunikative Bedeutung bekommen

Kommunikation: **Verstehen fremder Affekte**

Gut integriert

- Fremde Affekte können zutreffend dekodiert werden und sorgen für den Erhalt des weiteren Kontaktes

Mäßig integriert

- Konfliktbezogen werden fremde Affekte nur unzureichend verstanden und führen zu Irritationen im Kontakt

Gering integriert

- Fremde Affekte werden falsch interpretiert, wodurch Missverständnisse zustandekommen

Desintegriert

- Die Affekte Anderer können nicht entschlüsselt werden; die Innenvorgänge Anderer werden sensitiv erahnt und für eigene Zwecke genutzt

Kommunikation: **Mitteilung eigener Affekte**

Gut integriert

- Affektive Beteiligung ist belebend und interessant; das Spektrum der Primäraffekte, Freude, Interesse, Verachtung, Ekel, Ärger, Angst, Trauer wird eingebracht
- Kommunikation ist befruchtend und zeigt Verlauf; es entsteht etwas
- Der Inhalt der Kommunikation kann durch neurotische Konflikte und zugehörige Angst-, Scham- und Schuldgefühle eingefärbt sein
- Kommunikationsbereitschaft kann durch neurotische Konflikte und zugehörige Angst-, Scham- und Schuldgefühle beeinträchtigt sein

Mäßig integriert

- Reduzierte Fähigkeit, eigene Affekte differenziert wahrzunehmen, macht es dem Patienten schwer, sich selbst zu verstehen und sich Anderen verständlich zu machen
- Vorherrschen von Enttäuschung, Selbstentwertung und depressiver Affektlage oder Affektvermeidung macht Affektmitteilung für Patienten schwer
- Kommunikation ist möglich, aber wegen des pedantischen, rigiden, retentiven oder fordernden, kritischen, reizbaren Verhaltens des Patienten inhaltlich schwierig
- Kommunikation ist möglich, aber wegen vordergründiger Bescheidenheit mit Vorwurfshaltung und Ansprüchlichkeit oder wegen selbstbezogenem Verhalten und Kränkbarkeit, Verletzbarkeit schwierig

Gering integriert

- Erhebliche Schwierigkeiten im Verstehen eigener Affekte sowie in der Mitteilung eigener Affekte; ein Leitaffekt, vor allem Verachtung und Ekel, dominiert das ganze Ausdrucksgeschehen

- Schwierigkeiten, warme und zärtliche Gefühle zu erleben oder Ärger zu zeigen; unbeteiligt und unempathisch gegenüber den Gefühlen anderer
- Verwirrung und Leere, u.U. überdeckt durch rationales Argumentieren Als-Ob-Kommunikation; betont sachlicher und distanzierter Umgang; generalisierende Aussagen
- Untersucher gerät in Zweifel und Verwirrung darüber, ob er selbst nicht verstehen oder der Patient sich nicht mitteilen kann; im Gespräch keine emotionale Bezogenheit; Wechsel zwischen Überengagement und Resignation beim Untersucher

Desintegriert

- Eigene Affekte werden unkontrolliert in die Beziehung eingespielt, so dass keine Mitteilung über das eigene emotionale Erleben erfolgt, sondern eine Emotionalisierung der Situation
- Emotionale Kommunikation ist zielgerichtet auf die Realisierung eigener defensiver oder aggressiver Interessen
- Ausweichen vor Kommunikation durch Wegschauen, Ablenken auf Anderes oder Unzugänglichkeit
- Sprengung des Rahmens in pathologischer Weise (z.B. Manie)

Kommunikation: **Reziprozität**

Gut integriert

- Kommunikatives Bemühen führt zu einem Gefühl von „Wir"
- Patient kann sich auf jemand Anderen einschwingen und taktvoll sein
- Patient ist in der Lage in Beziehung zu treten, sich flexibel auf Andere und adaptativ auf neue Situationen einzustellen; kann konflikthaft beeinträchtigt sein

Mäßig integriert

- Nur mit Mühe kann ein „Wir-Gefühl" entstehen
- Fähigkeit, sich auf Andere einzuschwingen und taktvoll zu sein, geht vorübergehend verloren
- Wenn Andere sich auf den Patienten einstellen, kann dieser in Beziehung treten; Flexibilität und Anpassungsfähigkeit sind eingeschränkt

Gering integriert

- Bemühen um die Herstellung eines „Wir-Gefühls" scheitert
- Patient wirkt taktlos und liegt mit dem was er sagt immer etwas neben dem vorher Gesagten oder trifft die Atmosphäre nicht

- Patient ist nur bei wunscherfüllender Beziehungsform in der Lage Beziehung aufzunehmen; er sorgt flexibel dafür, dass sich die Situation ihm anpasst

Desintegriert

- Es entsteht kein Gefühl der Gemeinsamkeit (Wir-Gefühl) in der Abstimmung zwischen Patient und Untersucher
- Patient kann sich nicht auf jemanden einschwingen oder taktvoll sein
- Feindseliges Misstrauen oder formelle Anpassung lassen kein Gefühl einer reziproken Beziehung entstehen.

Bindung: **Internalisierung**

Gut integriert

- Die Fähigkeit, emotionale stabile innere Bilder von wichtigen Menschen zu entwerfen und aufrechtzuerhalten, ist gegeben
- Andere haben emotionale Bedeutung; Um bestehende Beziehungen zu schützen werden Interaktionsregeln entwickelt; keine Objektabhängigkeit
- Zentrale Angst ist es, die Liebe des Objekts zu verlieren

Mäßig integriert

- Fähigkeit stabile innere Bilder von wichtigen Personen zu entwerfen und so unabhängiger von ihrer äußeren Präsenz zu sein ist erschwert: innere Bilder können nach kürzerer Zeit oder in konflikthaften Situationen verloren gehen (aus dem Auge aus dem Sinn)
- Emotionale Bedeutung des wichtigen Anderen kann überhöht sein: deutliche Objekt-Abhängigkeit
- Zentrale Angst ist, das wichtige, stützende, steuernde Objekt zu verlieren

Gering integriert

- Fähigkeit stabile innere Bilder von Menschen zu entwickeln und so unabhängiger von ihrer äußeren Präsenz zu sein, ist ernsthaft gestört
- Emotionale Bedeutung und Zugehörigkeitsgefühle nur bei Realpräsenz des Objekts, daher wechselnde, kurzfristige, abhängige Beziehungen
- Zentrale Angst ist es, dass das Selbst angesichts des Ausgeliefertseins an Menschen durch den Verlust des guten Objekts oder durch das böse Objekt vernichtet werden könnte

Desintegriert

- Konstante, ausreichende Repräsentanzen von Anderen existieren nicht; eine Internalisierung positiver Beziehungserfahrungen erfolgt nicht

- Die inneren Objekte zeigen aggressiv-destruktive Tendenzen oder die Qualität des Unheimlichen.
- Angst vor symbiotischer Verschmelzung der Selbst- und Objekt-Repräsentanzen mit der Folge des Identitätsverlustes

Bindung: **Loslösung**

Gut integriert

- Patient toleriert Trennungen, obwohl er ihrer Bedeutung gewahr ist; Trennungen erzeugen angemessene Gefühle von Trauer
- Vorhandene Fähigkeit, affektive Besetzungen von einem verlorenen Objekt abzuziehen und seinen

Mäßig integriert

- Rasches Aufgeben von libidinösen, objektbezogenen Besetzungen, wenn wunschgeleitete Beziehungsformen nicht eingehalten werden
- Mit Trennungen wird so umgegangen, dass Abschiede „übersprungen“ werden oder es findet ein Anklammern an das Objekt statt, um befürchtete Verluste zu vermeiden

Gering integriert

- Die innere Erfahrung der Loslösung und des Abschiednehmens und der Trauer existieren nicht
- Trennungen können Episoden von Desorganisation, Depression und paranoider Regression hervorrufen; kein Traueraffekt

Desintegriert

- Trennungen werden scheinbar reaktionslos hingenommen
- Eigene oder fremde Trennungsimpulse können massive Reaktionen auslösen

Bindung: **Variabilität der Bindung**

Gut integriert

- Innere Bilder wichtiger Personen sind unterschiedlich und vielfältig, auch wenn Konflikte auftreten; es können unterschiedlich wichtige, soziale Beziehungen beschrieben werden
- Patient kann triadische Beziehungen unterhalten

Mäßig integriert

- Innere Bilder wichtiger Personen, unterscheiden sich wenig; sie werden überwiegend unter dem Gesichtspunkt von Kontrolle, Versorgung, Selbstwertstabilisierung beschrieben
- Patient sucht vor allem dyadische Beziehungsmuster; er ist wenig oder gar nicht zu triadischen Beziehungsformungen fähig

Gering integriert

- Es werden keine wichtigen Personen geschildert oder es ist von vielen, nicht unterscheidbaren Personen die Rede, mit denen sich immer wieder ähnliche Beziehungsmuster konstellieren
- Beziehungen erscheinen funktionalisiert; keine deutlich dyadischen, schon gar keine triadischen Beziehungsmuster

Desintegriert

- Beziehungsmuster sind nur mit viel Anstrengung erfragbar und kaum nachvollziehbar
- Alle Objekte erscheinen ähnlich. Wenn Bindungen existieren, dann vorwiegend fantasiert und auf regressivem Niveau

5 Schwierigkeiten der Behandlung struktureller Störungen im psychoanalytischen Rahmen

5.1 Ein Prozessmodell analytischer Psychotherapien

Um deutlich werden zu lassen, welche Schwierigkeiten in der Behandlung struktureller Störungen auftreten können, werden vorab die Konzepte und idealtypischen Prozessverläufe von analytischen Therapien rekapituliert. Das wesentliche Merkmal psychoanalytischer Behandlungen im Unterschied zu anderen, speziell behavioralen Verfahren, ist der Bezug auf das lebensgeschichtlich gewachsene intrapsychische Kräftespiel einer unbewussten Psychodynamik und deren Aktualisierung unter den Lebensbedingungen der Gegenwart.

Der situative Rahmen entspricht zunächst dem aller Psychotherapien. Er ist gekennzeichnet durch das Leidensgefühl und Hilfesuchverhalten des Patienten:

Tab. 5-1a: Vom subjektiven Leidensgefühl zur therapeutischen Beziehung

- Patient hat das Erleben von Störung, Krise, Krankheit, Stagnation der eigenen Entwicklung
- Patient bildet Erklärungsmodelle und sucht nach Änderungsmöglichkeiten (autoplastisch/ alloplastisch)
- Patient sucht Unterstützung durch Partner, Angehörige, Nahestehende
- Patient sucht Unterstützung bei professionellen Helfern / Therapeuten
- Patient entwirft Hoffnungen auf einen ihm kompetent erscheinenden Therapeuten

Diese Abfolge beschreibt die Erkrankung, das Scheitern von Selbsthilfebemühungen und die wachsende Motivation, sich einem Experten anzuvertrauen. Der Druck des Leidenszustandes und die eigene Hilflosigkeit fördern die Bereitschaft, die Rolle des Patienten zu übernehmen und dem Gegenüber die Rolle des wirkmächtigen Helfers anzutragen. Dieser Vorgang ist sozialpsychologisch bezüglich des Rollenverhaltens ebenso interessant, wie er psychodynamisch für den Beziehungsaufbau bedeutsam ist. Es versteht sich, dass diese Prozesse der Motivationsbildung und Beziehungsaufnahme für die Behandlungsprognose von besonderem Gewicht sind. Diese Situation mündet ggf. in die konkrete Therapieverabredung:

Tab. 5-1b: Bildung der therapeutischen Allianz

- Verabredung konkreter therapeutischer Zusammenarbeit
- Vereinbarung der therapeutischen Regeln
- Einigung über die wichtigste Problematik
- Einigung über die therapeutische Zielsetzung
- Dieser Schritt der Allianzbildung dürfte in den meisten Therapieverfahren ähnlich verlaufen. Im nächsten Schritt der therapeutischen Arbeit werden spezifische psychodynamische Ansätze deutlich.

Tab. 5-1c: Die therapeutische Arbeit

- Anregung des Patienten zu spontanen psychischen Produktionen und Entgegennehmen durch den Therapeuten
  - Symptomschilderungen
  - Narrative über Begebenheiten
  - Narrative über Träume, Erinnerungen
  - Mitteilung von Einfällen, Vorstellungen, Fantasien, Emotionen

- Reflektierender Umgang mit den psychischen Produktionen
  - Erforschung der eigenen Geschichte
  - Erforschung der aktuellen Lebenssituation/ Veränderungen / Belastungen
  - Erforschung der aktuellen Entwicklungsaufgaben des Lebens
  - Erforschung der Beziehungsbereitschaft und Konfliktbereitschaften
  - Erforschung der inneren Situation (Pläne, Wünsche, Träume, Hoffnungen,
  - Fantasien, Ansprüche, Überzeugungen, Meinungen, Normen und Wertvorstellungen)

- Erforschung der aktuellen Beziehungssituation in der Therapie (Übertragung)

- Verstehender Zugang zur eigenen Situation und Geschichte
  - Gemeinsame Suche nach Mustern des Erlebens / der Erfahrungen
  - Gemeinsame Suche nach zugehörigen Emotionen
  - Gemeinsame Suche nach Deutungen, Erklärungen, Sinngebung
  - Gemeinsam Suche nach Alternativen des Verstehens und Handelns

Spezifisch psychodynamisch ist die Zentrierung der Aufmerksamkeit auf die in der Therapie aktualisierten Erlebens- und Verhaltensbereitschaften:

Tab. 5-1d: Unbewusste Inszenierungen

- Aktivierung von repetitiven Mustern des Erlebens und Verhaltens
- Aktualisierung des zentralen Beziehungskonflikts/ der Übertragungsbereitschaft
- Aktualisierung von pathogenen Überzeugungen /Widerständen
- Aktualisierung von kindlichen Einstellungen (Regression)
- Mobilisierung von Gegenübertragungsregungen beim Therapeuten

Diesen Bereich gestaltet der Patient weitgehend unbewusst, während der Therapeut seine bewusste und vorbewusste Aufmerksamkeit auf die interpersonellen Vorgänge richtet und sie – nunmehr mit starker theoretischer Fundierung – interpretiert. Der behandlungstechnische Umgang mit diesem speziellen Bereich wird uns in den folgenden Abschnitten ausführlicher beschäftigen.
Die explizit formulierten oder zumindest impliziten therapeutischen Zielsetzungen richten sich in den psychodynamischen Therapien auf unterschiedliche Themen:

Tab. 5-1e: Veränderungsziele analytischer Psychotherapien

- Symptomatik
  - Störungen des Befindens (Ich-dyston: Angst, Zwang, Depression, körperliche Beschwerden, Schmerz, etc.)
  - Dysfunktionales Verhalten (Ich-synton: selbst- und fremdschädigende Verhaltensweisen)
- Dysfunktionale Beziehungsgestaltung
  - Interpersonelle Muster mit unbefriedigenden, leidvollen, schädigenden Folgen
- Unbewusste Konflikte
  - Abgewehrte, konflikthafte Motivationen mit negativen Auswirkungen auf das bewusste Erleben und Verhalten
- Strukturelle Defizite und Vulnerabilitäten
  - Eingeschränkte Fähigkeit zur Regulation des Selbst und der Beziehungen mit negativen Auswirkungen auf das Verhalten (Selbstschädigung)

Eine prozesshafte Entwicklung entfaltet sich dadurch, dass die genannten Bereiche a, b, c, d, e aufeinander zurückwirken: Die Inhalte der psychischen Produktionen und der reflektierende Umgang damit werden in starkem Maße beeinflusst durch die jeweiligen unbewussten Inszenierungen (Übertragung und Regression) und beide wirken zurück auf die therapeutische Allianz und das Symptomerleben. Im Behandlungsverlauf können dabei heftige Bewegungen auftreten: Symptome können sich vorübergehend intensivieren, negative Übertragungen bestimmen zeitweise die Einstellung des Patienten zum Therapeuten, abgewehrte Konflikte werden zunehmend bewusst und leidvoll erfahren, das intensivierte Erleben struktureller Defizite lässt den Patienten sein Ausgeliefertsein fühlen. Für psychodynamische Therapien ist es essentiell, diese negativen Aspekte gemeinsam durchzustehen und durchzuarbeiten. Dadurch wirken analytische Therapien zuweilen leidensorientiert und belastet, während manche integrative und humanistische Therapieansätze eine stetige Entwicklung vom Schwierigen zum Besseren hin unterstellen: unter dem Einfluss haltgebender emotionaler Beziehung zwischen Therapeut und Patient soll der Patient zunehmend über seine Ressourcen verfügen, sie stabilisieren und persönliches

Wachstum entwickeln. Eine solche Entwicklung ist umso weniger wahrscheinlich je kränker der Patient ist.

Für die Zwecke von Forschung und Qualitätssicherung haben wir ein Beschreibungsinstrument entwickelt und erprobt, welches sieben Stufen des therapeutischen Prozesses unterscheidet (**Heidelberger Umstrukturierungsskala**, Rudolf et al. 2000; Grande et al. 2000, 2001). Grob vereinfacht, bestimmen in den ersten Stufen der Skala unterschiedlich intensive Abwehrvorgänge das Erleben des Patienten und schützen ihn vor einer intensiven Begegnung mit der eigenen Problematik; er ist „nur" seinen Symptomen ausgeliefert. Mit Erreichung der Stufe 4 ist die bewusste Wahrnehmung und Konfrontation mit der eigenen Problematik und die zunehmende Verantwortungsübernahme für neue Konfliktlösungen möglich geworden. Von großer Bedeutung für analytische Langzeittherapien ist die folgende Stufe 5, die nun nicht einfach eine Steigerung der Konfliktwahrnehmung und Lösungsbereitschaft mit sich bringt, sondern im Gegenteil ein emotional intensives Eintauchen in die eigenen Schwierigkeiten. Hier erlebt sich der Patient in zunehmendem Maße seiner Situation und seinem Schicksal ausgeliefert sowie auf Therapie und Therapeuten angewiesen; er ist dadurch emotional sehr bewegt, aber zugleich auch emotional verlebendigt und offen für überraschend neue Sichtweisen und Lösungen. Die letzten Stufen der Skala schließlich beschreiben Formen der Konsolidierung und des kreativen Neubeginns.
Die unterschiedlichen psychoanalytischen Gruppierungen akzentuieren ihre jeweiligen Prozessschritte verschiedenartig. Im Folgenden kontrastieren wir ein traditionell psychoanalytisches Selbstverständnis mit dem einer tiefenpsychologisch fundierten Psychotherapie. Beide Verfahren haben gemeinsame Wurzeln, aber eine jeweils andersartige Praxis entwickelt (Hau und Leuzinger-Bohleber 2004, Rudolf 2001, Rüger 2002).
Wir beginnen mit dem analytischen Prozessverständnis:

Tab. 5-2 Der therapeutische Prozess im psychoanalytischen Selbstverständnis

- Die psychoanalytische Methode dient der systematischen Annäherung an das Unbewusste.
- In einem intersubjektiven Raum, den die Psychoanalyse zur Verfügung stellt, kann sich Psychisches entfalten.
- Die therapeutische Arbeit des Patienten wird speziell in der Übertragungsbeziehung gefördert und deutend begleitet.
- Der Wahrheit des Unbewussten zu begegnen und Aufschlüsse über das eigene Wesen zu erlangen führt zu strukturellen Veränderungen.
- Strukturelle Veränderungen werden auch gefördert durch den Aufbau neuartiger Beziehungen (in der Übertragung) und durch deren Internalisierung.

Günstige Voraussetzungen:

- Strukturell stabile Patienten mit unbewusster Konfliktthematik und Übertragungsfähigkeit.
- Frequente bis hochfrequente Sitzungen.
- Keine engen zeitlichen Begrenzungen.

Die begrenzte Zeit und therapeutische Zielsetzung der tiefenpsychologisch fundierten Psychotherapie erfordert im Vergleich zu der deutlich längeren analytischen Psychotherapie und der zeitlich nicht begrenzten Psychoanalyse eine stärkere Steuerung des therapeutischen Prozesses (Tab. 5-3).

Tab. 5-3 Prozessziele der tiefenpsychologisch fundierten Psychotherapie im Unterschied zur Psychoanalyse

• Tragfähige Beziehungen herstellen, um therapeutische Zusammenarbeit zu ermöglichen
• Aspekte von Übertragung und Widerstand beachten, aber nicht als zentrale therapeutische Instrumente verwenden
• Regressive Entwicklungen begrenzen
• Konfliktbearbeitung auf das aktualisierte Problem fokussieren und dieses mit begrenzter Zielsetzung bearbeiten

Günstige Voraussetzungen:

- Patient ist strukturell weitgehend stabil oder hat seine strukturelle Vulnerabilität durch Bewältigungsmaßnahmen stabilisiert
- Es gelingt dem Therapeuten, negative Beziehungsgestaltungen aufzufangen.
- Es gelingt dem Therapeuten, positive Übertragungsbindungen in der verfügbaren Zeit aufzulösen

Während die tiefenpsychologisch fundierte Psychotherapie vor der Schwierigkeit der Begrenzung (80 bis 100 Sitzungen) steht und der Prozess der therapeutischen Beziehung und der therapeutischen Arbeit in dieser Zeit aufgebaut, durchgearbeitet und beendet werden muss, steht die Psychoanalyse vor der Schwierigkeit ihrer potentiellen Endlosigkeit. Dadurch wird das Augenmerk auf intersubjektive Mikroprozesse gelenkt, während die Therapieergebnisse aus einer Makroperspektive leicht aus dem Blick geraten. Die analytische Psychotherapie bewegt sich zwischen beiden Polen; sie hat es diesbezüglich schwer, weil sie nicht fokussieren und begrenzen möchte, wie es die tiefenpsychologisch fundierte Psychotherapie tut und weil ihr andererseits nicht die unbegrenzte Zeit der Psychoanalyse zur Verfügung steht. Diese hier nur angedeuteten Themen sind in den Standardlehrbüchern ausführlich diskutiert, wogegen empirische Befunde zu diesen Problemen nur in geringem Umfang vorliegen. (Greenson 1973, Hau und Leuzinger-Bohleber 2004, Heigl-Evers et al. 1993,

Kutter 1989, Mertens 1990, Reimer und Rüger 2000, Rudolf 1991, Senf und Broda 1996, Thomä und Kächele 1985).
Wir verzichten an dieser Stelle darauf, diese Themen nochmals zu diskutieren und wenden uns in den folgenden Abschnitten der Frage zu, welchen Einfluss die Störungsvariable „Strukturelle Einschränkung" auf Verlauf und Ergebnis von analytischen und tiefenpsychologisch fundierten Therapien haben kann.

5.2 Strukturelle Störungen in Kleinianischer Psychoanalyse: Eine Falldiskussion

Im Folgenden werden wir uns damit beschäftigen, was geschieht, wenn strukturelle Störungen in einem psychoanalytischen Verfahren behandelt werden. Als Beispiel greifen wir den Ansatz der Kleinianischen Psychoanalyse heraus. Das tun wir zum Einen, weil sich dieses Vorgehen hierzulande gewissermaßen als die Ideallinie des eigentlich Psychoanalytischen versteht (unabhängig davon, dass sie vergleichsweise selten zur Anwendung kommt). Ein weiterer Grund für diese Wahl liegt aber darin, dass in einem aktuellen Band, herausgegeben von Weiß und Frank (2002) einige sehr ausführliche Fallgeschichten von prominenten britischen Vertretern der Kleinianischen Psychoanalyse vorgelegt und diskutiert werden, darunter solche mit ausgeprägten strukturellen Störungen. Im Wesentlichen beziehen wir uns auf den von M. Feldman vorgestellten Fall einer Borderline-Patientin mit Bulimie und schweren Arbeits- und Beziehungsstörungen. (M. Feldman 2002: Zum Umgang mit Projektionen: Formen der Verwicklung).
Zu der Diskussionskultur dieser psychoanalytischen Gruppe gehört es, „klinisches Material" zu präsentieren. Dieses besteht aus Äußerungen der Patientin, den zugehörigen Überlegungen und geäußerten Deutungen des Psychoanalytikers und weiteren Erörterungen des Psychoanalytikers über die Wirkung seiner Deutung auf die Patienten. In dieser Darstellungsform werden Momentaufnahmen des therapeutischen Vorgehens besonders deutlich, während die Behandlung als Ganzes nicht eigentlich erkennbar wird. Es hat auch den Anschein, dass keine Diagnostik vorgeschaltet war; vielmehr finden sich im Behandlungsverlauf verstreut Hinweise auf die Art und Schwere der Störung. Der genaue Umfang der Behandlung wird nicht benannt, es handelt sich offensichtlich um eine Therapie mit zahlreichen (4–5) Wochenstunden; die gelegentlichen Hinweise auf „Monate und Jahre weiterer Therapie" verweisen auf eine lange Dauer. Das Thema des Behandlungsabschlusses oder des Behandlungsergebnisses wird nicht ins Auge gefasst. So entsteht das Bild eines immerwährenden prozesshaften Fortschreitens, bei dem aber Anfang und Ende im Unbestimmten bleiben.

Eine diagnostisch kohärente Interpretation des Verhaltens und Erlebens und eine klassifikatorische Zuordnung der Störung werden in dem Bericht nicht

vorgenommen. Die Patientin wird an einer Stelle als „Borderline-Patientin" bezeichnet und es werden „schwere Angst- und Verwirrtheitszustände, verbunden mit zwanghaften Ess- und Brechanfällen" erwähnt, sowie vor 3 Jahren die Notwendigkeit einer Klinikaufnahme und in der Folgezeit die Unfähigkeit zu arbeiten und zu studieren, verbunden mit sozialem Rückzug und Abhängigkeit von der Elternfamilie. An verschiedenen Stellen des Textes wird die Patientin zitiert, die sich (bezogen auf eine Therapieunterbrechung) „krank, hilflos, schwach, orientierungslos, durcheinander, daneben, zusammengebrochen" fühlte, „zeitweise Alkohol und Drogen zu sich nahm, alles Essen in sich hineinstopfte und es ihr die ganze Zeit übel war". Sie konnte nicht allein sein, versuchte verzweifelt einen Freund zu treffen, von dem sie gehofft hatte, er könne „die Antwort auf ihr ganzes Leben sein"; sie wandte sich an eine Freundin, von der sie sich massieren ließ und die sie einlud, bei ihr zu bleiben, worauf sie rasch wieder wegging. Sie beschreibt sich als „immer so unsicher, wie sie sich irgendwo und egal wem gegenüber verhalten solle". Insgesamt fühlte sie sich „vollständig und ganz furchtbar krank".
Der Therapeut benennt in seinen Überlegungen die strukturelle Labilisierung der Patientin und spricht von der „fragilen narzisstischen Abwehrstruktur", „der Angst der Patientin vor Struktur- und Orientierungsverlust", ihrer „komplizierten und konfusen Art zu sprechen", ihren „Formulierungen, die voll von Ausdrücken der Unsicherheit und Verwirrung waren". Er spricht davon „wie verletzlich sie sich fühlte, wie leicht sie von einem Zustand in den anderen zu bringen sei und wie sie sich entweder erregt und bedrängst oder im Stich gelassen und verlassen fühlte" und er betont ihr „Gefühl großer Zerbrechlichkeit sowie der Bereitschaft, die Flucht zu ergreifen ... aber auch eine furchtbare Angst, verführt, überschwemmt und überwältigt zu werden".
Aus struktureller Sicht lassen sich aus den Schilderungen ausgeprägte Beeinträchtigungen der Fähigkeit zur Selbst-Objekt-Differenzierung und zur ganzheitlichen Objektwahrnehmung entnehmen, vor allem aber Beeinträchtigung der Selbststeuerung und Affektregulierung bei fehlender Internalisierung von beruhigenden, schützenden Objekten. Der Therapeut fokussiert seine Falldiskussion jedoch nicht auf die Labilisierung im Selbst der Patientin, sondern auf die Projektionen negativer Objektvorstellungen, welche die Patientin auf ihn richtete und auf seine Auseinandersetzung damit: „Es kommt für den Psychoanalytiker entscheidend darauf an, sich aus diesen unbewussten Identifikationen mit dem Patienten oder seinen inneren Objekten wieder zu lösen und einen dritten Standpunkt einzunehmen, von dem aus er die Interaktionen beobachten und interpretieren kann".

Am Beispiel einer detailliert beschriebenen, **einzelnen Therapiesitzung** wollen wir das therapeutische Verständnis des Psychoanalytikers und seine daraus abgeleiteten Interventionen ebenso wie die Reaktionen der Patientin untersuchen.

Für den Therapeuten steht in seinen Überlegungen und seinen Deutungen das Bemühen im Vordergrund, „der Patientin eine Struktur zur Verfügung zu stellen, die ihre Erfahrungen verständlich machen". Es gibt zahlreiche Beispiele dafür, dass dieses Ziel manchmal erreicht, meistens aber verfehlt wird, wie die folgenden Zitate aus dem Feldmanschen Bericht zeigen:

- „In der Therapie der Patientin gab es Phasen, in denen war ich in der Lage, zusammen mit der Patientin in symbolischen Begriffen zu denken und zu kommunizieren".
- Die Patientin „konnte manchmal durchaus verstehen, was der Analytiker deutete und auch, dass er hier als Analytiker fungierte".
- Der Psychoanalytiker „fühlte sich aus einer Mischung von Beunruhigung, Verwirrung und Schuldgefühl veranlasst, lange, sich wiederholende und umfassende Deutungen zu geben".
- „Ich hatte gehofft, sie würde zuhören und sich zunutze machen können, was ich so behutsam geäußert hatte und dass es sie ein wenig erleichtert hätte".
- Der Psychoanalytiker äußert die Hoffnung, „dass meine Interventionen es der Patientin ermöglicht hatten, wieder besser symbolisieren zu können und es deshalb zu einer Bewegung in Richtung Erkennen und Einsicht kommen konnte".
- „Die Patientin war teilweise imstande, auf den Inhalt dessen, was ich gesagt hatte, zu hören und manches davon leuchtete ihr ein. Obwohl sie sicherlich mit dem meisten davon nichts anfangen konnte, schien sie doch zu spüren, dass ich ihr eine Art Rahmen anbot, in dem Sie einen Großteil dessen, was sie belastete, abladen konnte".

Es handelt sich um eine schwierige Therapie und eine problematische Stunde nach einer Urlaubsunterbrechung. Das therapeutische Ziel, die Patienten durch klare Deutungen zu stabilisieren, ließ sich nur bedingt erreichen; vielmehr reagierte die Patientin abwehrend und ärgerlich auf die therapeutischen Interventionen. Der Psychoanalytiker setzt seine Deutungsbemühungen fort:

- Die Patientin habe „zu anderen Zeiten die Handlungen des Analytikers als entsprechend konkret und invasiv (erlebt). Sie reagierte erregter und mit größerer Abwehr auf die Deutungen, so dass weder Raum noch Zeit zum Denken blieb".
- „Ich vermute, dass zu diesem Zeitpunkt der Sitzung Miss C. gar nicht in der Lage war, zu dem, was ich an Deutungen geäußert hatte, irgendetwas zu denken oder zu sagen. Stattdessen wurden meine Worte wie etwas ganz Konkretes behandelt: Wie Essen, das ich ihr aufgedrängt hatte, mit dem ich sie verstörte und das bei ihr den Impuls auslöste, es wieder zu erbrechen und zu fliehen".

- „Ich deutete ihr, dass die Verärgerung, mit der sie das, was ich gesagt hatte, von sich gewiesen hätte, deutlich zeige, dass sie damit nichts anfangen könne. Ich glaubte, ihre Verärgerung sei auch Ausdruck eines Vorwurfs, den sie mir macht, dass ich sie so lange alleine gelassen und ich ihr damit solchen Schaden zugefügt hätte. Sie hätte das Gefühl gehabt, alles alleine bewerkstelligen zu müssen, aber das hätte sich hoffnungslos angefühlt. Da war nichts zu machen, aber trotzdem erwartete ich, dass sie in die Sitzung kommen und reden würde".

Die **Reaktionen der Patientin** sind zunehmend ärgerlich:

- „Es geht hier nicht ums Reden - ich mag es nicht analysiert zu werden - lasse mir nicht gerne etwas sagen .. ich glaube, es ist einfach entwürdigend .. eine Deutung zu erhalten .. Sie wissen gar nicht, wie ich mich dabei fühle".
- „Nein, ich glaube, da geht es nur ums Dominieren, um den Versuch, übermächtig zu sein. Vielleicht macht es ja auch Sinn, aber vielleicht würde ja vieles noch mehr Sinn machen, wenn Sie schon unbedingt etwas sagen wollen".
- „So hat sich das ja wirklich nicht abgespielt. Mir wäre es lieber, Sie würden nicht das Risiko eingehen und etwas sagen, was nicht so zutreffend ist, wie Sie es gerne hätten".
- „Ich glaube nicht, dass da etwas Wahres dran ist - das ist eine Frage der Worte - ich glaube nicht, dass es darum wirklich geht".
- „Und zu denken, dass es bei allem, was sich in diesem Zimmer abspielt, nur um mich gehen soll, um mich, die ich hilflos bin, um mich, die ich hoffnungslos bin, die gerettet werden muss - also ich glaube schon, dass das entwürdigend ist. Ich glaube einfach, dass das nicht wahr ist. Ich glaube, dass man der Wahrheit damit ausweicht und versucht, mich zum Opfer zu machen".
- „Es gibt andere Dinge, die dafür, wie ich mich heute fühle, wichtiger sind ... die damit zu tun haben, dass ich mich krank oder schwach oder hilflos fühle oder so was, weit mehr als Sie. Ich möchte einfach gehen. (Sie schwieg ein oder zwei Minuten lang, stand dann auf und ging ganz ruhig 5 Minuten vor Ablauf der Sitzung)."

Die Absicht des Psychoanalytikers in dieser Falldarstellung ist es, zu zeigen, wie er sich von den Projektionen der Patientin erreichen und emotional involvieren lässt und wie seine Deutungen bestimmt sind durch seine innere Auseinandersetzung mit den ihm angetragenen archaischen Objekten. Aus unserer Sicht wird hier eine Reihe von Schwierigkeiten im Umgang mit der strukturell gestörten Patientin erkennbar:

Die psychoanalytische Sicht ignoriert die entwicklungspsychologischen Aspekte. Der Therapeut ist bemüht, die „Mechanismen" der Patientin zu erklären und findet sie theoriegeleitet in ihrer oralen Objektgier und ihrer Angst vor dem vereinnahmenden Objekt. Seine objektbeziehungspsychologischen Annahmen sind triebpsychologisch gefärbt, damit verfehlt er die Einfühlung in das Erleben der Patientin. In der Verabsolutierung eines Aspekts der frühen Beziehung – der oralen Gier – übersieht er die entwicklungsbezogene Situation der Patientin, d.h. die kindliche Natur ihrer Beziehung, die Störung des attunement, des Einschwingens eines Beziehungspartners auf die kindlichen Bedürfnisse, die nicht nur auf Sättigung gerichtet sind, sondern auch weitaus mehr Aspekte der Näheerfahrung und der frühen Kommunikation wie Blickkontakt, Hautkontakt, präverbale Dialoge, Spiel- und Handlungsdialoge einschließen.
Von der Patientin wird die „Einsicht" in die gedeuteten inneren Mechanismen weder emotional entlastend noch fördernd erlebt, sie lernt nicht, sich zu verstehen. Gleichwohl ist stets die Rede von Verstehen und Verständigung, aber auf einer Ebene des Denkens und der Einsicht, mit dem Appell, einen psychischen Binnenraum zu nutzen, der jedoch einer strukturell beeinträchtigten Patientin nur sehr begrenzt für selbstreflexive Akte zur Verfügung steht. An dieser Stelle wird nochmals deutlich, wie sehr die entwicklungspsychologisch begründete Situation der Patientin außer acht gelassen wird. Das Therapiekonzept geht davon aus, dass die Patientin von der Klarheit der Deutungen erreicht und selber zum klaren Denken geführt werden könnte. Betrachtet man eine Mutter-Kind-Interaktion, so scheint das völlig unmöglich, weil die notwendige emotionale Beruhigungsfunktion einer mütterlichen Person nicht durch Denkbemühungen aktiviert wird. Die von manchen Psychoanalytikern geäußerte Überzeugung, die empirisch begründete Entwicklungspsychologie könne der aus analytischen Behandlungen abgeleiteten psychoanalytischen Entwicklungspsychologie nichts Neues hinzufügen, erweist sich in diesem Zusammenhang als schwerwiegender Irrtum.

Eigenschaften (aufgrund von strukturellem Unvermögen) werden als Absichten missverstanden. In der Diskussion des Behandlungsfalles kann schlechterdings alles auf Seiten der Patientin als Ausdruck ihrer Wünsche, Bedürfnisse und Forderungen intentional interpretiert werden. Selbst die Tendenz der Patientin zu Projektionen wird als ihr Bedürfnis verstanden, „den Psychoanalytiker ganz konkret in eine archaische Objektbeziehung zu verwickeln". Aus entwicklungspsychologischer Sicht herrscht bei einem Baby keineswegs das Bedürfnis, den anderen zu verwickeln, sondern es handelt sich um die altersangemessene Form seines Erlebens, in welchem Eigenes und Fremdes noch nicht sicher geschieden sind und als ganzheitlich empfunden werden. Die psychoanalytische Theorie macht aus der Tatsache des Soseins (als Selbst noch nicht sicher von den Objekten unterschieden sein) einen intentionalen Akt (Bedürfnis des Selbst, sich mit den Objekten zu verwickeln). Diese Alternative

hat außerordentlich große therapeutische Konsequenzen. Im Fall der Zuschreibung von Absichten bewegen wir uns auf der Ebene von Bedürfnissen und somit von neurotischen Bedürfniskonflikten, welche dem Patienten durch Deutungen bewusst gemacht und in die Verantwortung gegeben werden müssen; denn in der Regel „will" der Patient etwas Unpassendes oder Unmögliches und er muss lernen, seine Bedürfnisse zurückzunehmen. Da die Patientin Mühe hat, diese Wünsche bei sich zu sehen und ihre Existenz zu akzeptieren, ist sie scheinbar häufig im Widerstand gegen die Deutungsbemühungen des Psychoanalytikers oder - was bei strukturell gestörten Patienten noch naheliegender ist – sie ist verwirrt über die psychologischen Zuschreibungen, die sie selbst nicht versteht, die aber für ihren Psychoanalytiker sonnenklar scheinen.
Im zweiten Fall, dass die Verwicklungen nicht als Bedürfnis und Absicht, sondern als Erleben der Unentschiedenheit verstanden wird, bewegen wir uns auf der Ebene der strukturbezogenen Psychotherapie: Eigenschaften des Selbst und seine spezielle Art zu funktionieren, vom Patienten zum Ausdruck gebracht in emotionalem Erleben oder interpersonellem Verhalten, werden vom Therapeuten gespiegelt, d.h. benannt und in ihrer emotionalen Auswirkung auf das Gegenüber beschrieben. Es ist kein verborgenes Bedürfnismotiv notwendig, um seine Existenz zu begründen; es muss kein Ziel konstruiert werden, auf welches es gerichtet ist. Es ist wie es ist, aber dass es ist und dass es für die Patienten gravierende Auswirkungen hat, wird zum Gegenstand der therapeutischen Arbeit gemacht.

Fazit: Die Kleinianische Psychoanalyse ist nicht typisch für jegliches psychoanalytisches Vorgehen. Dennoch ist sie geeignet, die grundsätzlichen Schwierigkeiten deutlich zu machen, welche psychoanalytische Verfahren mit strukturellen Störungen haben können (Tab. 5-4).

Tab. 5-4 Schwierigkeiten der Psychoanalyse mit strukturellen Störungen

• Das psychoanalytische Setting, das strukturell stabilen Patienten einen Raum zur Entfaltung ihrer psychischen Welt eröffnet, bedeutet für strukturell vulnerable Patienten die Auslieferung an die Macht eines Anderen.
• Das psychoanalytische Setting sieht eine aktiv-unterstützende Haltung des Therapeuten, wie sie bei strukturell vulnerablen Patienten dringend erforderlich ist, nicht vor.
• Die Deutung als zentrale Intervention überfordert den Patienten in seinen eingeschränkten selbstreflexiven Fähigkeiten.
• Das Festhalten an einer wissenschaftlich wenig begründeten psychoanalytischen Entwicklungspsychologie bringt es mit sich, dass komplexe theoriegeleitete Erklärungsmodelle an den orientierungsbedürftigen Patienten herangetragen werden, mit denen dieser kognitiv und emotional wenig anfangen kann.
• Die triebpsychologisch-konfliktorientierten psychoanalytischen Hypothesen begründen therapeutische Interventionen zu Abwehr und Übertragung, welche vom Patienten nicht verstanden und als Vorwurf, Kränkung oder Drohung erlebt werden können.

- Wenn dem Patienten nicht das Recht zugestanden wird, die Deutungshypothesen des Therapeuten zu korrigieren, besteht die Gefahr, dass er sich in der Deutungsfalle fängt (worin ihm alles, was er sagt oder tut, theoriebezogen gedeutet werden kann).

Die vorangestellte Fallgeschichte hat die Schwierigkeiten eines strikt psychoanalytischen Vorgehens bei Patienten mit struktureller Störung illustriert. In dem folgenden Abschnitt diskutieren wir die zentrale psychoanalytische Intervention der Deutung im Blick auf strukturelle Störungen.

5.3 Der Deutungsbegriff im engeren und weiteren Sinne

Der Begriff der Deutung im engeren Sinne bezieht sich auf theoriebasierte Hypothesen über innere Mechanismen des Patienten (speziell Triebregungen und Abwehrvorgänge), welche sein Erleben (speziell im Blick auf die Übertragung) erklären sollen. Die Deutung ist das Kernstück der aktiven Bemühungen des Psychoanalytikers, welche psychoanalytische Theorie und Praxis von anderen Therapieformen unterscheidet, definiert Berns (2000). Deutung ist *„die höchste Instanz in der Hierarchie der für die Psychoanalyse charakteristischen Prinzipien"* (Bibring 1994). Nach der Meinung von Green (1994) sind Deutung und Übertragung untrennbar verbunden: *„Was auch immer er tut oder nicht tut, sagt oder nicht sagt, ein Analytiker deutet immer die Übertragung, denn die Übertragung trägt ununterbrochen das Gesamt der analytischen Situation"*. Diese Aussage könnte auch zirkulär sein in dem Sinne, dass eine Analyse durchzuführen gleichbedeutend ist mit der Deutung von Übertragung oder umgekehrt, dass dort wo es möglich ist, Übertragung zu deuten, es sich um Psychoanalyse handelt).
Greens Formulierung kann aber auch als Hinweis auf einen Begriff der Deutung im weiteren Sinne verstanden werden, in dem Übertragungsphänomene als konstitutiv für die therapeutische Situation angenommen werden und implizit bei allen therapeutischen Interventionen mit gemeint sind, so dass sie gar nicht in speziellen Übertragungsdeutungen formuliert werden müssen. In diesem Sinne findet sich bei Green auch eine breitere Definition der therapeutischen Arbeit in der Psychoanalyse: „Anstatt das Arbeitsverhältnis der Psychoanalyse als die Erforschung der Innenwelt und der psychischen Realität zu bezeichnen, wäre ich eher versucht zu sagen, Psychoanalyse bestehe vor allem in der Untersuchung der Beziehung zwischen innerer und äußerer Welt, zwischen dem Reich der Vorstellung und dem der Wahrnehmung" (Green 1994). Die Beziehung eines Patienten zwischen seinem Innen und seinem Außen klären zu helfen, ist wahrscheinlich eine Aufgabendefinition, die jeder analytische Therapeut gerne aufgreift. Hier versteht es sich von selbst, dass der Patient die äußere Welt, auch den Psychoanalytiker nur durch die Brille seiner inneren

Erfahrung sehen kann und dass er damit überträgt. Die zentrale behandlungstechnische Frage bleibt, ob dieser Vorgang der subjektiv geprägten (oder „verzerrten“) Wahrnehmung des Patienten nur durch die Deutung im engeren Sinne oder ganz speziell durch die Übertragungsdeutung effektiv bearbeitet werden kann oder ob ganz verschiedene therapeutische Vorgehensweisen zur Bewusstmachung dieser Vorgänge mit Erfolg verwendet werden können (und ob sie dann trotz ihrer Verschiedenheit alle „Deutung“ genannt werden sollten).
Der Begriff Deutung ist sehr anschaulich, weil er erkennen lässt, dass es hier um die Klärung von „Bedeutungen“ geht, also um jenes unbewusste, in frühen Beziehungserfahrungen erworbene Selbst- und Weltverständnis des Patienten, mit dessen Hilfe er sich die eigene Person und das Geschehen der Welt deutet. Darin klingt aber schon an, dass der Patient und sein Psychoanalytiker die Dinge notwendigerweise unterschiedlich deuten, so dass sie zwangläufig in einen Widerspruch geraten. In diesem Zusammenhang liegt ein großes Problem der psychoanalytischen Deutung. In dem vorn diskutierten Kleinianischen Fall werden die Deutungen des Psychoanalytikers theoriebezogen als „einfühlsam und verständnisvoll“ bewertet und behandlungstechnisch als nützlich eingeschätzt. Vielleicht trifft das zu. Wenn es aber nicht zutrifft, dann ist der Therapeut außerstande das zu sehen und die Patientin hat keine Chance, sich gegen die deutenden Zuschreibungen zu wehren. Wenn sie sich wehrt – was sie ja in diesem Beispiel lebhaft tut – dann folgt die Erklärung, dass ihr archaisch-negatives inneres Objekt außerstande sei, das angebotene Gute anzunehmen. Je mehr sie sich über die Deutung ärgert und sie zurückweist, desto stärker sieht der Therapeut seine Hypothese bestätigt und deutet ihren Ärger und ihre Zurückweisung im gleichen Sinne. Hier besteht das Risiko, dass sich die Patientin in einer Deutungsfalle gefangen fühlt.
Historisch gilt die psychoanalytische Hypothese, dass die Deutung „das wahre, aber abgewehrte Bewusstsein und damit die volle Wahrheit im Patienten“ (Berns 2000) zutage fördert. Freilich ist der Anspruch der Deutung, das bis dahin unbewusste Wahre und Eigentliche anzusprechen, schwer zu überprüfen; die in der psychoanalytischen Literatur diskutierten Validierungs- bzw. Falsifizierungskriterien für die Richtigkeit von Deutungen (Kernberg 1994, Kerz-Rühling 1996) vermögen Nichtanalytiker schwerlich zu überzeugen. *„Deutungen sind nicht richtig und nicht falsch“*, zitieren Sandler et al. (1994), Michels. *„Jede Deutung ist ein Mythos, in dem Sinne, dass jede Geschichte ein Mythos ist“*. Im Bezug auf Spencer (1982) äußern Sandler et al., dass der Psychoanalytiker in seiner Deutung eine Geschichte konstruiert *„und er deutet in einer Erzähltradition, in der es auf Kohärenz, innere Stimmigkeit und Überzeugungskraft der Erzählung ankommt“*.
Das generelle Problem dieses Verständnisses von Deutung liegt darin, dass der Psychoanalytiker zwangsläufig aus einer allwissenden Position heraus spricht. Er verhält sich wie ein Roman- oder Novellenautor des 19. Jahrhunderts, der alles über die Hauptperson und die Nebenperson weiß, über ihre Vergangen-

heit, Gegenwart und Zukunft, über ihre geheimen Gedanken, Gefühle und Erinnerungen, über ihre Pläne, Zielsetzungen und verborgenen Motive. Aus diesem umfassenden Wissen teilt er dem Leser nach und nach das Nötige mit, d.h. gerade so viel, dass dieser zu verstehen beginnt und gerade so wenig, dass die weitere Handlung für Überraschungen gut ist. Das ist eine Erzähltechnik, die spannende Entwicklungen der jeweiligen Geschichte erlaubt, sie gestaltet das ideale Narrativ. Allein diese Perspektive ist fiktiv und übermenschlich, es ist die eines göttlichen Chronisten, der im Buch des Lebens seiner Figur alles niedergelegt sieht. Der deutende Psychoanalytiker läuft Gefahr, diese Position einzunehmen; es ist eine Position der Macht, den Patienten zu definieren, dessen eigentliches Leben gewissermaßen neu zu schreiben wie einen Roman. Indem der Psychoanalytiker sich zum Autoren des fremden Lebensromans macht, schenkt er dem Patienten zwar viel Aufmerksamkeit, er gibt ihm Wichtigkeit in jedem noch so kleinen Detail, er vermittelt ihm Anerkennung für die Einmaligkeit seiner Person, seines Lebens und seines Schicksals. Aber die allwissende Position kann auch eine Überforderung bedeuten. Denn der Psychoanalytiker ist nicht allwissend, er hat theoriegeleitete Vermutungen, mit deren Hilfe er das, was er am Patienten wahrnimmt, interpretiert.

5.4 Die Deutung: Königsweg zum Unbewussten oder therapeutischer Irrweg?

Strukturell vulnerable Patienten sind angesichts der bei ihnen leicht einsetzenden emotionalen Labilisierung und Desorientierung habituell bemüht, sich selbst und ihre jeweilige Situation zu kontrollieren. Sie tun das nicht aus der unbewussten Tendenz, Macht und Dominanz auszuüben, um aggressive Triebregungen zu befriedigen (wie im Kontrolle-Unterwerfungs-Konflikt nach OPD), sondern in einem forcierten Bemühen der Affektregulierung. Dabei geht es nicht um die Scham der Unterordnung, sondern um die Angst vor dem Verlust der Sicherheit im eigenen Selbst. Die ständig mitschwingende Beunruhigung durch die schwerverstehbaren Äußerungen und Handlungen der Objekte, die zudem tendenziell als aggressiv-bedrohlich, entwertend und verfolgend eingeschätzt werden, gebietet besondere Vorsichts- und Sicherungsmaßnahmen. Jede Einstellung, die das Gefühl verstärkt, die Situation unter Kontrolle zu bringen, erscheint geeignet, basale Ängste zu reduzieren: Selber denken zu können, d.h. Erklärungsmodelle für die eigene Person, die eigene Situation oder die eigene Erkrankung zu schaffen, ist eine solche Maßnahme. Selber handeln zu können, bzw. selber zu entscheiden, ob, wann und wie gehandelt wird, ist eine weitere. Das gilt insbesondere für das interaktionelle Handeln, wie es in der Psychotherapie eine wichtige Rolle spielt, d.h. das Sprechen oder Schweigen, das Fragen oder Antworten, das Zustimmen oder Zurückweisen. Je fragiler die Struktur eines Patienten ist, desto stärker ist er darauf angewiesen, zu entscheiden, ob er in die Stunde kommt oder nicht, ob er sich äußert oder

schweigt, ob er fragt oder auf Fragen antwortet, ob er denkt und fühlt oder sich verschließt und abschottet.
Das psychoanalytische Verfahren verlangt in besonderer Weise, diese Formen der Selbstbestimmung abzugeben. Unter dem Diktat der Grundregel laufen eigene Kontrollbemühungen ins Leere, der Patient ist nichts weniger als Herr der Situation. Das psychoanalytische Setting, das strukturell stabilen Patienten einen Raum zur Entfaltung und Erforschung ihrer psychischen Welt eröffnet, bedeutet für strukturell labile Patienten die Auslieferung an die Macht eines Anderen.
In spezieller Weise wird die Deutung des Psychoanalytikers zu einer Schwierigkeit für den Patienten. Er fühlt sich dadurch bedroht, dass ein anderer die Macht beansprucht, ihn zu definieren, ihm zu sagen, was in ihm vorgeht, was er wünscht und fürchtet, wer er im Kern seines Wesens ist. Mehr bedrohliche Machtausübung über das fragile Selbst kann es für einen strukturell wenig stabilen Menschen kaum geben. Selbst aggressive oder sexuelle Gewalt wäre im Vergleich dazu weniger intrusiv, weil sie lediglich bestätigt, was man von den Objekten ohnehin fürchtet, und weil sie nur das körperliche Außen, nicht aber den Kern der Person trifft.
Freilich bauen Therapeuten stets auf die Hoffnung, mithilfe einer Deutung gerade nicht ein solches Gefühl des ohnmächtigen Ausgeliefertseins zu evozieren, sondern damit eine gedankliche Klarheit zu schaffen, aus der heraus die emotionalen Spannungen sich lösen und sich ein nachhaltiges Gefühl der Erleichterung im Patienten ausbreitet. In den exemplarischen psychoanalytischen Fallberichten ist davon oft die Rede. Es gibt jedoch wenig empirische Daten darüber, wie häufig dieses Ereignis in Therapien wirklich vorkommt. Umgekehrt gibt es Patientenberichte darüber, mit welch verzweifelten Affekten sie sich gegen Deutungen zur Wehr setzten, weil sie sie für falsch, kränkend oder entwürdigend hielten und sich eher in Verwirrung und Ratlosigkeit versetzt fühlten als in Klarheit und Erleichterung. Unabhängig davon, ob die Deutung inhaltlich zutreffend ist oder nicht, wird sie von strukturell labilen Patienten als Machtausübung der Therapeuten und als beschämenden Verweis auf die eigene Ohnmacht erlebt. Dieser Aspekt wird durch die oben als Beispiel genommene Kleinianische Behandlungstechnik noch intensiviert. Sie vertritt in besonderer Weise die Annahme, dass das Selbst von primitiven Gefühlen der Panik und Wut beherrscht wird, für die kein inneres denkendes Objekt zur Verfügung steht, welches sie „verdauen“ könnte. Diese primitiven Gefühle können in den Körper verlagert werden (somatoforme Beschwerden) oder sie werden in die Objektwelt projiziert und dort als feindseliger, zerstörerischer Aspekt der Welt erfahren. Die Antwort darauf ist der Beziehungsabbruch und innerer Rückzug auf die schizoide Position. Die konsequente Deutungstechnik ist der Versuch, diese Dinge in der Übertragung zu deuten.
Damit wird ein kindliches Erleben der Hilflosigkeit in der Sprache der Erwachsenen ausgedrückt und der Patientin mitgeteilt. So wird sie auf ihre Bedürftig-

keit und Beziehungssehnsucht verwiesen, weniger auf ihre Verzweiflung und auch nicht auf ihre Bewältigungsversuche, welche in ihrem narzisstischen Rückzug liegen. So kommt der Analytiker in die Rolle des Mächtigen, der über das Gute verfügt, es aber vorenthält und die Rolle des negativen, schädigenden Objekts übernimmt. Der Analytiker nimmt nicht Anteil an der Hilflosigkeit der Patientin, sondern reinszeniert diese in der Übertragung. Der Patient erlebt das als Versuch des Therapeuten, Macht und Dominanz auszuüben, wodurch er selbst in seiner Ohnmachtserfahrung bestärkt wird.

Die Arbeit *in* der Übertragung setzt, um erfolgversprechend sein zu können, eine Struktur voraus, die stabil und differenziert genug ist, um deutende therapeutische Hinweise auf innere Konflikte/Abwehr/unbewusste Bedürfnisse/Übertragungsbereitschaften im eigenen seelischen Binnenraum reflektieren und nutzen zu können. Dazu sagt Balint (1968): *„Die analytische Technik ist geeignet für Patienten, die die Deutungen des Analytikers als Deutungen erleben und deren Ich stark genug ist, um Deutungen in sich aufzunehmen und sie durchzuarbeiten"*. Die daraus zu ziehende therapeutische Konsequenz, „nicht deutende" Interventionen zu verwenden, wurde jedoch von den Psychoanalytikern in der Folgezeit stets sehr vorsichtig gehandhabt (z.B. Stern et al. 2002).

Wo bei großer struktureller Vulnerabilität dieser psychische Binnenraum nicht verfügbar ist, können auch die gedeuteten Innenvorgänge nicht selbstreflexiv wahrgenommen werden. In einem Psychotherapiebericht schildert ein Psychoanalytiker seine Schwierigkeiten mit einer Borderline-Patientin, er sieht darin den Ausdruck eines Übertragungswiderstandes: Die Patientin versuche die eigentlich von ihr ersehnte gute therapeutische Beziehung abzuwerten; das tue sie insbesondere dadurch, dass sie seine Übertragungsdeutungen uminterpretiere, „wodurch verstehende Elemente nicht zu einem Erkenntnisfortschritt führe".

Selbstverständlich gibt es Übertragungswiderstände in vielen Therapien, aber beim Vorliegen struktureller Störungen erscheint es häufig vergeblich, sie deutend zu bearbeiten. Vielmehr erscheint der Anspruch des Psychoanalytikers, die Dinge rational verstehen zu wollen und sie der Pat. so mitzuteilen, dass sie ihr einleuchten, in seinem kognitiven Ansatz zuweilen unempathisch und unemotional. Der Therapeut reagiert hier nicht auf einer emotionalen Beziehungsebene als antwortendes Subjekt, welches einerseits die Hilflosigkeit und andererseits die Reparationsversuche wahrnimmt, sondern als jemand, der dem Patienten eigene Ansprüche und Konzepte aufdrängt und ihn damit belastet. Die Fallberichte zeigen, wie u.U. eine quälende Verstrickung entsteht und wie viele endlose Bemühungen von beiden Seiten gemacht werden, sich die Situation wechselseitig zu erklären. Das Bild ähnelt dem eines in chronischen Beziehungskonflikten gefangenen Paares, wo sich stets der eine Partner auf einer kognitiven, der andere auf einer emotionalen Ebene äußert, und so die Missverständnisse perpetuiert werden. Der Zeitraum von 300 Sitzungen, welche die Richtlinienpsychotherapie im analytischen Verfahren maximal zur Verfügung stellt, reicht häufig nicht aus, um einen solchen Prozess der Verstrickung aufzulösen und eine positive Entwicklung in Gang zu setzen.

5.5 Primat des Denkens in der Deutung

Mit gutem Grund diskutieren Psychoanalytiker bei ihren neurotischen Patienten die Verzerrung der Realitätswahrnehmung durch das Lust-/Unlustprinzip, d.h. durch illusionäres Wunscherfüllungsdenken oder durch irrationale Ängste, welche aus konflikthaften lebensgeschichtlichen Beziehungserfahrungen stammen. Solche pathogenen Überzeugungen – z.B. von der Feindseligkeit der Objekte und der Hilflosigkeit des Selbst – sind stärker als vernünftige Überlegungen. Als Zielsetzung psychotherapeutischer Bemühungen leitet sich daraus eine Stärkung der bewussten Einsicht in die Realität und ihre Anerkennung ab, was zugleich eine kritische Reflexion der unbewussten Überzeugungen beinhaltet.

Diskussionsbedürftig erscheinen uns allerdings die therapeutischen Mittel, die zu diesem Ziel eingesetzt werden. Hier herrscht zuweilen eine schwer nachvollziehbare Überzeugung vom „Primat des Intellekts" der „die Freiheit des Denkens" wiederherstellen und die unbewusste Wahrheit gewinnen soll. Was wäre aber, wenn diese psychoanalytischen Überzeugungen auf einem Irrtum beruhten, dem Irrtum nämlich, dass es bestimmten Menschen (z.B. Psychoanalytikern) möglich sei, durch Denken zu klären, was für einen anderen Menschen die Wahrheit sei. Der Zweifel daran richtet sich auf den „Primat des Intellekts" der den Anspruch erhebt, einen anderen Menschen „richtig" zu verstehen. Dabei handelt es sich schlimmstenfalls um einen Narzissmus des Logos, um die Fantasie von der Richtigkeit, Klarheit und Allmacht der eigenen Gedanken. Besonders fragwürdig erscheint es, das klare Denken des Psychoanalytikers dem Patienten zur Verfügung zu stellen, damit auch er seinen Denkraum zurückgewinnen kann. Offenbar gibt es keinen Zweifel am richtigen Denken des Psychoanalytikers, keine Zweifel am falschen Denken des Patienten. Daraus kann eigentlich nur eine autoritäre Situation entstehen, eine Situation von Macht und Ohnmacht auf der Ebene der denkenden Realitätseinschätzung. Eine Person, die ihre eigene Position unhinterfragt als richtig annimmt, verlässt die Ebene des Menschlichen, auf der Irrtümer der Realitätseinschätzung an der Tagesordnung sind und verlässt die Ebene der gleichberechtigten Kommunikation, auf der beide Partner etwas zur Klärung einer Situation beitragen können. Der Anspruch eines Psychoanalytikers, die von ihm selbst als wahr erkannte Realitätssicht – meist unter Verwendung von Theorien – seinem Patienten als wünschenswerte Wahrheit anzutragen, birgt ein Risiko für die Entwicklung des Patienten nicht zuletzt für dessen Fähigkeit „sich des eigenen Verstandes zu bedienen", was er nach dem aufklärerischen Impetus der Psychoanalyse eigentlich wagen sollte.

Der entscheidende Mangel des beschriebenen Ansatzes, neben seiner prinzipiellen Setzung einer Ungleichheit, ist seine einseitige Präferenz des Rationalen und seine Vernachlässigung des Emotionalen. Dass jeder Akt des Denkens und die daraus gewonnene Überzeugung auch auf einer emotionalen Evidenz beruht, wird hier nicht gesehen. Realitätsprüfung ist immer auch eine Prüfung der emotionalen Realität; sie schließt die Selbstreflexion des eigenen emotionalen Erlebens in der Situation und ein empathisches Miterleben der Emotionen der Anderen notwendig ein. Ein intellektuelles Urteilen als reines Denken, befreit von affektiven Bestandteilen führt nicht zur Klarheit, sondern mündet schlimmstenfalls in ein unfruchtbares Gedankenkreisen, wie es manche Philosophien kennzeichnet.

5.6 Die Deutung in der übertragungszentrierten Psychotherapie TFP

Eine gründliche Diskussion der Deutung befindet sich in dem Manual von Clarkin et al. zur übertragungszentrierten Psychotherapie TFP (2001), welches in den wesentlichen Punkten übereinstimmt mit Kernbergs (1989) Psychodynamic Psychotherapy of Borderline Patients. „*Wirksame Deutungen sind für den Erfolg der Therapie entscheidend. Ein erfolgreicher Therapeut muss diese Technik beherrschen*“ heißt es hier apodiktisch. In der Deutung äußert der Therapeut eine „*Hypothese zu den unbewussten oder dissoziierten intrapsychischen Konflikten des Patienten, die dessen Worte und sein Verhalten, so wie der Therapeut sie wahrnimmt, erklären könnte*“ (S. 62). Die angestrebte Wirkung der Deutung wird wie folgt definiert: „*Ziel der Deutung ist es, konfliktreiches Material und ... auch Verhaltensweisen, die in Konflikten zwischen abgespaltenen psychischen Anteilen begründet liegen, aufzulösen*“. Als Modell der Wirkweise wird genannt: „*Bei diesem Prozess wird davon ausgegangen, dass durch das Verstehen der zugrundeliegenden unbewussten Motive und Abwehrmechanismen dem Patienten auch seine zuvor scheinbar widersprüchlichen Denkweisen und Verhaltensmuster verständlich werden*“. Clarkin et al. diskutieren das Wesen der Deutung anhand von konkreten Beispielen hinsichtlich der unterschiedlichen Zielsetzungen (Deutung der primitiven Abwehrmechanismen, Deutung der aktualisierten Objektbeziehung, Deutung der abgewehrten Objektbeziehung, Deutung der Übertragung, Deutung der fehlenden Einsicht) und der verschiedenen Deutungsqualitäten (Klarheit, Geschwindigkeit, Angemessenheit, angemessene Tiefe). Die Deutung bildet den dritten Schritt der therapeutischen Interventionen; als zwei Vorstufen werden die Klärung und Konfrontation beschrieben. Klärung beinhaltet die Forderung des Therapeuten, sich die Dinge vom Patienten erklären zu lassen, da er nicht die projizierte Rolle des Allwissenden annehmen möchte. Die Konfrontation macht den Patienten auf diskrepante Informationen aus verschiedenen Informationskanälen aufmerksam und fordert ihn zur Erklärung auf.

Aus unserer konzeptuellen Sicht ergeben sich zwei zentrale Einwände:

- Die zentrale therapeutische Intervention der Deutung, als Hypothese über die unbewusste innere Verfassung des Patienten, ist engstens bezogen auf das theoretische Konzept der Störung – hier ein Konzept der gespaltenen Selbst- und Objektrepräsentanzen mit zugehörigen spezifischen Affektkonstellationen und unreifen Abwehrmechanismen. In allen psychodynamischen Therapien ist ein Großteil der Interventionen theoriegeleitet, aber im Fall der TFP ist der Zusammenhang besonders eng und daher auch riskant: Die deutende Intervention kann nur so gut sein wie die Theorie, bzw. so gut wie der Therapeut, der die Theorie anwendet. Sollte der Therapeut außerstande sein, die Theorie richtig anzuwenden oder sollten sich Teile der Theorie als nicht begründet erweisen, müsste das zentrale Element der Deutung wirkungslos bleiben.
- Der zweite Einwand bezieht sich auf die Theorie der therapeutischen Wirkung der Deutung. Diese ist in der spezifischen Borderline-Behandlung TFP erstaunlich ähnlich wie die Theorie der Deutung in der Neurosenbehandlung: unbewusste Konflikte sollen bewusst gemacht werden, unbewusste Motive und Widersprüche sollen verständlich werden und darauf begründete Verhaltensweisen aufgelöst werden. Unabhängig von den Zweifeln, die gegenüber einer solchen Hoffnung (Problem erkannt, Problem gebannt) grundsätzlich angezeigt sind, macht es die spezifische emotionale kognitive Verfassung von strukturell gestörten Patienten wenig wahrscheinlich, dass sie in der Lage sind, diese komplizierten Neudefinitionen ihrer Innenwelt kognitiv aufzufassen, reflexiv zu nutzen und emotional zu verarbeiten. Speziell die Übertragungsdeutungen („sollten wir versuchen zu verstehen, warum es Ihnen so schwer fällt, ihr Verlangen nach Nähe zu mir zu erkennen und einzugestehen (S.65)“) erscheinen geeignet, mehr die Gegenwehr des Patienten als seine Einsicht zu mobilisieren, da sie ähnlich wie in dem Kleinianischen Fallbeispiel die Bedürftigkeit und Unterlegenheit des Patienten aktualisieren.

Es erscheint freilich auch vorstellbar, dass beherzte Übertragungsdeutungen, ganz gleich ob sie eine dem Patienten bis dahin unbewusste Wahrheit ansprechen oder völlig daneben liegen, geeignet sind, beim Patienten Emotionen zu mobilisieren (sich missverstanden fühlen, sich ärgern, enttäuscht sein, sich wehren und behaupten wollen, die Kontrolle zurückgewinnen, die richtige Beziehung herstellen wollen usw.). Das sind Emotionen, die den Patienten in seinem Inneren und in seiner Beziehung zum Gegenüber verlebendigen und ihm und seinem Psychoanalytiker Material für weitere Beschäftigungen miteinander und mit sich selbst liefern. Es erscheint ferner vorstellbar, dass die so genannten vorgeschalteten Interventionen der Klärung und Konfrontation sehr viel mehr therapeutische Wirkung entfalten als die Deutung. Sie ähneln den spiegelnden Interventionen, welche in der strukturbezogenen Psychotherapie beschrieben werden.

Kernberg und Mitarbeiter haben sich – in der Fassung von 1989 noch deutlicher als im Manual von 2000 – um einen integrativen Ansatz bemüht, der konzeptuell und behandlungstechnisch möglichst viele psychoanalytische Ansätze aus den USA und Großbritannien einbezieht und damit für viele Psychoanalytiker akzeptierbar sein kann. Ob der Versuch, eine neue, auf die Borderline-Störung zugeschnittene therapeutische Ausrichtung psychoanalytisch zu konzeptualisieren und darin in allen wichtigen Punkten strikt psychoanalytisch vorzugehen, wirklich gelingen konnte, muss dahingestellt bleiben. Die Resonanz der Psychoanalytiker blieb, wie immer bei Vorschlägen der Modifikation, verhalten. Unbestreitbar hat das Vorgehen jedoch in einigen Punkten wichtige Breschen geschlagen:

- Die psychodynamische Diagnostik des Borderline-Geschehens zu Behandlungsbeginn und das darauf ausgerichtete therapeutische Vorgehen bedeuten einen ersten wichtigen Schritt zu einem fokalen zielgerichteten Vorgehen (im Gegensatz zu der offenen psychoanalytischen Haltung der Absichtslosigkeit).
- Die konsequente Abklärung der bedrohlich dysfunktionalen Verhaltensweisen des Patienten und die darauf bezogenen Absprachen und Paktbildungen empfehlen dem Psychoanalytiker eine ungewohnt hohe therapeutische Aktivität und Konsequenz (statt der weitgehend rezeptiven Haltung und Handlungsabstinenz).
- Die Empfehlungen zu therapeutischen Interventionen, welche von der Oberfläche zur Tiefe fortschreiten sollen, richten die therapeutische Aufmerksamkeit auf die emotionale Situation des Patienten und deren Klärung und Bearbeitung (statt sich bevorzugt um die Inhalte des Denkens und Fantasierens zu kümmern).
- Was in der TFP als Übertragungsdeutung bezeichnet wird, bezieht sich häufig auf die vom Patienten gestalteten interpersonelle Atmosphäre und bearbeitet damit, ähnlich wie strukturbezogene Psychotherapie, seine aktuellen Affekte und die zugrundeliegenden dysfunktionalen Beziehungsmuster.

Kernberg und seine Arbeitsgruppe zeigen sich hier als Vorreiter für die störungsspezifische Modifikation analytischen Vorgehens, wie sie auch in der strukturbezogenen Psychotherapie eine wichtige Rolle spielt.

Abschließend lassen sich die Risiken der Deutung bei strukturell gestörten Patienten wie folgt zusammen fassen (Tab. 5-5):

Tab. 5-5 Risiken der Deutung bei strukturell gestörten Patienten

• Die Deutung des Psychoanalytikers bedroht das fragile Selbst eines strukturell labilen Menschen, weil sie die Macht beansprucht, zu definieren, „wer der Patient eigentlich ist und was in ihm vorgeht".
• Die eingeschränkte selbstreflexive Fähigkeit des Patienten führt dazu, dass Deutungen kognitiv und emotional nicht verstanden werden und bei dem orientierungsbedürftigen Patienten die Verwirrung vermehren.
• Da Deutungen häufig abgewehrte Bedürfnisse des Patienten ansprechen, werden sie von ihm als Hinweise auf seine Kleinheit, Hilflosigkeit und Bedürftigkeit kränkend erlebt.
• Der häufige Bezug von Deutungen auf Aspekte der Übertragung verstärkt bei strukturell beeinträchtigten Patienten die Affekte von Ohnmacht und Beschämung, während der Psychoanalytiker in die Position des Mächtigen gelangt, der über alles Gute verfügt und es vorenthält.
• Die Bemühungen des Psychoanalytikers, dem Patienten per Deutung sein „klares Denken" zur Verfügung zu stellen, wird von strukturell gestörten Patienten so erlebt, dass ihnen Konzepte, Ansprüche und Bedürfnisse eines Anderen aufgedrängt werden sollen.
• Die Idee vom „klaren Denken" des Psychoanalytikers (und vom falschen des Patienten) verbunden mit der Vernachlässigung emotionaler Aspekte, begünstigt die Ausbildung einer autoritären Situation.
• Die Idee der „richtigen Theorie", welche der Psychoanalytiker seinen Deutungen zu Grunde legt, ist riskant, weil Therapeuten sie falsch verstehen und anwenden können und darüber hinaus, selbst wenn sie sie richtig verstehen, die Theorie sich beständig weiterentwickelt. Danach müssten die in den 70er Jahren gegebenen Deutungen aus der Sicht von heute sehr fragwürdig sein (was sie z.T. wohl auch sind)
• Es ist vorstellbar, dass die Vorbereitungen der Deutung – die Interventionen der Klarifikation und Konfrontation – das eigentliche therapeutische Agens sind, weil sie dem Patienten helfen, sich zu verstehen, während die Deutung als wohlwollende Bemühung des Therapeuten erlebt wird, auch wenn sie inhaltlich nicht zu verstehen ist.

5.7 Das Übersehen struktureller Störungen: Folgenschwere Missverständnisse

Im Folgenden **Fallbeispiel** wird eine analytische Behandlung, die nicht wie im vorgenannten Fall im Kleinianischen Modus, sondern als analytische Psychotherapie geführt wurde, auf den Grundlagen ausführlicher Berichte auf die strukturelle Problematik hin untersucht.

Die Mitte 30-jährige Patientin berichtet eingangs mit sprachlichem Geschick von ihren vielfältigen Lebensproblemen im Bereich der Arbeitsleistung und des Studienabschlusses, der Partnerbeziehung und Sexualität und der Beziehung zu ihrer Elternfamilie. Sie zeichnet das Bild einer komplexen neurotischen Beein-

trächtigung mit phobisch-ängstlichen und zwanghaften Seiten, mit narzisstischen Ansprüchen und depressiven Einbrüchen, mit autoaggressiven Tendenzen und unsicherer libidinöser Ausrichtung auf wichtige Andere. Es könnte sich hierbei um eine neurotische Persönlichkeitsentwicklung handeln, die im Rahmen einer analytischen, unter Umständen auch tiefenpsychologisch fundierten Psychotherapie mit Aussicht auf Erfolg behandelt werden kann.
Es handelt sich aber bei dieser Einschätzung um ein Missverständnis, da das zugrunde liegende Strukturniveau nicht ausreichend gut integriert, sondern eher gering ausgeprägt ist. Die Vorstellung mancher Therapeuten ist nicht zutreffend, dass sich ein reduziertes Strukturniveau an unübersehbar dramatischen Lebenskonstellationen und borderlinetypischen Verhaltensauffälligkeiten ablesen lässt (s. Kap. 7.3). Wenn sich die Persönlichkeitsstörung so offen manifestiert, werden die Einschränkungen des Strukturniveaus rasch ersichtlich. Wenn sich jedoch das strukturelle Problem wie bei der oben genannten Patientin hinter einer stark denk- und sprachorientierten, d.h scheinbar sehr reflektierten und kontrollierten Haltung verbirgt, kann es zu einer Fehleinschätzung kommen. Erst im Therapieverlauf manifestieren sich die strukturellen Defizite und die schwerwiegenden Symptome des selbstschädigenden Verhaltens und der Essstörung.
Das geschieht insbesondere dann, wenn der Therapeut keine strukturelle Diagnostik vornimmt, vielleicht sogar nichts davon weiß. Er beginnt eine analytische Psychotherapie, welche die Patientin nach mehreren Jahren beendet, ohne dass sich etwas an den eingangs genannten „Problemen" geändert hätte. Die Patientin hat das wohlwollende Bemühen des Analytikers registriert, aber auch die Tatsache, dass dieser ihr nicht wirklich helfen kann. Die Probleme sind geblieben, sind eher noch deutlicher und dadurch schlimmer geworden. Dabei hatte sich die Patientin im eigenen Erleben mit allem verfügbaren Engagement dem Unternehmen Psychoanalyse gewidmet, hatte sich dessen Regeln untergeordnet, hatte zeitweise geradezu auf ihr übriges Leben verzichtet, hatte sich von dem Vorgang des Assoziierens, Träumens, Analysierens, Deutens faszinieren lassen und doch blieb als Fazit die Unveränderlichkeit ihrer Situation, ihrer Einstellungen und letztlich auch ihrer Symptomatik.

Tab. 5-6 Strukturelle Störungen: Fehlindikation

Strukturelle Störung kann ohne sachgerechte Diagnostik missverstanden werden als komplexe neurotische Störung mit

- ängstlich-vermeidenden (sozialphobischen)
- depressiven und zwanghaften
- narzisstisch-anspruchsvollen
- impulsiv-aggressiven und
- selbstunsicheren Zügen

Das Missverständnis, dem Patientin und Therapeut gleichermaßen erlegen sind, liegt in der Vorstellung begründet, sie hätten das zentrale Problem der Patientin ins Auge gefasst als sie sich mit den scheinbar neurotisch geprägten Lebensproblemen zu beschäftigen begannen. Das Konzept der neurotischen Störung unterstellt, dass hier verdrängte Bedürfnisse, Wünsche und Impulse unbewusst wirksam bleiben und durch die Aufhebung der Verdrängung wieder verfügbar gemacht und zur reifen Konfliktlösung verwendet werden können. So gut diese therapeutische Arbeit an den inhaltlichen Themen eines neurotischen Konflikts gelingt, so wenig ist sie effektiv im Falle struktureller Störungen. Die Patientin, die z.B. mit ihrem Therapeuten zusammen das inhaltliche Thema „meine Aggressionen" zu klären versucht und dabei ihre andrängende Wut, ihre aggressive Blockiertheit im interpersonellen Verhalten und ihre autoaggressiven Tendenzen untersucht, hat davon im Gegensatz zu einer neurotischen Patientin wenig therapeutischen Gewinn. Die Dinge ändern sich nicht durch diese Einsichten, die Bearbeitung des scheinbar klar umrissenen Themas „meine Aggression" erbringt keine klärenden Einblicke in die eigene innere Situation und verbessert nicht die sozialen Kompetenzen im interpersonellen Verhalten. Warum ist das so? Weil **der Kern der strukturellen Störung nicht im thematischen „Was" liegt** (z.B. meine Aggression, meine Sexualität, meine Beziehung zu den Eltern, etc.), **sondern im „Wie" des Umgangs mit den Themen**. Dieses emotionale Wie ist die zentrale Frage der strukturellen Diagnostik. In dem Fallbeispiel soll dies im Einzelnen verdeutlicht werden:
Wenn wir die Eingangsberichte der Patientin nach der OPD-Logik auf strukturelle Themen hin untersuchen, findet sich eine Vielzahl bedeutsamer Befunde:
Selbsterleben: Wie erlebt die Patientin ihr eigenes psychisches und körperliches Selbst?
Wer ist sie selbst, wie sieht sich selbst, was kann sie im Blick auf sich selbst unterscheiden?
Die Patientin erlebt keine objektbezogenen Emotionen des Handelns. Sie vermittelt ein Grundgefühl der Orientierungslosigkeit und Ratlosigkeit:
„Keine Ahnung, ich verstehe nicht, ich liege herum und grübele, ich weiß nicht, wo ich ansetzen soll, ich weiß nicht, was ich machen soll, nichts interessiert mich wirklich"
Im Versuch, eigene Affekte wahrzunehmen, registriert sie ihre Ratlosigkeit und Irritation angesichts anflutender negativer Affekte:
„Das nervt mich alles, ich weiß nicht genau, was ich fühle, alles ist leer, ich habe einen Widerwillen gegen mich selbst, ich bin voller Hass und denke, wie ich mich zerstören könnte; wenn ich es nicht mehr aushalte, verletze ich mich selbst"
Irritiert ist auch das Erleben der eigenen psychosexuellen Identität:
„Ich möchte keine Frau sein, auch kein Mann, ich kann mit diesem Körper nichts anfangen, er ist mir fremd."

Kommentar: Hier findet sich die in Kapitel 4.7. beschriebene Problematik der Orientierungsstörung. Es hat nur den Anschein, dass die Patientin ihre Lebensschwierigkeiten klar erkannt hat und Hilfe bei deren Bewältigung sucht. Im Grunde ist sie weitgehend ratlos bezüglich der eigenen Person; sie weiß eigentlich nicht, wer sie ist und spürt nicht, was sie möchte und bräuchte, sie hat wenig deutliche Emotionen, die ihr eine Richtung zeigen. Von daher entwickelt sie keine erkennbare intentionale Ausrichtung ihrer Person auf die Welt der Objekte. Vor dem Hintergrund dieser basalen strukturellen Einschränkungen laufen die versuchten aufdeckenden Bearbeitungen von Konflikten (z.B. die Beziehung zu meiner Mutter) auf Dauer ins Leere und führen zu keinen neuen Lösungen. Eine strukturbezogene Psychotherapie steht vor der (schwierigen) Aufgabe, diese basale Unlebendigkeit des Selbsterlebens emotional zu beleben und eine Orientierung in der Objektwelt zu strukturieren. Das geschieht mit (später zu beschreibenden) Interventionen im interaktionellen Bereich, wobei die Technik der Spiegelung eine zentrale Bedeutung besitzt.

Objekterleben: Wie erlebt die Patientin andere Menschen, was kann sie mit ihnen anfangen, welche Einstellungen hat sie zu ihnen?
Das Grundgefühl anderen Menschen gegenüber ist bei ihr bestimmt von der Notwendigkeit, Distanz zu wahren, um sich nicht von etwas Gutem abhängig zu machen oder aber um sich gegen bedrohliche Angriffe zu schützen. Ein Erleben von empathischer Einfühlung taucht nirgendwo auf:

> *„Ich habe ein tiefes Misstrauen gegen die meisten Menschen, ich benutze den Kontakt, weil ich ihn brauche; ich weiß nicht, ob ich diesen Kontakt will oder ob es der Andere ist, der ihn will; ich weiß nicht, wie andere Menschen funktionieren und was sie wollen"*

Kommentar: Die Aussagen lassen deutlich werden, warum die häufig verwendete Formel, dass zu Beginn einer Therapie zuerst einmal eine vertrauensvolle Beziehung aufgebaut werden müsse, in einem solchen Fall nicht realisiert werden kann. Die Patientin weiß eigentlich nicht, was eine Beziehung ist, sie ist basal distanziert mit durchschimmernden misstrauisch-ängstlich und wütenden Affekten. Sie ist darauf angewiesen, die Beziehungssituation selbst zu kontrollieren oder zu funktionalisieren bzw. den emotionalen Bezug ganz zu vermeiden. Eine strukturell bezogene Psychotherapie würde die einzelnen Elemente des interpersonellen Erlebens und Verhaltens zum Gegenstand der gemeinsamen Betrachtung und der übenden Veränderung machen.

Steuerung: Wie kann die Patientin ihre Impulse, Affekte und ihren Selbstwert regulieren?
Ihr Grundgefühl ist es, von inneren Bewegungen überwältigt zu werden und nur mit großer Anstrengung jeweils ein neues Gleichgewicht finden zu können:

„Nach diesem Ereignis war ich stundenlang wütend, ich konnte mich gar nicht einkriegen; ich ziehe mich in die Ecke zurück und bin erstarrt; ich kann nichts Anderes machen als essen und essen, bis es wieder rauskommt; ich habe mir die Haut geritzt"

Kommentar: Angesichts des sehr labilisierbaren inneren Gleichgewichtes birgt jede psychoanalytische Intervention - ob Schweigen oder Deuten - das Risiko der weiteren massiven Beunruhigung, Kränkung und Irritierung. Eine strukturbezogene Therapie muss daher gerade diese Themen der Irritierbarkeit und Kränkbarkeit initial zum Gegenstand machen und Regeln für den gemeinsamen Umgang damit entwerfen.

Abwehr: Welche Abwehr kann die Patientin einsetzen, um ihr Gleichgewicht zu regulieren?
Wie schon im Bereich der Steuerung angesprochen, verfügt die Patientin über wenig effektive und flexible Abwehrmöglichkeiten. Spaltung wird sichtbar („A will mir Böses, B finde ich großartig") und Dissoziation („ich bin gar nicht richtig da, ich stehe die ganze Zeit neben mir")
Kommentar: Die „unreife" Abwehr bestimmt die interpersonelle Situation und zwangsläufig auch die therapeutische Beziehung. Deutungen versetzen die Patientin nicht in die Lage, etwas zu verändern. Strukturbezogene Psychotherapie muss diese Abwehrformen als typische Reaktionsmuster herausarbeiten und Formen des Umgangs damit finden.

Emotionale Kommunikation: Wie bringt die Patientin ihre Affekte Anderen gegenüber zum Ausdruck, wie lässt sie sich von den Affekten Anderer erreichen?
Im Vordergrund steht das Erleben von fehlendem emotionalem Rapport:

„Ich bin zurückgezogen, ich stehe nicht im Kontakt zu irgendjemand; ich sehe darin nichts Positives, es interessiert mich nicht, es nervt mich; alles ist ganz normal"

Gleichzeitig wirkt sie im diagnostischen Gespräch nicht durchgängig verschlossen-distanziert, sondern mit sich beschäftigt und in sich verwickelt, zeitweise auch unabgegrenzt, zu offen und ungeschützt. Die Gesprächspartner erreichen selten einen Punkt der Gemeinsamkeit des Wir und geben sich nie die Bestätigung „jetzt haben wir uns verstanden".
Kommentar: Die psychoanalytische Therapie setzt die Möglichkeiten des emotionalen Austausches voraus, bzw. deutet misslingende Kommunikation als Ausdruck der Abwehr. Strukturelle Psychotherapie arbeitet an dieser Stelle interaktionszentriert und macht das Wie (nicht das thematische Was) der Kommunikation zum ausdrücklichen Gegenstand gemeinsamer Erwägungen.

Bindung: Welches innere Bild von wichtigen anderen Menschen kann die Patientin errichten und emotional besetzen?

Als Grundgefühl wird vermittelt, dass es keine wirklich tragfähige und belastbare Beziehung zu irgendjemandem gibt, auf den die Patientin sich innerlich berufen könnte. Alle relevanten Personen, seien es Angehörige oder Bekannte, scheinen von eigenen Interessen oder Nöten absorbiert, so dass sie nicht zur Verfügung stehen oder sie tragen bedrohliche, „böse" Züge, so dass die Patientin Grund hat, sich gegen sie zu wehren (Was nicht ausschließt, dass die Patientin sich an diese Personen zeitweise regressiv anklammert und sich von ihnen versorgen lässt).
Kommentar: Während psychoanalytische Therapie darauf baut, dass eine lange genug anhaltende therapeutische Beziehung letztlich zur Internalisierung positiver Beziehungserfahrungen führt, bemüht sich die strukturbezogenen Psychotherapie übend darum, wie und wann die Patientin von anderen Personen Unterstützung, Ratschlag, Entlastung, Bestätigung, Begrenzung oder korrigierende Empfehlungen holen kann (zunächst im Außen und dann mehr und mehr im inneren Dialog).

In diesem Fallbericht hat die **diagnostische Suche nach dem strukturellen „Wie"** (Wie erlebt die Patientin sich selbst in der Beziehung zu den Anderen, wie „funktioniert" sie in der Regel, wie geht sie mit inneren und äußeren Problemen und anstehenden Entwicklungsaufgaben um?) die eingeschränkte Verfügbarkeit über zahlreiche strukturelle Funktionen erkennen lassen. Die Struktur ist stellenweise mäßig und überwiegend gering integriert. Auf diesem Funktionsniveau ist die Patientin weitgehend damit beschäftigt, sich notfallmäßig zu regulieren (durch sozialen Rückzug, aggressive Distanzierung, narzisstisches Kontrollieren, zwanghaftes Denkens-Müssen, durch Essanfälle und Selbstverletzungen). Sie hat nicht wirklich jenes Maß an innerer Gelassenheit und die Fähigkeit, sich anzuvertrauen, welche notwendig wäre, um sich auf eine psychoanalytische Therapie einzulassen und in ihr effektiv an inhaltlichen Themen zu arbeiten. Vor allem verfügt sie nicht über einen ausdifferenzierten psychischen Binnenraum, in dem sie selbstreflexiv ihr Erleben und ihre Erfahrungen prozessieren könnte.

Tab. 5-7 Patienten mit strukturellen Störungen sind in der analytischen Psychotherapie häufig:

- überfordert durch die wenig strukturierte Situation
- frustriert durch das Nicht-Antworten des Gegenübers
- verwirrt und persönlich angegriffen durch deutende Interventionen
- regrediert in Richtung auf reale Abhängigkeit
- destruktiv agierend, ohne durch Deutungen daran gehindert zu werden
- ratlos in der Suche nach Bewältigungsstrategien
- unfähig zu einer akzeptablen Begrenzung und Beendigung der Therapie, d.h. Beendigung der Therapie in einem regressiv-bedürftigen, unstrukturierten Zustand des Patienten

Im Nachhinein bedauert die Patientin, der Therapeutin keine erfolgreiche Patientin gewesen zu sein. Ihre Überforderung wird daran erkenntlich, wie sie die psychoanalytische Situation und die Deutungen erlebte: „Ich fühlte mich von ihren Interventionen stets angegriffen und hatte das Gefühl, mich verteidigen und rechtfertigen zu müssen." Zeitweise hatte sie die Hoffnung, dass sie vielleicht durch eine höhere Stundenzahl pro Woche und durch eine sehr viel längere Therapie einen besseren Therapieerfolg hätte erzielen können.

5.8 Die Veränderungschancen für strukturelle Störungen in analytischen und tiefenpsychologischen Psychotherapien

Der Einfluss des Strukturniveaus auf die Ergebnisse psychoanalytischer und psychotherapeutischer Behandlungen wurde bereits in der Menninger Studie (Kernberg et al. 1972) deutlich erkennbar. Generell wurde ein besseres Behandlungsergebnis bei höherem Strukturniveau – damals operationalisiert als hohe Ich-Stärke – festgehalten. Die Borderline-Patienten zeigten ein deutlich schlechteres Behandlungsergebnis der Psychotherapie, eine hohe Rehospitalisierungsrate und hohe Suizidquote; dagegen ließen sich bei den neurotischen Patienten deutlich bessere Behandlungsergebnisse erzielen.

Die Ergebnisse der Praxisstudie analytische Langzeitpsychotherapie (Rudolf, Grande, Keller et al. 2004) bestätigen diese Zusammenhänge. Darüber hinaus zeigt sich, dass die strukturellen Einschränkungen in den kürzeren und niederfrequenten Psychotherapien deutlich weniger therapeutisch verändert werden können als in den frequenteren Psychoanalysen:

86 Foki in 32 analytischen Psychotherapien

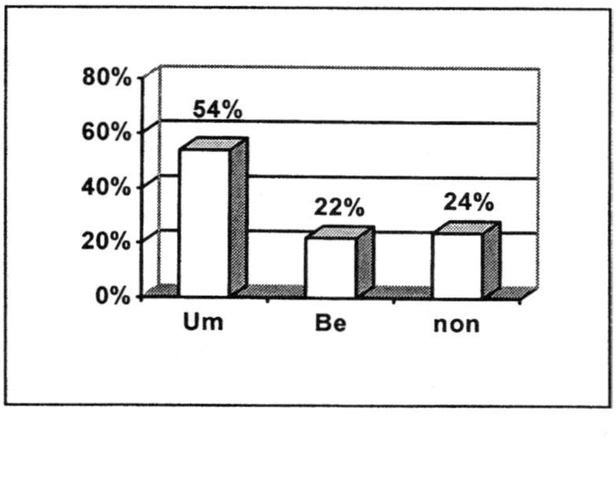

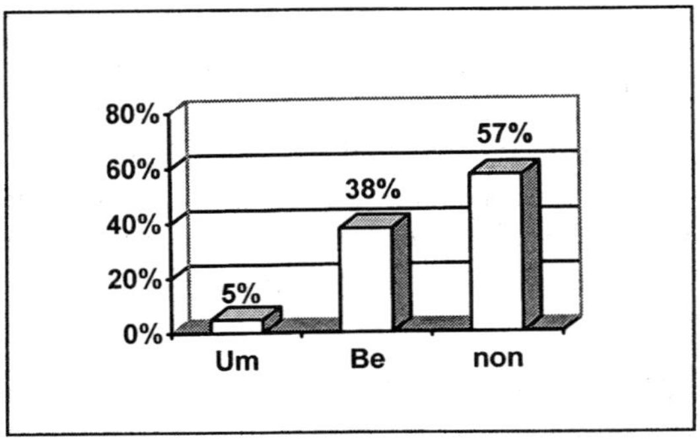

65 Foki in 26 tiefenpsych. Psychotherapien

Abb. 5-1 Häufigkeit der therapeutischen Veränderung in den Strukturfoki im Vergleich von analytischen und tiefenpsychologisch fundierten Psychotherapien

Als Ergebniskriterium wird hier das Ausmaß der Umstrukturierung herangezogen (eingeschätzt durch die unabhängigen Untersucher). Anhand der Ergebnisse der Heidelberger Umstrukturierungsskala (Rudolf et al 2002) sind hier 3 Intensitätsstufen der therapeutischen Umstrukturierung definiert:

Um bedeutet eine weitreichende Umstrukturierung bei Therapieende (2x Stufe 5 der Umstrukturierungsskala erreicht);

Be bedeutet Bewältigung, in welcher zumindest eine bewusste Auseinandersetzung mit dem Konfliktthema gelungen ist (2x Stufe 4 auf der Umstrukturierungsskala erreicht)

Non bedeutet, dass keine Umstrukturierung im obigen Sinne erzielt wurde (weniger als 2 Foki haben zum Ende hin Stufe 4 erreicht).

Dieses Ergebnis verweist auf die unterschiedliche Wahrscheinlichkeit, mit der strukturelle Foki in Psychoanalysen und Psychotherapien umstrukturiert werden.

Wenn wir den Blick nicht auf das Therapieverfahren, sondern auf die Fokusthemen richten, zeigt es sich, dass bestimmte strukturelle Themen eine größere, andere eine geringere Veränderungschance aufweisen.

Vergleicht man die Quote der therapeutischen Veränderungen in den einzelnen Fokusthemen (Psychoanalyse und Psychotherapien zusammengefasst) zeigt es sich, dass in den Bereichen der Objektwahrnehmung und der Bindung die höchste Rate der nicht gebesserten Strukturfoki (59 bzw. 60%) vorliegt. Dagegen ist die Quote der gebesserten Fokusthemen relativ am höchsten bei den strukturellen Themen aus dem Bereich der Selbststeuerung und der Kommunikation.

Tab. 5-8 Prozentuale Häufigkeit der Umstrukturierung bei Strukturfokusthemen

Strukturthemen	Um	Be	non	N= Foki
Selbstwahrnehmung	35%	26%	39%	31
Selbststeuerung	34%	44%	22%	34
Abwehr	35%	13%	50%	8
Objektwahrnehmung	22%	18%	60%	28
Kommunikation	27%	41%	32%	22
Bindung	18%	23%	59%	22

Wir schließen daraus, dass in einer strukturbezogenen Psychotherapie die Themen der Objektwahrnehmung und der Bindung besondere Beachtung finden müssen. In den hier untersuchten Therapien erzielten einzelne Strukturitems wie ganzheitliche Objektwahrnehmung, Empathie, Internalisierung und variable Bindung mit 80–100% fehlender Besserung ein besonders ungünstiges Ergebnis.

Nachdem gezeigt wurde, wie schwer es fällt, einzelne Strukturmerkmale in den herkömmlichen Psychotherapien positiv zu beeinflussen, soll abschließend der Einfluss des Strukturniveaus bei Behandlungsbeginn berücksichtigt werden. Dabei zeigt sich, dass das gute Strukturniveau eine vergleichsweise geringe Rolle spielt. Ausschlaggebend ist die Relation zwischen mäßig und gering integriertem Strukturniveau: Je besser das Behandlungsergebnis, desto weniger Patienten zeigen bei Behandlungsbeginn ein gering integriertes Strukturniveau oder umgekehrt: Geringes Strukturniveau bei Behandlungsbeginn erhöht die Wahrscheinlichkeit eines ungünstigen Behandlungsergebnisses.

Der Zusammenhang wird besonders deutlich, wenn die beiden kontrastierenden Outcome-Gruppen („Umstrukturiert" (Um)) und („Unverändert" (non)) bezüglich ihres Anteils gering integrierter Struktur bei Behandlungsbeginn verglichen werden. Der Vergleich erfolgt für die 6 strukturellen Dimensionen (siehe Abb. 5-5, Seite 129).

In der Gruppe der wenig gebesserten Patienten ist das Ausgangsniveau gering integrierter Struktur jeweils doppelt so hoch wie in der guten Ergebnisgruppe

„Umstrukturiert". Die stärksten Auffälligkeiten in den wenig gebesserten Gruppen betreffen auch hier:

- Objektwahrnehmung — 69% gering integriert bei Therapiebeginn
- Bindung — 56% gering integriert bei Therapiebeginn

Diese beiden Dimensionen waren bereits in der vorigen Untersuchung als auffällig identifiziert worden.

Der Befund bestätigt nochmals, dass die strukturellen Themen der Objektwahrnehmung und Bindung in der strukturbezogenen Therapie besonders beachtet werden müssen.

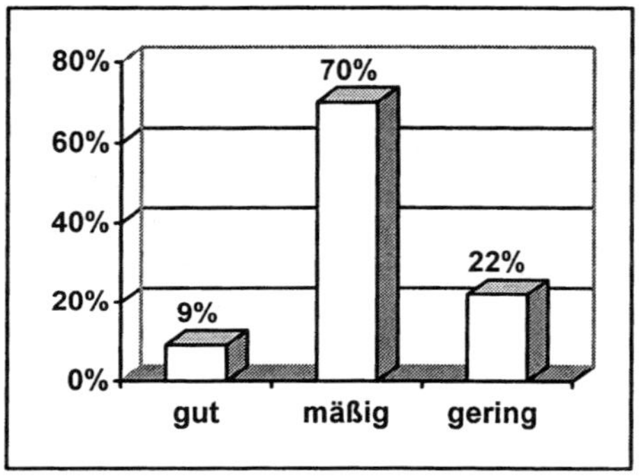

Abb. 5-2 Anfängliches Strukturniveau in der Outcome-Gruppe „Umstrukturierung"

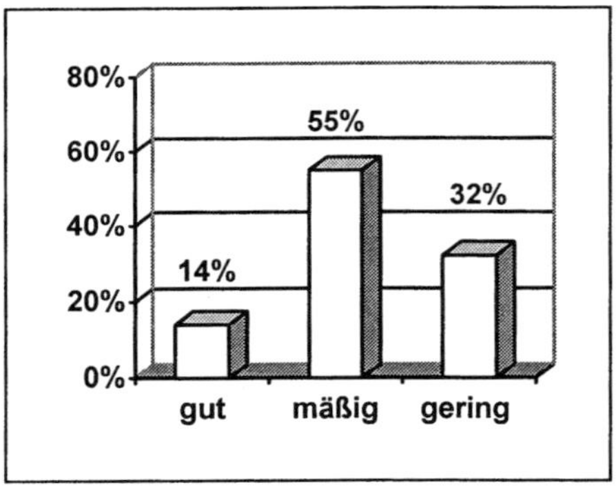

Abb.5-3 Anfängliches Strukturniveau in der Outcome-Gruppe „Bewältigung"

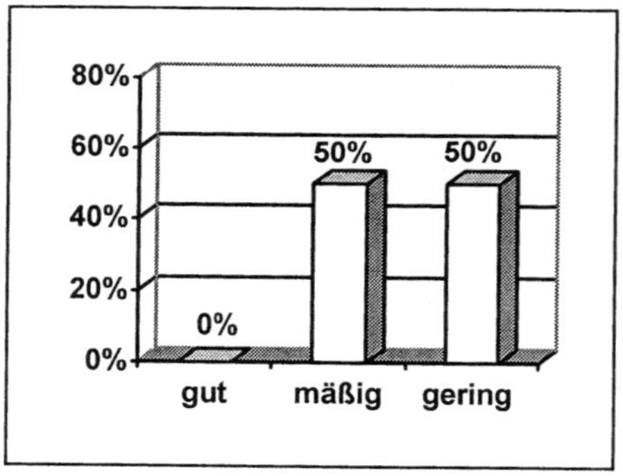

Abb. 5-4 Anfängliches Strukturniveau in der Outcome-Gruppe „Unverändert"

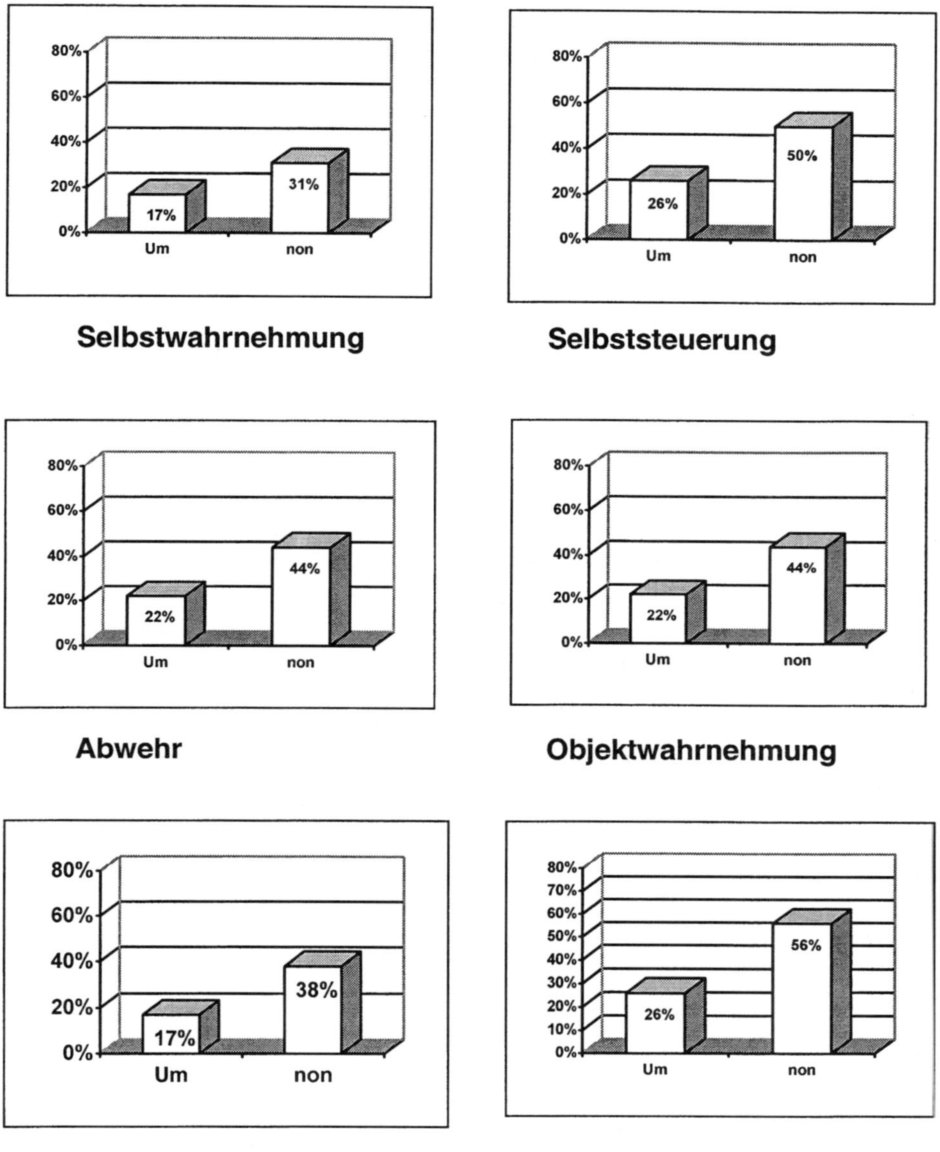

Abb. 5-5 Anteil integrierter Struktur in den 6 Strukturdimensionen bei Behandlungsbeginn

Ein Prä-Postvergleich des durchschnittlichen Strukturniveaus lässt zudem erkennen, in welchem Maße strukturelle Auffälligkeiten zum Behandlungsergebnis beitragen:

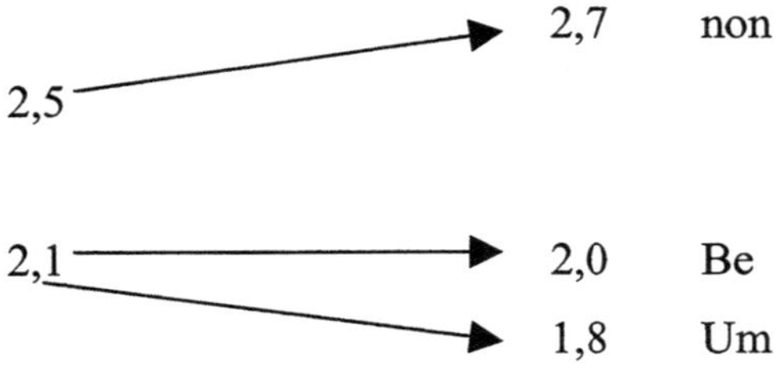

Abb. 5-6 Ausgangswert und Endwert des Strukturniveaus in den 3 Outcome-Gruppen

Das Ergebnis zeigt, dass die Gruppe der am wenigsten gebesserten Therapien (non) bei Therapiebeginn ein durchschnittlich schlechteres Strukturniveau aufweist und im Behandlungsverlauf nochmals eine Tendenz zur Verschlechterung erkennen lässt. Die beiden gebesserten Gruppen haben ein günstigeres strukturelles Ausgangsniveau; die am stärksten gebesserte Outcome-Gruppe Um lässt zudem im Therapieverlauf eine Besserung des Strukturniveaus erkennen.
Diese Einschätzung der unabhängigen Untersucher wird durch die initiale **Einschätzung der Therapeuten** bestätigt, was das gering integrierte Niveau angeht. Auch sie schätzen das initiale Strukturniveau in jener Patientengruppe am geringsten ein, die später das schlechteste Ergebnis hat.

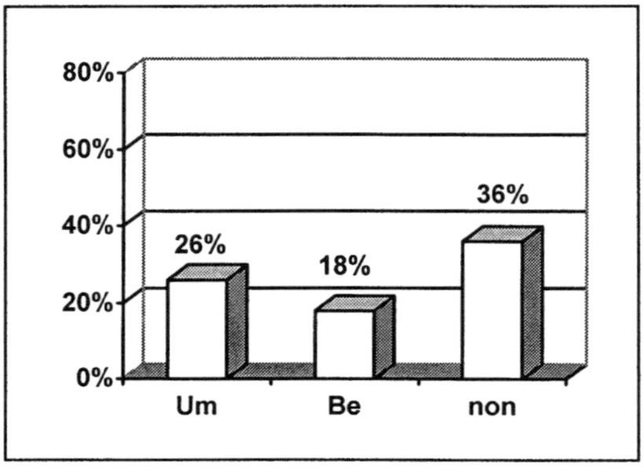

Abb. 5-7 Gering integriertes Strukturniveau bei Behandlungsbeginn (Therapeuteneinschätzung)

Die vorgenannten Daten stammen aus der Praxisstudie Analytische Langzeittherapie. Auch Spitzer et al. (2004) kamen in einer Untersuchung an 102 stationär psychiatrisch behandelten Patienten zu dem vergleichbaren Ergebnis, dass sich „70% der gut integrierten Patienten, 60% der mäßig integrierten und nur 25% der gering integrierten statistisch signifikant besserten."

Fazit: Die empirischen Daten bestätigen den Eindruck, der aus den vorgenannten Einzelfallbeispielen gewonnen wurde: Je ausgeprägter strukturelle Probleme vorliegen, desto schwieriger wird es, mit Hilfe unmodifizierter analytischer und tiefenpsychologischer Therapie diese Bereiche therapeutisch zu erreichen. Hier liegt die Notwendigkeit einer therapeutischen Modifikation begründet, welche konzeptuell und behandlungstechnisch auf die strukturelle Thematik ausgerichtet ist.

5.9 Sind neue therapeutische Entwicklungen in der Psychoanalyse möglich?

Nachdem die Notwendigkeit und Zweckmäßigkeit therapeutischer Modifikation im Blick auf die strukturelle Thematik klinisch, theoretisch und empirisch begründet wurde, könnten wir eigentlich mit der Darstellung der strukturbezogenen Therapie beginnen. Es erscheint jedoch sinnvoll, an dieser Stelle nochmals kurz zu diskutieren, warum ein solches Vorgehen innerhalb der Psychoanalyse zwangsläufig auf Widerstand stößt und darum möglicherweise nur außerhalb ihres mainstreams realisiert werden kann.

Psychoanalyse ist ein „Verfahren zur Untersuchung seelischer Vorgänge", das „auf den mannigfaltigsten Gebieten des geistigen Lebens angewendet" werden kann (Freud 1925), ebenso wie sie „als Verfahren der Behandlung von nervös Kranken" ausgeübt wird. Ihr zentrales Bestimmungsstück ist eine spezifische Theorie der menschlichen Persönlichkeit.

Die therapeutische Zielsetzung der Psychoanalyse wird durch den Begriff der „analytischen Psychotherapie" gefasst. Genau genommen müsste der Plural ‚analytische Psychotherapien' verwendet werden, denn mittlerweile gibt es eine große Bandbreite von therapeutischen Ansätzen, welche ihre Konzepte und Behandlungstechniken aus der Psychoanalyse abgeleitet haben. Im deutschsprachigen Raum ist die analytische Psychotherapie jene Therapieform, die in ihrem Setting (frequente Langzeittherapie im Couch-Setting) die größte Nähe zur Psychoanalyse aufweist. Andere, als tiefenpsychologisch oder psychodynamisch charakterisierte Verfahren verwenden psychoanalytische Elemente in vergleichsweise kürzeren Behandlungen und unterschiedlichem Setting der Einzel-, Gruppen-, Paar-, Familien-, Jugendlichen-, etc. -behandlung (Janssen 2000). Im internationalen Sprachgebrauch werden alle psychoanalytisch basierten Therapien als „psychodynamische Psychotherapie" zusammengefasst.

Im Feld aller Psychotherapien, auch der psychoanalytisch begründeten, vollziehen sich in jüngerer Zeit wichtige Entwicklungen auf mehreren Ebenen:

- Im therapeutischen Umgang mit spezifischen Störungen werden behandlungspraktische Modifikationen erprobt

- Die gewonnenen therapeutischen Erfahrungen führen zur Weiterentwicklung der Störungskonzepte (z.B. bezüglich Persönlichkeitsstörungen)
- Die Konzepte begründen die Entwicklung von diagnostischen und therapeutischen Vorgehensweisen.
- Die solchermaßen modifizierten diagnostischen und therapeutischen Verfahren können auf ihre Effektivität und Effizienz hin wissenschaftlich überprüft werden.
- Die konzeptuell begründeten und wissenschaftlich evaluierten Therapieansätze können in standardisierter Form (manualisiert) niedergelegt und in Fort- und Weiterbildungen gelehrt und supervidiert werden.

Entwicklungen dieser Art vollziehen sich notwendigerweise angesichts neuer Aufgaben – an neuen Störungsbildern, unter veränderten gesellschaftlichen Bedingungen, auch angesichts sich wandelnder Bedingungen der Krankenversorgung und des Gesundheitssystems unter dem Einfluss der Forderung nach Ergebnistransparenz und Qualitätssicherung. Sie zielen nicht darauf ab, Altes durch Neues zu ersetzen, sondern das Bestehende durch Integration von neugewonnenen, theoretisch erarbeiteten und wissenschaftlich geprüften Ansätzen zu erweitern. Der psychoanalytische Begriff der Identität bietet ein gutes Beispiel für die Verflechtung von Kontinuität und Entwicklung, für das Sich-selber-im-Wesentlichen-gleichbleiben und sich doch im Sinne der Reifung und funktionellen Adaptivität ständig fortentwickeln.

Psychoanalyse, so wurde oben gesagt, wirkt durch den reichen Schatz ihrer differenzierten Theorie und durch die sich ständig erweiternde psychoanalytische Erfahrung befruchtend auf die therapeutischen Anwendungen. Psychoanalyse als soziales System kann aber auch hemmend auf neue Entwicklungen einwirken; sie warnt vor Irrwegen und droht jenen mit Ausschluss, die vom *Mainstream* der tradierten Überzeugungen abweichen. Hier wird eine sehr bewahrende Haltung sichtbar, die sich mit einer starken Überzeugtheit von der Richtigkeit der eigenen Annahmen gegen alles Andere abgrenzt. Aus einer strikten psychoanalytischen Perspektive können modifizierte analytische Psychotherapien nie das Richtige und Eigentliche bieten, sie sind nicht Psychoanalyse im eigentlichen Sinne, „psychoanalysis properly done". Sie laufen stets Gefahr, als zweite Wahl angesehen zu werden, sind stets zu kurz, beschäftigen sich mit äußeren Lebensthemen des Patienten statt mit der psychoanalytisch relevanten inneren Situation, sie verfolgen Ziele wie Verbesserung der Gesundheit statt sich auf die Durcharbeitung der negativen Übertragung zu konzentrieren, sie ordnen sich den Zwängen des Gesundheitssystems unter, was nicht selten in der Formel vom „vorauseilenden Gehorsam" als Unterordnung unter äußere Repressionen gleichgesetzt wird.

Die genannten Extrempositionen halten dennoch viele Psychoanalytiker nicht davon ab, ihr Vorgehen unter dem Einfluss weiterentwickelter theoretischer Konzepte und unter dem Druck sich wandelnder klinischer Bilder zu modifizieren. Ein gutes Beispiel bildet die übertragungszentrierte Therapie TFP, welche von Kernberg und seiner Arbeitsgruppe zur Behandlung der Borderline-Störung entwickelt wurde. Kernberg hat den Vorteil, dass er aufgrund seiner sich über Jahrzehnte erstreckenden, außergewöhnlich intensiven klinischen, publikatorischen und berufspolitischen Aktivität eine unangefochtene psychoanalytische Autorität darstellt und daher beanspruchen darf, für „die Psychoanalyse" zu sprechen, selbst wenn er in einzelnen Punkten von dem traditionellen Vorgehen abweicht. Andere Autoren, die weniger gut positioniert sind und sich nur als Spezialisten eines Gebietes ausweisen können, tun sich entsprechend schwerer, Resonanz oder gar Akzeptanz der psychoanalytischen Gemeinschaft zu gewinnen.

5.10 Schwierigkeiten der Psychoanalyse im Umgang mit empirischen Befunden

Ein spezielles Problem bildet die Einstellung der psychoanalytischen Community zu Wissenschaft und Forschung. Forschung, speziell solche mit empirischen Ansätzen, führt aus der Sicht einer traditionellen Psychoanalyse zur Verdinglichung der psychoanalytischen Situation und erscheint daher völlig unangemessen. Das Konzept der psychoanalytischen Beziehung als einer eng verflochtenen intersubjektiven Situation wird konzeptuell als Dyade verstanden, welche durch das Hinzukommen eines Dritten (z.B. einer Forschungsfrage, eines Forschers, Interviewers, Tonbands, Videos, etc.) nicht nur gestört, sondern zerstört wird. Für die primärprozesshaft zeitlose, aufs engste verwobene Dyade beinhaltet Veränderung und Entwicklung die Gefahr des Getrenntwerdens. Das Hinzukommen des Dritten und sei es auch nur das einer kritisch fragenden Position wird als Einbruch eines qualitativ Neuen verstanden, welches den Fortgang des Bisherigen unmöglich macht.

Unter solchen Prämissen ist jede Planung von Forschung unmöglich und jede durchgeführte Forschung vergeblich, weil sie das, was sie beforschen sollte, bereits zwangsläufig zerstört hat.

Freilich ist damit auch jede kritische Reflektion des eigenen Tuns unmöglich gemacht und es bleibt nur das kollektive Für-wahr-halten der eigenen Überzeugung. Dies ist einer quasi religiösen Einstellung des Glaubens näher als einer wissenschaftlich fundierten Position des Zwangsläufig-immer-nur-vorläufigen Wissens. Das Zusammenhalten im Glauben an eine gemeinsame Wahrheit lässt sich möglicherweise auf die Situation der emigrierten Psychoanalytiker zurückführen, von denen viele als Juden verfolgt wurden. Die jüdische Kultur verstand es seit jeher als ihre Aufgabe, trotz aller Verfolgung die Schrift und das darin niedergelegte Wort zu bewahren. Die Schrift besaß die Bedeutung eines Vertragstextes zwischen Gott und den Menschen, so dass zwar vielfältige Auslegungen möglich, aber nicht die geringste Veränderung des Wortlauts vorstellbar waren. In vergleichbarer Weise richtet sich die bewahrende Haltung

der emigrierten Psychoanalytiker auf die psychoanalytische Lehre als einer in allen ihren Einzelheiten zu schützenden Wahrheit. Hinzu kommt die Tatsache, dass die deutschsprachigen Psychoanalytiker, die nach Kriegsende zunächst eigene Linien der konzeptuellen Entwicklung gebildet hatten, mit Beginn ihrer kritischen Auseinandersetzung um die NS-Zeit und deren Folgen ihr theoretisches Augenmerk verstärkt auf die in angelsächsische Länder emigrierten Psychoanalytiker und deren psychoanalytische Konzepte richteten. Vielleicht macht es dieser emotionale Hintergrund heute so schwer, mit psychoanalytischen Konzepten ähnlich kritisch prüfend und entwicklungsfreudig umzugehen wie mit anderen wissenschaftlichen Befunden. Dass auf diese Weise eine „paranoide Position" geschaffen wird, von deren Durcharbeitung in der Psychoanalyse so oft die Rede ist, scheint vielen nicht aufzufallen; sie sind überzeugt, wegen der besonderen Wahrheit, die sie zu schützen haben, verfolgt und angegriffen zu werden. Jemand, der innerhalb der psychoanalytischen Gemeinschaft kritische Fragen aufwirft, wird daher nur zu leicht als nicht mehr zum inneren Kreis gehörig eingeschätzt und den äußeren Verfolgern zugerechnet.
Natürlich teilen nicht alle Psychoanalytiker diese fundamentalistische Haltung, aber diejenigen, die sie vertreten, sind dennoch öffentlichkeitswirksam genug, um auf die Übrigen Druck auszuüben und jenen, die nicht strikt konservativ-psychoanalytisch sind, zuzurufen: „Ist das noch Psychoanalyse?" So geht die Verweigerung kritischer Selbstreflexion einher mit einer Selbstidealisierung des eigenen Tuns. Die Selbstidealisierung des Rechthabens und auf der richtigen Seite-stehens verleugnet die Position des Getrenntseins des Einzelnen, der die Welt stets nur aus seiner Perspektive wahrnehmen kann, der einseitig, einsam und irrtumsanfällig ist.
In diesem Zusammenhang scheint es auch wichtig, sich über die Rolle des Patienten Gedanken zu machen. Er darf an der Bedeutsamkeit des Psychoanalytikers qua Dyade partizipieren, ohne allerdings jemals wirklich in die Geheimnisse eingeweiht zu werden. So bleibt der Patient ein Laie unter Priestern, jemand, auf dessen Meinung und Überzeugung es letztlich nicht ankommt. Das erklärt z.B. den Widerspruch, den Forschergruppen hervorrufen, welche Patienten in Interviews nach ihren Meinungen und Erklärungen befragt haben. Im äußersten Falle muss man manchen traditionellen Gruppierungen der Psychoanalyse eine theokratische Grundorientierung zuschreiben, welche sehr weit entfernt ist von den Idealen der Aufklärung mit ihren gleichberechtigten Menschen und dem zentralen Appell: „Wage es, selber zu denken". Für die große Menge der praktizierenden Psychoanalytiker trifft das nicht zu, sie ist aber dennoch anfällig für Verlautbarungen aus einem „heiligen Offizium", welches über die psychoanalytische Wahrheit wacht.
So pragmatisch und innovationsoffen viele praktisch tätige Psychoanalytiker sind, so konservativ äußern sich viele ihrer Wortführer. Dieser Konservativismus hat u.a. dazu geführt, dass sich das Interesse der theoretischen Diskussion und Weiterbildung ganz auf die frequente Psychoanalytische Langzeittherapie

zentrierte. Dabei vernachlässigte man die Entwicklung und Ausbildung in modifizierten Verfahren, z.B. in der tiefenpsychologisch fundierten Psychotherapie, die nun seit Inkrafttreten des Psychotherapeutengesetzes aller Orte in eigenen Weiterbildungsstätten gelehrt wird und für sich in Anspruch nimmt, die eigentlich kreative Fortentwicklung psychoanalytischer Grundgedanken zu leisten. Vielleicht ist es in diesem Zusammenhang hilfreich, dass der wissenschaftliche Beirat für Psychotherapie einen wissenschaftlich begründeten Unterschied zwischen Psychoanalyse und tiefenpsychologisch fundierter Psychotherapie nicht bestätigen konnte und beide als „Psychodynamische Therapie" zusammenfasste.

Ein weiterer wichtiger Entwicklungseinfluss kommt in den beiden zurückliegenden Jahrzehnten aus dem Bereich der psychodynamisch-stationären Psychotherapie in den Psychosomatischen Universitätskliniken und psychotherapeutischen Fachkliniken. Die hier ausgebildeten Therapeuten haben gelernt, sich mit psychodynamischen Ansätzen flexibel auf unterschiedlich schwere Störungen einzustellen und vor allem auch therapeutisch multimodal sowohl die sprachgebundenen als auch die „non-verbalen", d.h. kunst- und gestaltungstherapeutische, musiktherapeutische, körperorientierte Ansätze zu nutzen und darüber hinaus verhaltensorientierte Therapieelemente einzubeziehen.

So zeichnet sich im psychodynamischen Bereich eine Entwicklung in Richtung auf ein sehr breites Spektrum von therapeutischen Konzepten und Praktiken ab; es reicht von kleinen konservativen psychoanalytischen Gruppierungen (die sprachmächtig ihr Verfahren gegen wirkliche und vermutete Angriffe verteidigen) über die große Gruppe der pragmatischen Psychoanalytiker, (die an ihren Patienten und deren wirksamer Behandlung interessiert sind,) über die Gruppe der tiefenpsychologisch fundierten Psychotherapeuten (die durch eine große Heterogenität ihrer psychodynamischen und humanistischen Vorerfahrungen gekennzeichnet ist) zu den psychosomatischen Psychotherapeuten (die ihre therapeutischen Erfahrungen im klinisch-stationären Bereich an schwer gestörten Patienten erwoben haben). Auch in der Gruppe der analytischen Kinder- und Jugendlichenpsychotherapeuten spiegelt sich dieses Spektrum wider.

Künftig hin werden die gesellschaftlichen, gesundheitspolitischen und speziell ökonomischen Bedingungen alle diese Gruppen zwingen, sich stärker als bisher zu verständigen und sich gemeinsam um konzeptuelle Klärung und wissenschaftliche Fundierung und um Wege der Qualitätssicherung zu bemühen. Darin liegt die Chance der kreativen Weiterentwicklung in einem bereits differenziert ausgestalteten und gesellschaftlich zur Zeit noch gut verankerten Therapiesystem.

6 Manual zur strukturbezogenen psychodynamischen Therapie: Allgemeine Strategien und spezifische Interventionen

6.1 Störungsdynamik und Interventionen

Nachdem die behandlungspraktischen Schwierigkeiten eines strikt psychoanalytischen Vorgehens in der Therapie strukturell gestörter Patienten aufgezeigt und die theoretischen Schwierigkeiten in der Rezeption empirischer Befunde wie die Korrektur zentraler Hypothesen diskutiert wurden, kommen wir zur inhaltlichen Darstellung der strukturbezogenen Psychotherapie (dazu Horn et al. 2002, Rudolf 2002a, c) . Diese werden wir immer wieder mit der herkömmlichen psychoanalytischen Position vergleichen.

Tab. 6-1 Strukturbezogene Psychotherapie

- **Konzept:**
  - Struktur der Persönlichkeit und ihr Funktionsniveau
  - Fähigkeit zur Selbst- und Beziehungsregulierung
  - Entwicklungspsychologische Fundierung der Struktur
- **Diagnostik** zu Qualität und Ausmaß struktureller Störung
  - Wo ist der Patient strukturell vulnerabel?
  - Welches Integrationsniveau liegt vor?
  - Welche Bewältigungsmuster liegen vor, die zusammenbrechen können ?
- **Therapie:**
  Die strukturelle Vulnerabilität wird nicht als Epiphänomen von unbewussten Konflikten betrachtet, sondern als Problem sui generis (z. B. Kränkbarkeit, Impulsivität, Empathiedefizit etc.).
  - Das erfordert spezifisch modifizierte Therapeutische Haltungen, Therapeutische Zielsetzungen, Therapeutische Interventionen

Patienten mit strukturellen Störungen verlieren unter Belastung in sehr spezifischer Weise ihre *Selbstwirksamkeit.* Sie tun sich schwer mit ihrer **Selbstregulierung** (speziell Affektregulierung) und ihrer **Beziehungsregulierung** (speziell Konfliktlösung und Hilfesuchverhalten). In dieser Verfassung sind Patienten außerstande, ihrer anflutenden Emotionen Herr zu werden, sie können sich selbst nicht „einkriegen", sind geflutet von Verzweiflung, wütender und trauriger Erregung oder Panik. Unter Umständen stellt sich die Gegentendenz der emotionalen Entleerung und Erstarrung als eine Notfallreaktion ein.

In dieser Verfassung sind sie auch nicht in der Lage, eine Beziehung herzustellen, die ihnen helfen könnte, sich zu beruhigen. Ihre lauten oder stummen Appelle werden nicht gehört und rufen bei vertrauten Personen wie Eltern, Partnern oder Kollegen Unverständnis oder Ablehnung hervor. Wo schon die potentiell hilfreichen Beziehungen misslingen, scheitern konflikthafte Beziehungen erst recht. Spannungen mit Angehörigen, Freunden oder Kollegen eskalieren bis zum Äußersten, weil die Patienten sich massiv missverstanden, angegriffen, zurückgewiesen, entwertet oder bedroht fühlen. (Im beruflichen Feld z.B. als Erleben von „Mobbing", im privaten Bereich als sich immer wieder ähnlich einstellende Beziehungskrisen). Aus der Perspektive der Patienten sind die Gründe für die emotionalen Krisen oder Beziehungskrisen eindeutig im Außen, d.h. im Fehlverhalten der Anderen begründet (Rudolf 1996, 1999).
Eine traditionell psychoanalytische Intervention zielt auf ein In-Worte-Fassen und damit Erklären und Verstehen einer konflikthaften inneren Situation des Patienten, in der Regel fokussiert auf die Aktualisierung in der Übertragung. Ihre therapeutische Hoffnung ist es, dass für den Patienten das sich selbst Verstehen-Können und von anderen Verstanden-Werden eine Entlastung, Beruhigung und Neuorientierung nach sich zieht. Es zeigt sich, dass diese therapeutische Hoffnung bei strukturellen Störungen oft vergebens ist. Die Patienten verstehen weder ihren Psychoanalytiker noch sich selbst, sie geraten unter zunehmende innere Spannung und bedürftige Abhängigkeit von ihren Therapeuten. Daher zielt die strukturbezogene Psychotherapie darauf ab, die zeitraubenden und emotional belastenden Verwicklungen dadurch zu vermeiden, dass sie eine andere therapeutische Haltung und einen anderen Typus von therapeutischen Interventionen zur Verfügung stellt. Indem sie nicht in Deutungen auf die Bedürftigkeit und Hilflosigkeit der Patientin hin interveniert und den Therapeuten nicht zur Übertragungsfigur nimmt, von dem die Befriedigung dieser Bedürfnisse erwartet wird, vermeidet es die strukturbezogene Psychotherapie, die negative Beziehungserfahrung in der Übertragung zu deuten.
Bei strukturellen Störungen sind keine umschriebenen Konflikte intrapsychisch abgelagert und es fehlt der psychische Binnenraum, in dem sie sich ereignen und in dem sie reflektiert werden könnten. Die Psychodynamik ist weniger eine intrapsychische als eine interpersonelle. Die psychodynamisch relevanten Interventionen können sich daher nicht deutend an einen ungelösten Konflikt wenden, sie müssen sich auf die interpersonelle Situation ausrichten. Hier ist für den Patienten der Ort des leidvollen Erlebens; sei es, dass das menschliche Miteinander als emotional spannungsreich-ängstigend oder frustrierend erlebt wird, sei es, dass der Rückzug aus der problematischen Objektwelt in die quälende Leere führt und zu selbstschädigenden Handlungen Anlass gibt. In diesem Feld des Zwischenmenschlichen platziert, sollen die therapeutischen Interventionen die Not des Patienten annehmen – sich ihrer erbarmen könnte man im Begriff von Heigl-Evers und Heigls sagen – um dann etwas aufzubauen, das

dem Patienten mehr und mehr zur Verfügung stehen kann, ihm jene Struktur vermittelt, die er bis dahin entbehrt hatte.
Im Sinne von Heigl-Evers und Heigls „Prinzip Antwort“ versucht der Therapeut dem Patienten seine Wahrnehmungen und emotionalen Reaktionen zur Verfügung zu stellen. Dabei übernimmt er verschiedene Rollen des wohlwollenden, zuverlässigen Begleiters, Trainers, Coachs und Mentors, d. h. er personifiziert Aspekte einer elterlichen oder ersatzelterlichen Bezugsperson.

6.2 Strukturbezogene Psychotherapie im Unterschied zur Psychoanalyse

Psychoanalytische Therapie fokussiert das Erleben und Verhalten des Patienten in der Übertragungsbeziehung.
In der analytischen Situation untersucht der Therapeut, wo der Patient ihn aus der Perspektive seiner konflikthaften biographischen Beziehungserfahrung erlebt. Der Therapeut begibt sich in diese Übertragungsbeziehung und zieht sie auf sich. Alles Erleben und Verhalten des Patienten wird von ihm aus dieser Perspektive psychodynamisch verstanden und deutend durchgearbeitet. Die emotionale Involviertheit, mit der dies von beiden Seiten aus geschieht, ist entscheidend für den erfolgreichen Fortgang des therapeutischen Prozesses (Wilke et al. 2002).
Das geschieht unter der Voraussetzung, dass der Patient über stabile Fähigkeiten zur Selbst-Objekt-Differenzierung verfügt, so dass er sie in der therapeutischen Situation auch vorübergehend regressiv aufgeben und danach zurückgewinnen kann.

Strukturbezogene Psychotherapie gestaltet die therapeutische Situation so, dass der Patient bei sich bleiben kann und die Entwicklung einer Übertragungsneurose nicht gefördert wird. Das geschieht unter der Voraussetzung, dass der Patient nicht sicher über die Fähigkeit zur Selbst-Objekt-Differenzierung verfügt, so dass diese gestützt und gefördert werden muss und nicht durch regressive therapeutische Prozesse weiter labilisiert werden soll. Die Prinzipien der strukturbezogenen Psychotherapie lassen sich an den folgenden Skizzen ablesen:

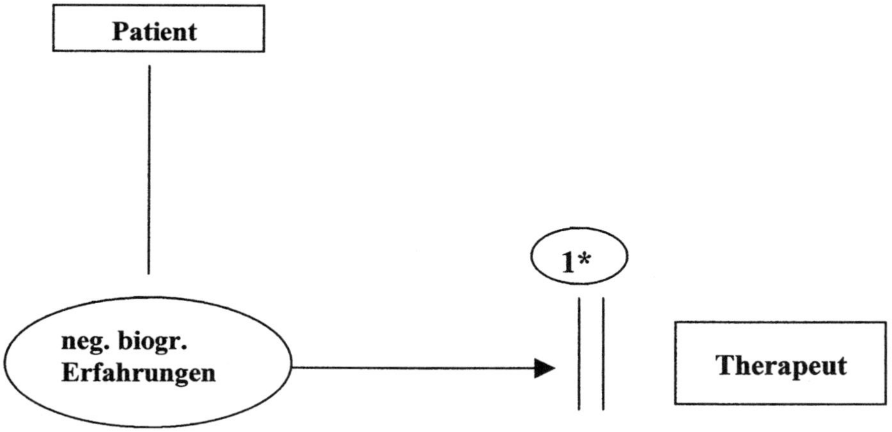

1* Übertragungsangebote des Patienten, gespeist aus negativen biographischen Erfahrungen, werden nicht therapeutisch aufgegriffen und verstärkt

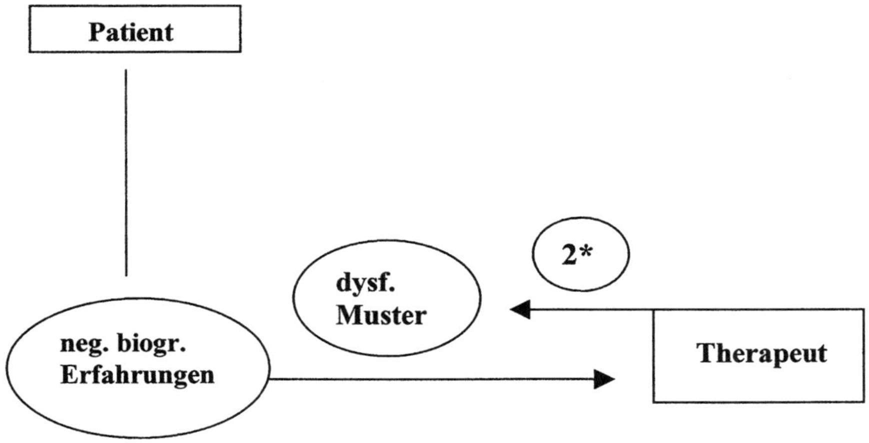

2* Generalisierte dysfunktionale Muster des Patienten werden identifiziert

Abb. 6-1 Psychodynamische Grundsätze der strukturbezogenen Psychotherapie

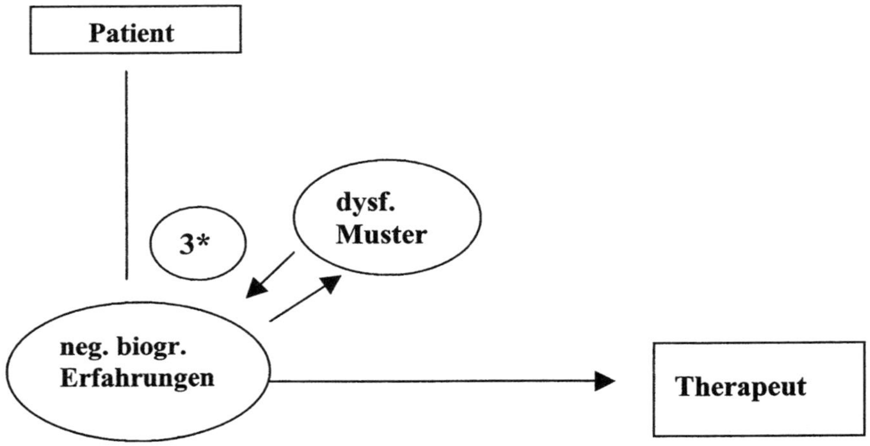

3* Dysfunktionale Muster werden als Antwort / Notlösung / Bewältigung biographischer Erfahrung akzeptiert

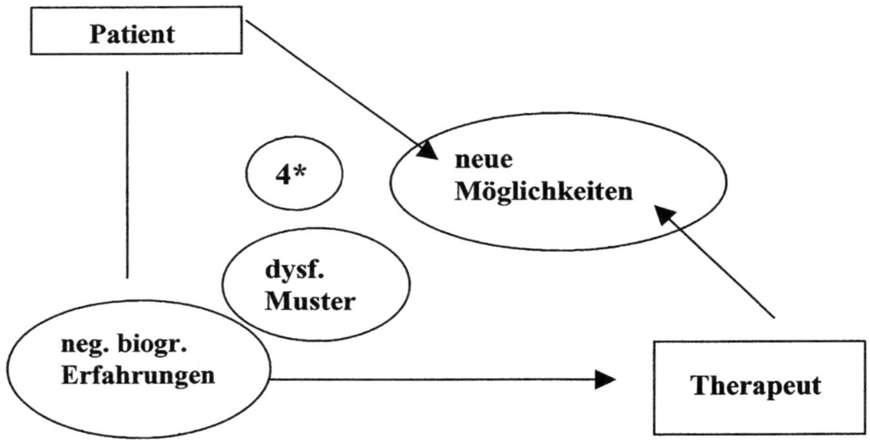

4* Gemeinsame Suche nach neuen Verhaltensmöglichkeiten, Bewältigungen anstelle der dysfunktionalen Muster

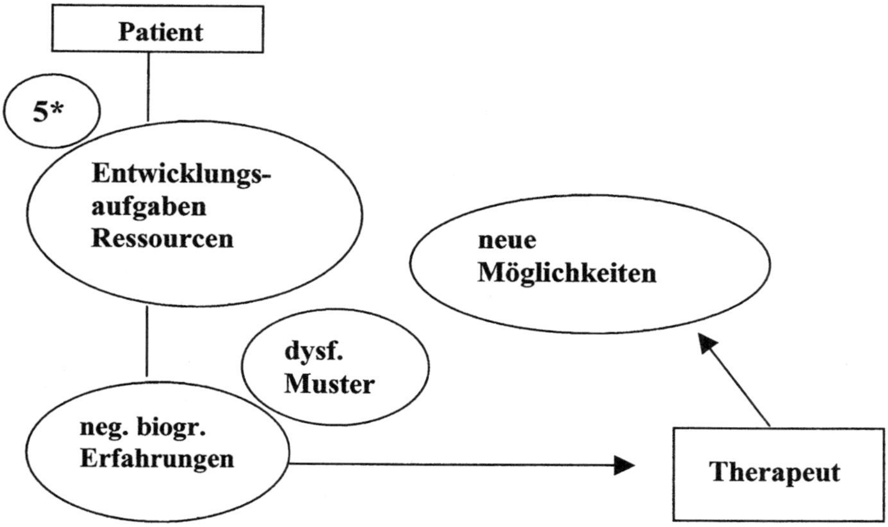

5* Die neuen Möglichkeiten beachten insbesondere die aktuellen Entwicklungsaufgaben und Ressourcen des Patienten

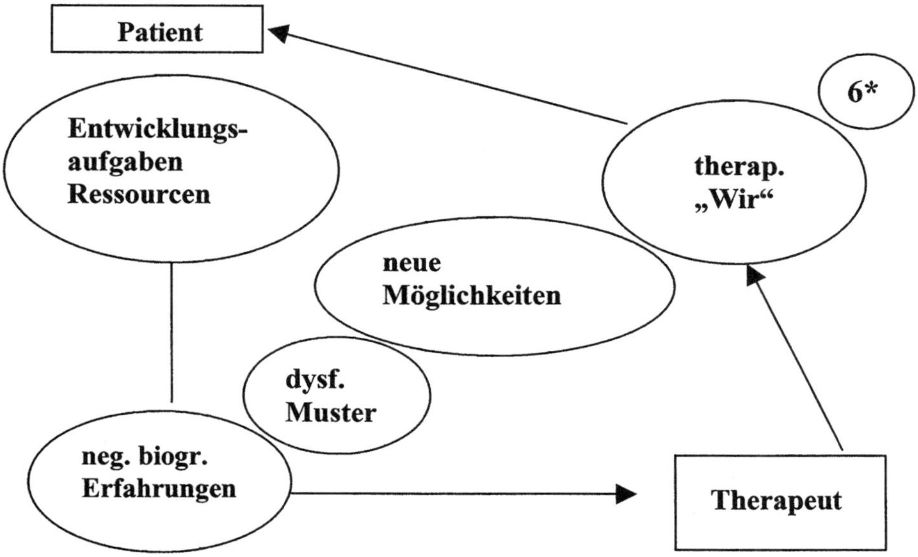

6* Prinzip: Therapeut fördert als Hilfs-Ich des Patienten ein therapeutisches „Wir", mit dessen Hilfe die Situation des Patienten kognitiv geklärt und emotional beantwortet werden kann

6.3 Die Übertragung in der strukturbezogenen Psychotherapie

Jeder Mensch überträgt seine Erfahrungen unbewusst auf neue Situationen und Menschen und jeder Patient überträgt auf seinen Therapeuten. Stehen beim Patienten konflikthafte biographische Erfahrungen im Vordergrund, werden dem Therapeuten die entsprechenden Beziehungsaspekte angetragen. Geht es jedoch im Wesentlichen um strukturelle Störungen, so prägen sehr spezifische Beziehungsangebote die Situation: Es sind Aspekte einer archaischen, d.h. frühen Objektbeziehung, genauer gesagt, Teilobjektbeziehung. Dazu gehören sehr heftige und drängende Bedürfnisse und Ansprüche an das Objekt und ebenso heftige Frustrations- und Enttäuschungsreaktionen, welche das komplette Fallenlassen des Gegenübers, die Annulierung und das Aufgeben der Beziehung zur Folge haben. Aus struktureller Sicht betrachten wir die Bedürfnisse nicht als Triebimpulse, sondern als Beziehungsbedürfnisse: Der andere wird unbedingt benötigt, da der Patient (aus seiner kindlichen Erfahrung) die jeweilige Situation alleine nicht ertragen oder meistern kann. Insbesondere braucht er den Anderen, um seine emotionale Verfassung regulieren zu können und die Situation und sich selbst verstehen und sich orientieren zu können. Das ist etwas grundsätzlich Anderes als Triebbefriedigung. Wenn angenommen wird, bei dem archaischen Teilobjekt handle es sich z.B. um „die Brust“, so wird damit der gesamte Bedeutungshof von oraler Lust, Einverleibung, Gier und Neid als zentrale Motivation nahegelegt. Die „oralen“ Erlebnisqualitäten sind unbestreitbar existent und tönen die Beziehung zu den frühen Objekten. Aber es wäre falsch und Pars pro toto gefolgert, wenn die frühe Beziehung nur unter den Perspektiven der Oralität gesehen würde. Die entwicklungspsychologische Kleinkindforschung hat gezeigt, welche emotionalen kommunikativen, kognitiven und Handlungsaspekte das Erleben des Kleinkindes über die orale Bedürftigkeit und Befriedigung hinaus bestimmen.

Strukturbezogene Psychotherapie: therapeutisches Ziel

Das primäre therapeutische Ziel ist nicht das Verstehen der Störung bezüglich ihrer Konfliktdynamik und biographischen Bedingtheit

sondern

der veränderte Umgang des Patienten mit der Störung, die er

- als etwas Eigenes akzeptiert
- als etwas schwieriges Eigenes verantwortet
- durch veränderte Einstellungen bewältigt

Diese Überlegungen sind wichtig für das therapeutische Verständnis von Übertragungsangeboten, denn Übertragung ist kein offenkundiges Verhalten des Patienten, sondern eine theoriegeleitete Interpretation des Psychoanalytikers. Strukturbezogene Psychotherapie geht von der Annahme aus, dass alle genannten Themen in das Übertragungsangebot des Patienten Eingang finden können: Frustrierte, defizitäre, u.U. traumatisierende Erfahrungen bezogen auf die Bedürfnisse nach gemeinsamer Emotionsregulierung und Beziehungsgestaltung. Diese Übertragungsaspekte werden jedoch vom Therapeuten nicht durch sein deutendes Verhalten, sondern spiegelnd beantwortet (dazu s. Kapitel 6.8).

6.4 Spezifische Aspekte der Gegenübertragung

Es erscheint zweckmäßig, die Gegenübertragung des Therapeuten im Zusammenhang mit dem Übertagungsangebot zu erörtern. Im Umgang mit strukturell gestörten Patienten erleben Therapeuten typische Gegenübertragungsmuster. Diese sind, wie sich aus den Ausführungen zur Übertragung unschwer ableiten lässt, von anderer Art als jene bei typisch konfliktneurotischen Patienten. Sie sind heftiger, häufig schwer auszuhalten und auch nicht leicht in Worte zu fassen. Es handelt sich um wenig differenzierte Spannungszustände oder Blockierungen, die nicht selten körperlich erlebt werden als Gefühl muskulärer Anspannung oder des Schwindels mit diffusen vegetativen und schmerzhaften Begleiterscheinungen. Die zugehörigen Phantasien oder Überlegungen lassen das vermissen, was in der Gegenübertragung zu neurotischen Patienten mit einiger Regelhaftigkeit auftaucht: Die Idee, dem Patienten gegenüber eine bestimmte Rolle einzunehmen, welche in Verbindung mit dessen eigener Rolle eine Beziehungsfigur gestaltet: sich bestätigen, miteinander rivalisieren, einander umwerben und erotisieren, sich bestrafen oder belohnen, füreinander sorgen. Die Gegenübertragungsempfindungen bei strukturell vulnerablen Patienten verweisen auf die Andersartigkeit, häufig Fremdheit des Patienten: Dieser Patient ist so ganz anders, schwer nachvollziehbar, stellenweise unheimlich, bedroht und bedrohlich. Das was von ihr oder ihm an aggressiven oder erotisch-sexuellen Aspekten in die Beziehung eingespielt wird, erscheint krass und unvermittelt; es signalisiert die Möglichkeiten rascher Entladung aber auch der Verwicklung und Verwirrung. In diesen Zusammenhang passt es, dass sexuelle Abstinenzverletzungen von Therapeuten am ehesten zwischen männlichen Therapeuten und weiblichen Borderline-Patienten (die als hysterisch missverstanden werden) berichtet werden.
Es scheint aber auch typische Verarbeitungsmuster dieser Gegenübertragungsempfindungen zu geben: Eine Kollegin sprach davon, dass sie sich mit solchen Patientinnen wie eine Schulleiterin fühle, die versucht, auch besonders schwierige Jugendliche zu fördern. Ein Kollege nannte seine Gegenübertragung die eines Pädiaters, der herauszufinden versucht, woran das offensichtlich kranke

Kleinkind leiden könnte und wie man ihm, da es sich selbst nicht ausdrücken kann und seine Familie im Chaos lebt, Halt und Hilfe geben könnte. An dieser Stelle gehen die spontanen Gegenübertragungsreaktionen der massiven Beunruhigung bereits in eine therapeutische Haltung über, welche entschlossen scheint „dennoch“ einen Ausweg zu finden.

6.5 Die therapeutische Aktivität in der strukturbezogenen Psychotherapie

Die Beispiele der Gegenübertragung, welche die emotionale Beunruhigung, die kognitive Blockiertheit, die Gefühle der Inkompetenz und des Durcheinanders beim Therapeuten beschrieben und ihm die Tendenz nahe legen, mit diesem Patienten bestimmt nichts zu tun haben zu wollen, führen erstaunlicherweise bei einem Teil der Therapeuten zu der Entscheidung, sich nun gerade für diesen Patienten einzusetzen und sich um ihn besonders zu bemühen. Hier liegt es auf der Hand, dass nicht ein weiterer Patient für die Anwendung eines geschätzten Verfahrens (z.B. Psychoanalyse) ausgewählt wurde, sondern dass umgekehrt ein Wege gefunden werden muss, um auch diesem Patienten helfen zu können. Fallberichte, welche schildern, die Patientin habe erst einmal 15 Minuten geschwiegen, um dann mitzuteilen, sie wisse nicht, womit sie anfangen solle, geben keine brauchbare Anleitung zur Behandlung struktureller Störungen. Es ist umgekehrt so, dass sich der Therapeut gerade am Anfang der Behandlung einiges einfallen lassen muss, um mit einem Menschen in Kontakt zu kommen, der selbst nicht reflektieren kann, der seine emotionale Verfassung kaum registriert, dessen Gedanken kreisen oder hängen bleiben und der Ausstrahlung vermittelt, dass er sich vom Verfahren der Therapie und der Person des Therapeuten eigentlich nichts verspricht, außer dass er auch das einmal versucht haben möchte. Es ist der Typus von Patientin, den man früher als für Psychotherapie ungeeignet und unmotiviert eingeschätzt hätte, weil sie sich in keiner Weise als psychological minded oder einsichtig zeigen. Strukturbezogene Psychotherapie ist das Ergebnis der Bemühungen, das psychotherapeutische Verfahren auf diese spezielle Erlebens- und Funktionsweise der Patienten auszurichten.

Was diese Patienten benötigen – vor allem in der Anfangsphase der Behandlung – ist die Initiative des Therapeuten, eine sprachliche emotionale und gedankliche Initiative, die er an den Patienten heranträgt und sich auch von zunächst fehlender emotionaler Resonanz oder ärgerlicher Zurückweisung nicht abschrecken lässt. Es ist freilich keine Aktivität gemeint, die das Risiko beinhaltet, den Patienten zu überrollen oder zu bedrängen. Es ist die Aktivität des Bereitseins, welche keine Vorleistungen des anderen verlangt, sondern alles mit Interesse aufgreift und betrachtet, was den Patienten im engeren oder weiteren Sinne angeht. Dazu gehört insbesondere auch das Interesse des Analytikers, das sich nicht allein auf die „innere Welt“ des Patienten beschränkt, sondern durchaus die Realität seiner aktuellen altersentsprechenden Lebensrealität mit einbezieht. Auf diese Dialektik zwischen äußerer und innerer Realität im psychotherapeutischen Handeln und auf die Notwendigkeit, soziale Lebenswirklichkeit der Patienten angemessen zu berücksichtigen, hat Rüger verschiedentlich hingewiesen (Rüger 1981, Rüger et al. 1996).

6.6 Therapeutische Haltungen

Ziel der therapeutischen Interventionen der strukturbezogenen Psychotherapie ist es, die verloren gegangene Selbstwirksamkeit des Patienten wieder herzustellen, d.h. ihn in der Affektregulierung zu unterstützen und die Wiederherstellung und Aufrechterhaltung von Beziehungen zu fördern. Dazu sind unterschiedliche therapeutische Haltungen hilfreich. Grande 2002 hat, bezogen auf ein an SASB angelegtes Circumplex-Modell dargestellt, wie bestimmte Beziehungsangebote des Patienten aus einer mehr konfliktorientierten oder mehr strukturbezogenen therapeutischen Sichtweise durch unterschiedliche Haltungen beantwortet werden. Dabei weist er vor allem auf den Prozessverlauf hin, in dessen verschiedenen Phasen unterschiedliche therapeutische Haltungen zweckmäßig sind, z.B. eine initial solidarisch unterstützende Haltung wandelt sich bei etablierter therapeutischer Beziehung zu einer mehr konfrontierenden, um abschließend den Patienten in der Trennungsphase wieder als hilfreicher Begleiter zu unterstützen.
Mit Blick auf die Positionen des Therapeuten lassen sich 3 grundsätzliche Einstellungen unterscheiden, aus denen heraus auch ganz unterschiedliche Interpretationen abgeleitet werden (vergleiche Tab. 6-2).

- Die therapeutische Haltung bezogen auf den Patienten selbst ist es zunächst, sich voll und ganz **hinter den Patienten** zu stellen. So kann der Therapeut aus der Position, aus welcher der Patient die Objektwelt erlebt, die Erfahrungen des Patienten teilen, indem er zugleich seine eigene Wahrnehmung und Emotionalität zu Hilfe nimmt und zur Verfügung stellt. („Ich kann mir gut vorstellen, wie sehr es Sie gekränkt hat, dass ...“). Zu Differenzierung dessen, was der Patient nur diffus erlebt, kann er Fremdbeispiele oder solche aus dem eigenen Erleben einbeziehen („Ich kann mir vorstellen, dass ein anderer junger Mann in Ihrer Situation so und so reagiert hätte..“).
- Eine weitere therapeutische Haltung ist es, um im Bild der räumlichen Zuordnung zu bleiben, sich **dem Patienten gegenüber** zu stellen und nun nicht die Objektwelt mit den Augen des Patienten, sondern den Patienten mit den Augen des Therapeuten wahrzunehmen. Das ist die eigentliche Position der Spiegelung. Es entsteht ein Bild des Patienten im Therapeuten und dieser lässt es den Patienten sehen – mit eben so viel taktvoller Vorsicht wie mit grundsätzlich wohlwollendem Interesse. Bei fortgeschrittener Behandlung kann diese Position des Gegenübers auch zur Konfrontation

genutzt werden: Der Therapeut sucht nun nicht mehr die uneingeschränkte Übereinstimmung mit dem Patienten, sondern verweist auf sein Selbstsein, seine Alterität, seine Identität als jemand, der nicht das verlängerte Selbst des Patienten oder dessen Selbstobjekt sein möchte, sondern eine abgegrenzte Person mit eigener Geschichte und eigenen Interessen. Das Therapieziel ist dabei neben Objektdifferenzierung vor allem eines der ganzheitlichen Objektwahrnehmung und letztlich auch der Empathie.

- Eine dritte therapeutische Position schließlich ist die therapeutische Haltung, die sich neben den Patienten stellt. Aus dieser **Position des Dritten** ist es zunächst einmal möglich, das Erleben und Tun des Patienten gewissermaßen von Außen zu objektivieren. Es ist eine brauchbare therapeutische Technik, den Patienten einzuladen, den Schritt nach außerhalb zu tun und mit dem Patienten zusammen auf den Patienten und seine Erfahrungen zu schauen („Wie in einem Video, einem Roman, einem Tagebuch, einem Traum, einem Bericht"). Wenn man so will, handelt es sich dabei um einen Vorgang, welcher das Tun und Erleben des Patienten aus einer Distanz wahrnimmt und der damit eine Vorübung zur Re-flexion oder zur Ein-Sicht darstellt, zumal wenn das Gesehene nun auch auf seine emotionale Bedeutung hin untersucht und in Worte gefasst und in metaphorischen Bildern beschrieben und damit mentalisiert wird (vgl. Abb. 6-1).

Die Position „neben dem Patienten" hat noch eine weitere therapeutische Funktion: Sie vermittelt zwischen dem Patienten und seinen Objekten. Der Therapeut arbeitet daran, das Bild der Objekte ganzheitlich werden zu lassen, indem er die Elemente, die in der Wahrnehmung des Patienten fehlen, ergänzt und damit seine empathische Funktion substituiert. Der Therapeut vertritt zugleich die berechtigten Ansprüche und subjektiven Erlebensweisen des Patienten gegenüber der Objektwelt und lässt zugleich die Gegebenheiten der äußeren Realität gelten. Auf diese Weise tritt an die Stelle einer fantasierten dyadischen Verwobenheit, in der es nur eine gemeinsame Wahrheit gibt, eine mehrperspektivische Wirklichkeit, in welcher die Dinge aus der Sicht der Patienten ganz anders aussehen können als aus der Sicht seines Konfliktpartners und aus der Sicht des Therapeuten. Von zentraler Bedeutung ist die Tatsache, dass diese Arbeit am Verständnis der Wirklichkeit nicht eine kognitiv-intellektuelle ist, sondern eine emotional gefärbte Wahrnehmung. Weil die Patientin von ihrem Vorgesetzten so bitter enttäuscht ist, muss sie seine Worte als entwertend und bedrohend erleben. Aber es gilt auch: Weil der Vorgesetzte seinerseits unter großem wirtschaftlichen Druck steht, muss er die Arbeitsunfähigkeit der Patientin für den Geschäftsablauf als belastend erleben; weil der Therapeut der Patientin verbunden ist, kann er ihre gekränkte Enttäuschung nachvollziehen; weil der Therapeut ebenso der äußeren Wirklichkeit verpflichtet ist, kann er ihr nahe bringen, dass der Vorgesetzte diese Enttäuschung ganz und gar nicht verstehen kann und seinerseits verärgert reagiert. Das Beispiel lässt die grundsätzlich triadische Haltung des Therapeuten in der strukturbezogenen Psychotherapie erkennen. Sein Ziel ist nicht das bedingungslose „Wir beide gegen den Rest der Welt", sondern „Wir müssen, so wie wir sind, mit der Welt, so wie sie ist, klarkommen lernen. Darum werden wir uns gemeinsam bemühen."

Tab. 6-2 Therapeutische Haltungen in der strukturbezogenen Psychotherapie

Sich hinter den Patienten stellen

- Identifizierung (die Sicht des Patienten teilen)
- Containing (die Klage aufnehmen und emotional verarbeiten)
- Erbarmen (Annehmen des fremden Leids)
- Hilfs-Ich (Ich-Funktionen zur Verfügung stellen)
- Sorge (Schaden vermeiden durch Vorsorgen)
- Unterstützung (Hilfestellung als Mentor, Coach, Elternersatz)

Sich neben den Patienten stellen

- geteilte Aufmerksamkeit für die Situation des Patienten
- zusammen mit Patient dessen Situation als Drittes untersuchen

Sich dem Patienten gegenüberstellen

- Spiegelung (eigene Wahrnehmung zur Verfügung stellen; dem Patienten sein Bild zurückgeben)
- Antwort (den Patienten die emotionale Resonanz des Therapeuten sehen lassen)
- Alterität (das Anders-Sein des Gegenübers betonen)
- Konfrontation (mit Aspekten der Realität und eigenen Verantwortung)

6.7 Die Arbeit am impliziten Unbewussten

In der analytischen Psychotherapie betrifft die therapeutische Arbeit am Unbewussten verdrängte Themen des expliziten Unbewussten, d.h. Gedanken, Vorstellungen, Erinnerungen oder Wünsche, welche in sprachlich-begrifflicher Form gespeichert werden können. Das Bewusstsein schützt sich vor der Wahrnehmung dieser Inhalte, weil sie aus den unterschiedlichsten biographischen Erfahrungen heraus mit negativen Emotionen verknüpft sind, mit Beschämung, Schuld, Angst, Verzweiflung, Schmerz, Verlangen usw. Es sind die Vorgänge der Abwehr, welche dafür sorgen, dass diese Gedanken nicht gedacht, die Wünsche nicht gewünscht, die Erinnerungen vergessen, die Gefühle nicht gefühlt werden. Es kostet viele therapeutische Bemühungen, sich unter Auflockerung der Abwehr an diese heiklen Inhalte anzunähern. Der Patient braucht Vertrauen in die Tragfähigkeit der therapeutischen Beziehung und Mut, sich mit den bis dahin unvertrauten und bedrohlichen Anteilen der eigenen Persönlichkeit auseinanderzusetzen. Der Therapeut braucht Geduld und ein Gespür für den richtigen Zeitpunkt, das richtige Tempo und den richtigen Ton. Es ist ein langwieriger und schwieriger Kampf um die Wahrheit des expliziten Unbewussten, welcher die analytische Psychotherapie prägt.

Es gibt aber auch andere, therapeutisch ebenso bedeutsame, aber doch völlig andersartige Facetten des Unbewussten. Sie betrifft Aspekte des impliziten Gedächtnisses. Dieses enthält im Gegensatz zu den grundsätzlich erzählbaren Inhalten des expliziten Gedächtnisses die Spuren von Erfahrungen, von körperlich aktivem Handeln oder passivem Erleiden, von emotionalen Situationen und zugehörigen Sinneswahrnehmungen, von Atmosphären, die nicht an Worte gebunden sind. Eine besonders wichtige Rolle spielen dabei die eigenen emotionalen Antworten auf die Ereignisse, d.h. die Einstellungen, Überzeugungen und Verhaltensweisen, welche aus schwierigen Erfahrungen hervorgegangen sind. Die meisten dieser persönlichkeitstypischen Eigenheiten sind ihrem Träger nicht bewusst, aber es gibt keine aktiven Bemühungen des abwehrenden Ich, sie durch Verdrängung und anderen Mechanismen von der Selbstwahrnehmung fernzuhalten (freilich abgesehen von traumatisierenden Erfahrungen). Dass sie so wenig bewusst sind, lässt sich mit der Tatsache in Verbindung bringen, dass Patienten mit strukturellen Problemen in ihrem Leben wenig spiegelnde Aufmerksamkeit erfahren haben und nur in geringem Umfang lernen konnten, ihre Erfahrungen zu mentalisieren, sie zum Gegenstand ihrer inneren Betrachtung und Bewertung zu machen und dafür Worte zu finden. Das gilt in besonderem Maße für kindliche Erfahrungen.

In der strukturbezogenen Psychotherapie werden diese nicht bewussten impliziten Aspekte nicht durch Deutung angesprochen, sondern durch **spiegelnde Beschreibung**. Spiegelnde Beschreibung ist die zentrale Interventionsstrategie strukturbezogener Behandlung. Spiegelung bedeutet, dass der Therapeut dem Patienten mitteilt, was er als Muster von dessen Verhalten wahrnimmt und wie er es emotional erlebt. Er tut das in jenem Maße, welches er für den Patienten als zumutbar und nützlich einschätzt. In der Regel mobilisiert Spiegelung wenig Widerstand, weil damit nicht etwas Abgewehrtes aufgedeckt wird, sondern eine aus impliziten Einstellungen stammende Tatsache benannt wird. Wenn beim Patienten durch Spiegelung Unbehagen ausgelöst wird, wie z.B. Gefühle der Hilflosigkeit oder Beschämung und Verzweiflung, bewegen sich diese auf einer eher bewusstseinsnahen Ebene und stammen nicht aus tief unbewussten verdrängten Bereichen. Das Ansprechen der Kindheitssituation formuliert stark emotional gefärbte Themen aus dem unbewussten impliziten Gedächtnis und macht sie damit zu sprachlich fassbarer Erfahrung, über welche Patient und Therapeut sich in Worten und häufig in bildhaften Metaphern austauschen können. Diese Form der Begegnung mit den eigenen Innenvorgängen mobilisiert beim Patienten ausgeprägte Affekte, die zunächst diffus erlebt werden und das Containment des Therapeuten erfordern. Er muss die Affekte des Patienten mithilfe seiner eigenen Emotionalität differenzieren, sie mit seinen

eigenen Vorstellungen und Erfahrungen anreichern und dem Patienten zur Verfügung stellen.
Von besonderer Bedeutung ist das psychodynamische Verständnis der oft sehr ausgeprägten Aggressivität, welche gegen das Selbst gerichtet ist und die Beziehung belastet oder zerstören kann:

Verständnis der Aggression

Aggressives Verhalten ist (häufig) nicht Ausdruck von gesundem Sich-Wehren oder Sich-Durchsetzen
oder neurotischem Kontrollieren, Machtausüben, Gewaltanwenden

sondern

Ausagieren von negativen Selbstvorstellungen (destruktiver Narzissmus) und negativen Objektvorstellungen (entwertende, bedrohende, verfolgende Objekte) und Zerstörung von positiven Beziehungsansätzen

6.8 Therapeutische Interventionen anstelle der Deutung

In Kapitel 5.2 erfolgte eine ausführliche kritische Auseinandersetzung mit dem therapeutischen Prinzip Deutung. Dabei wurden die generellen Risiken dieser Intervention diskutiert und ihre spezielle Eignung für die Behandlung strukturell gestörter Patienten in Frage gestellt. Die Konsequenz muss natürlich sein, die therapeutischen Alternativen für das praktische Vorgehen der strukturbezogenen Therapie klar herauszuarbeiten und sie theoretisch gut zu fundieren.

Therapeutisches Vorgehen

Strukturelle Problematik wird nicht in die Übertragung einbezogen und dort gedeutet (dyadische Situation)

sondern

als ein Drittes gemeinsam untersucht und bearbeitet (triadische Situation)

Der Stil der Intervention ergibt sich zwangsläufig aus dem Verständnis der Störung – welche das therapeutische Angebot einer deutenden Interpretation mangels selbstreflexiver Fähigkeiten ins Leere laufen lässt – und aus der bereits beschriebenen therapeutischen Beziehungsgestaltung, welche dem Therapeuten die Position eines anteilnehmenden Gegenübers zuweist und nicht die eines überlegenen Experten. Es ist die Beziehung zwischen dem Einen und dem Anderen, die einander grundsätzlich gleich gestellt sind und sich über ihr jeweiliges Erleben austauschen. Freilich ist in der Regel der Eine, der Therapeut, darin geübt, der Andere, der Patient, braucht eine Hilfestellung. Dennoch bleiben die Positionen zu einander symmetrisch, sie gestalten sich nicht asymmetrisch wie zwischen einem Kunden, der etwas benötigt, und einem Händler, der es auf Lager hat, oder zwischen einem Schüler, der von der Welt wenig weiß, und einem Lehrer, der sie ihm erklärt, oder zwischen einem Bürger und einem Amtsinhaber, der die staatliche Autorität verkörpert. Die therapeutische Arbeit in der Position des Dritten unterscheidet eine Reihe von Zielsetzungen.

Tab. 6-3 Die therapeutische Arbeit in der Position des Dritten

Gemeinsames Bemühen von Therapeut und Patient, welche einander ergänzen, sich unterstützen, sich austauschen, sich unterscheiden bezüglich:

- **Wahrnehmen** (realitätsgerechtes Wahrnehmen und systematisches Ordnen)
- **emotionalem Erleben** (Suche nach emotionalen Erfahrungen im Kontext von Ereignissen)
- **Beschreiben** (gemeinsame Suche nach adäquater Sprache in Worten und metaphorischen Bildern)
- **Verstehen** (Sinngebung durch reflexives Sich-selbst-verstehen und empathisches Verstehen der Anderen)
- **Regulieren** (dem Patienten in seiner jeweiligen Situation Möglichkeiten der emotionalen Steuerung und speziell der Beruhigung vermitteln)
- **verantwortlichem Handeln** (entsprechend verbindlicher Wertmaßstäbe)

Das strukturelle Ziel dieser therapeutischen Interventionen ist es stets, den Patienten in seiner Selbstwahrnehmung und dem Verständnis seiner Situation zu fördern und ihn darin selbstwirksam und kompetent werden zu lassen. Das erste ist ein Akt der Selbstreflexion und des Weltverständnisses, das zweite ein Vorgang der Selbststeuerung und der Handlungskompetenz im interpersonellen Raum.

Auch die obige Auflistung beschreibt zunächst mehr eine therapeutische Haltung – die des anteilnehmenden Gegenübers – und nicht so sehr „Techniken", welche der Therapeut dem Patienten gegenüber anwendet. Aus diesen Haltungen leiten sich einige Klassen von Interventionen ab:

Tab. 6-4 Therapeutische Interventionen in der strukturbezogenen Psychotherapie

- **Anregungen** zu psychischen Produktionen des Patienten (narrative Mitteilungen über Situationen, Erfahrungen, Erinnerungen, Selbstwahrnehmungen, Träume, etc.) möglichst in Worten, aber auch in anderen Medien (Gestaltungen, Zeichnungen, Aufzeichnungen)
- **Klärende Fragen** zur Förderung und therapeutischen Zentrierung / Ordnung der Mitteilungen des Patienten; Notwendigkeit der Mitteilungen anstelle des „wortlosen Verstehens" wird betont
- **Einladung zur Selbstreflexion:** Wie sehen Sie es, was läuft in Ihnen ab, welche Gefühlsregungen bekommen Sie von sich mit?
- **Antwortende Mitteilungen** des Therapeuten beziehen dessen eigenes emotionales Erleben ein. Sie können aus den unterschiedlichen therapeutischen Positionen heraus akzeptierend identifikatorisch, aber auch konfrontativ, die Alterität unterstreichend sein.
- **Spiegelnde Äußerungen:** Zur Verfügungstellen der persönlichen Wahrnehmung des Therapeuten, welcher das bewusstseinsfähige Erleben und Verhalten des Patienten beschreibt und zusammenfasst; ggf. verknüpft mit antwortenden Aspekten des emotionalen Erlebens.
- **Strukturierende Interventionen:** Aktive Unterstützung des Patienten beim Planen, Vorsorgen, Begrenzen
- **Aufzeigende und hypothesengeleitete Interventionen** Das spiegelnde Beschreiben von Wahrnehmungen des Therapeuten hat Übergänge zu Interventionen, in welchen der Therapeut auf Zusammenhänge, Parallelen, Widersprüche oder Lücken aufmerksam macht oder die Situation anhand von Fremdbeispielen durchspielt.
- Interventionen des Therapeuten als **Chronist für die Erfahrungen des Patienten:** Er sammelt Episoden der biographischen Erfahrung, der gemeinsamen Therapieerfahrung, Ereignisse, Affekte, Träume, Wendepunkte als „guter Zuhörer", der Erinnerungen aufbewahrt und sie dem Anderen zur Verfügung stellt.

6.9 Die Gestaltung der therapeutischen Beziehung

In der psychoanalytischen Technik der Deutung weist der Therapeut den Patienten auf etwas hin, das dieser nicht sehen kann und will, während der Therapeut es in voller Klarheit erkennt und damit seine Überlegenheit dokumentiert. Dagegen beschränkt sich die vom Therapeuten gegebenen spiegelnde Beschreibung nur auf eine persönliche Wahrnehmung („Mir fällt bei Ihnen auf, dass Sie ..."), u.U. verknüpft mit einer persönlichen emotionalen Antwort („Als ich das hörte, habe ich mich gewundert"). Er verbindet sie mit einer Aufforderung an den Patienten, seine eigene Wahrnehmung dazu beizusteuern („Was ist Ihre Meinung dazu, welche Gefühle bekommen Sie von sich mit, was könnte dabei in Ihnen ablaufen?"). Er unterstellt damit die Existenz einer vom Patienten wenig beachteten inneren psychischen Realität und versucht ihn für eine selbstreflexive Aktivität zu gewinnen („Ich sehe Sie so, wie sehen Sie sich selbst?“)

In Weiteren macht er das Angebot, dass sich Patient und Therapeut gemeinsam um dieses Thema bemühen könnten („Vielleicht versuchen wir, gemeinsam zu klären, was hier bei Ihnen geschieht und wie Sie damit umgehen könnten“).

Damit wird eine Beziehung geschaffen, in der zwei Personen eine geteilte Intention entwickeln: Therapeut und Patient richten ihre Aufmerksamkeit gemeinsam auf ein Drittes (s. Abb. 6-1). Dieses dritte, gemeinsam interessierende Thema ist z.B. die typische Reaktionsweise des Patienten, sein typisches emotionales Muster, sein dysfunktionales oder selbstschädigendes Verhalten.

Während im Kleinianischen Therapieansatz der Analytiker sein Denken zur Verfügung stellt und den Patienten in der Deutung sprachliche Begriffe für seine Beziehungserfahrungen anbietet, stellt der strukturbezogene Psychotherapeut seine von emotionalem Interesse getragene Wahrnehmung zur Verfügung. Eine Kleinianische Deutung könnte z.B. lauten: „Sie sind sehr hungrigbedürftig und überzeugt, dass ich Ihnen alles geben könnte, was Sie brauchen, und Sie sind sehr enttäuscht, dass ich Ihnen nicht genügend anbiete; aus Ärger darüber würden Sie den Kontakt am liebsten abbrechen.“

Die strukturbezogene Intervention könnte lauten: „Aus Ihrer Mitteilung könnte man entnehmen, dass ein Teil von Ihnen sich sehr angespannt und überfordert fühlt und sich selbst und die Situation nur schwer verstehen kann. Lassen Sie uns gemeinsam überlegen, was Ihnen helfen könnte, die Situation auszuhalten oder zu verändern.“ Der strukturbezogene Therapeut versucht nicht, das Thema in die Übertragung zu ziehen, um die Abhängigkeit des Patienten von der Therapie und vom Therapeuten zu unterstreichen, sondern er betont die gemeinsame Suche nach einer Lösung für schwer verbalisierbare und schwer verstehbare Zustände des Patienten, die ihn massiv belasten und zu dysfunktionalem und selbstschädigendem Handeln drängen. Dabei ist es klärend und entlastend, gemeinsam herauszuarbeiten, in welcher Entwicklungsphase ein Kind solche Hilflosigkeit erleben kann und welche Art der Unterstützung/Förderung/Entlastung es gesunderweise in einer tragfähigen Beziehung hätte erfahren können.

6.10 Der therapeutische Prozess

Der Begriff des therapeutischen Prozesses wird in der analytischen Psychotherapie gern verwendet, obwohl er schwer zu definieren ist. Gemeint ist ein therapeutisches Fortschreiten (procedere), welches sowohl die Beziehung zwischen Patient und Therapeut als auch die therapeutische Arbeit des Umstrukturierens beinhaltet. Beide Partner erleben dabei sowohl Intensivierungen als auch qualitative Sprünge in den gemeinsamen Bemühungen. Zu den psychoanalytischen Erfahrungen von Prozessentwicklung gehört ein Wechsel von

Widerständen gegen das Bewusstwerden konflikthafter Themen einerseits und regressive Entwicklungen, emotional bewegende Einsichten und Bemühungen des Durcharbeitens andererseits. In der Heidelberger Umstrukturierungsskala haben wir versucht, die Schritte dieses Prozesses zu operationalisieren (Rudolf et al. 2000, 2001, 2002c).

Wie gestaltet sich ein solcher Prozess in der strukturbezogenen Psychotherapie, welche Rolle spielen dort Regression und Widerstand, wie sehen Bewusstwerden und Durcharbeiten aus? Die therapeutische Arbeit in der strukturbezogenen Psychotherapie ist vorrangig eine Arbeit an den Bewältigungen und kompensatorischen Strukturen. Selten liegt das strukturelle Defizit offen zutage wie bei einer reinen Borderline-Störung. Meist stehen charakterlich verankerte Stabilisierungsbemühungen im Vordergrund. Ein häufiges Beispiel dafür bietet die schizoide Vermeidung als innerer oder äußerer Rückzug vor emotionalen Beziehungen, d.h. vor den daraus resultierenden emotionalen Regulierungsproblemen. Eine z.B. therapeutisch bedingte Auflockerung der schizoiden Vermeidung würde das emotionale Kernproblem verstärken und damit das subjektive Leiden des Patienten vermehren; die Beibehaltung der schizoiden Haltung macht eine therapeutische Kontaktaufnahme und Annäherung an die Problematik sehr schwierig: ein Dilemma. Dilemmata sind etwas für Rätselfreunde. Wenn es so nicht geht und anders auch nicht, dann ist eine kreative Lösung gefragt: Tertium datur. Eine wichtige Regel der Strukturbezogenen Psychotherapie ist es, die sogenannte Abwehr (die in Wahrheit meist eine Bewältigung ist) nicht in Frage zu stellen und nicht auf ihre Veränderung hin zu wirken. Der Patient ist wie er ist und so soll er auch bleiben dürfen. Stattdessen gilt es, das Muster der charakterologischen Abwehr/Bewältigung/ Kompensation zunächst einmal wertschätzen zu lernen als die für den Patienten bestmögliche Lösung einer zuvor unerträglichen Situation. Ähnlich wie in den Körperübungen nach Feldenkrais lautet die Empfehlung zunächst, nichts zu verändern, sondern bloß bewusst wahrzunehmen. Der Übende wundert sich dann, dass eine Veränderung sich „von allein" einstellt. In der strukturbezogenen Psychotherapie wird erst bei fortschreitender Behandlung jener Punkt erreicht, an dem der Patient sich mit den Nutzen und Kosten seiner Charaktereinstellungen auseinander setzen und sie entweder bestätigen oder zur Disposition stellen muss. Zuvor kann ein Widerstand im eigentlichen Sinne nicht auftauchen, weil der Therapeut nicht auf eine Veränderung drängt.

Eine Ausnahme bilden am ehesten jene Bewältigungsformen, welche, wie z. B. Selbstverletzung und selbstschädigendes Einnehmen von Essen, Alkohol oder Drogen und andere selbstschädigende oder dissoziale Handlungen eine sekundär süchtig lustvolle, interaktionell quälerische Qualität gewonnen haben. Hier gilt es, um Schaden vom Patienten abzuwenden einerseits die symptomwertigen Verhaltensweisen mithilfe einer äußeren Struktur anzugehen (z.B. Verträge oder Esstagebuch) und andererseits am Aufbau der inneren Struktur zu arbeiten, welche speziell die Hereinnahme einer sorgenden äußeren Person (Eltern,

Therapeut) bedeutet, so dass der Patient entweder von außen oder von innen beeltert, beschützt und angeleitet werden kann.

Tab. 6-5 Strukturbezogene Psychotherapie: Kreativität im Prozess

In der Psychoanalyse erweist sich die Kreativität des Prozesses darin, immer neue bis dahin unbewusste Zusammenhänge aufzudecken und dadurch die zentrale Thematik immer wieder überraschend neu zu konfigurieren
Kreativität im therapeutischen Prozess der strukturbezogenen Therapie ist dort besonders gefragt, wo es gilt:
• gemeinsam sprachliche Bilder für das zunächst wortlose Erleben des Patienten zu schaffen
• Muster des Erlebens und Verhaltens herauszuarbeiten
• neue Bewältigungslösungen für die strukturelle Problematik zu finden
• dafür bereit liegende Ressourcen nutzbar zu machen

Welche Bedeutung haben **regressive Prozesse** in der strukturbezogenen Psychotherapie? Patienten mit struktureller Vulnerabilität reagieren in umschriebenen Bereichen regressiv, insofern sie in kindlich-anmutende Erlebens- und Verhaltensweisen gleiten. Sie kommen nicht wie neurotische Patienten scheinbar erwachsen in die Therapie, wo sie dann vorübergehend regredieren. Sie werden vielmehr durch die strukturierende Unterstützung der Behandlung eher in die Lage versetzt, Progressionsschritte zu tun und regressives Verhalten zu kontrollieren. Das bedeutet freilich nicht, dass die therapeutische Entwicklung sich als Prozess ruhiger, zunehmender Stabilisierung ereignet. Die – häufig vergeblichen – Bemühungen der Emotionsregulierung, die Impulsivität und die heftigen Frustrationsaffekte sind es, welche die Behandlung strukturell vulnerabler Patienten zur emotionalen Achterbahnfahrt werden lässt mit ständigem überraschendem Auf und Ab. Zu anderen Zeiten scheint die Bahn wie angewurzelt stillzustehen, so dass sich emotional nichts rührt und bewegt. Der Therapeut weiß meist kurz vor der Sitzung noch nicht, was ihn heute erwartet und er weiß in der Mitte der Stunde oft noch nicht, welche Überraschung das Ende der Sitzung bereit hält. Die Schwierigkeit, eine Entwicklung kommen zu sehen, ist darin begründet, dass Kleinigkeiten und Alltäglichkeiten der äußeren Realität (oder der therapeutischen Situation) genügen, um massive Belastungssituationen auszulösen. Da der Therapeut immer mit allem rechnen muss, empfiehlt es sich für ihn, die problematischsten Bereiche zu antizipieren und mit dem Patienten entsprechende Verabredungen zu treffen. Der wichtigste **Pakt** gilt den andrängenden **Suizidimpulsen**, aber auch bezüglich anderer bedrohlicher und dysfunktionaler Verhaltensmuster können therapeutische Verabredungen getroffen werden. Es geht dabei um den Ausbau innerer steuernder Strukturen, welche im Bedarfsfall aktiviert werden können, um das Abgleiten in ein dysfunktionales Muster zu verhindern oder sich aus ihm, wenn es eingetreten ist, wieder lösen zu können. Abstand gewinnen und regulieren können ist eines der vier global wichtigen strukturellen Therapieziele.

Tab. 6-6 Strukturbezogene Psychotherapie: Therapieziele

- Realistische Wahrnehmung des Selbst und der Objekte (Eine sichere Orientierung in sich und der äußeren Welt gewinnen)
- Distanz gewinnen und regulieren können (Grenzen ziehen, steuern und entscheiden können bezüglich eigener Impulse, Affekte, Beziehungswünsche und Selbstbewertung)
- Sich emotional involvieren können (Die eigene Erlebniswelt der Affekte, Fantasien, des Körpers, der Beziehungen emotional beleben können)
- Über innere und äußere Objekte verfügen können (Sich mithilfe innerer Objekte und unter Nutzung äußerer Beziehungen selbst regulieren können.)

Ein starke emotionale Bewegung des Therapeuten resultiert in der Regel aus der therapeutischen Begegnung mit den ungünstigen und manchmal traumatisierenden Bedingungen der frühen Familienentwicklung. Während die charakterlich verankerten Bewältigungsmuster noch als aktive Leistungen erlebt werden können, auf welche der Patient angesichts seiner Selbstwirksamkeit mit gewissem Stolz blicken kann, mobilisiert der Blick auf die frühen Lebensbedingungen das Gefühl des Ausgeliefertseins an negative Erfahrungen, welche anderen erspart geblieben sind. Es hätte also alles auch ganz anders sein können, wenn nicht ein bestimmtes Unglück in Form von Alkoholabhängigkeit, psychischer Erkrankung, sozialer Not, aggressiver Auseinandersetzung und dissoziale Entwicklung etc. über die Familie hereingebrochen wäre und die strukturellen Bedingungen für das leidlich stabile Aufwachsen eines Kindes zerstört hätten. Das Unglück kann nicht ungeschehen oder erst recht nicht gut gemacht werden, nicht durch den Therapeuten, durch niemand anderen. Heigl und Heigl beschreiben hier die therapeutische Einstellung des „Erbarmens"; es meint ein Erkennen des erfahrenen Leides und eine Anteilnahme daran, ohne dass Mitleid und Tröstungsversuche in den Vordergrund treten. Es ist zweifellos ein Kriterium eines fortschreitenden psychotherapeutischen Prozesses in der strukturbezogenen Psychotherapie, wenn sich Patient und Therapeut an diesem Punkt begegnen können. In manchen Behandlungsläufen scheint danach vieles ganz anders zu sein, ernster, gefasster, verbindlicher und zugleich zuversichtlicher. Es entsteht eine neue Beziehung (oder es wird überhaupt eine möglich), nachdem der Eine vom Anderen etwas existentiell Wichtiges erfahren und ihm darin Beistand geleistet hat.

Tab. 6-7 Psychodynamische Aspekte strukturbezogener Psychotherapie im Vergleich zu konfliktzentriertem Vorgehen

	Konfliktbezogen	**Strukturbezogen**
Diagnostik	Offenes psychoanalytisches Interview/ biographische Anamnese / OPD-Interview	OPD-Interview
Psychodynamischer Befund	Dysf. Beziehung und Selbst-Erleben bei aktualisiertem unbewussten Konflikt	Dysf. Beziehung und Selbst-Erleben bei struktureller Vulnerabilität
Fokus	Übertragungsbereitschaft / Pathogene Überzeugungen /Biographische Erfahrungen	Eingeschränkte Fähigkeiten der Selbst- und Beziehungsregulation
Therapieziel	Durcharbeiten des aktualisierten Konflikts in der Übertragung Entwicklung neuer Einstellungen zum Konfliktthema	Strukt. Muster wahrnehmen und verantworten lernen Entwicklung struktureller Fähigkeiten in der therapeutischen Beziehung
Therapeutische Aktivität	Rezeptiver Akzent Geringe sprachliche Aktivität	Strukturierender Akzent Initial hohe sprachliche Aktivität
Therapeutische Interventionen	Deuten (zuvor klären und konfrontieren)	Spiegeln Antworten Strukturieren Konfrontieren
Umgang mit Regression/Übertragung	Regressive Prozesse fördern Übertragung annehmen	Regressive Prozesse steuern lernen Übertragung nicht fördern
Umgang mit Abwehr	Deuten	Auf Bewältigungsaspekte hin untersuchen und positivieren
Therapieform	Mittel- hochfrequente LZT (Analytische Lang zeittherapie) Fokalzentrierte LZT (Tiefenpsychologisch fundierte Therapie)	Auf Strukturfokus zentrierte KZT Auf Strukturfokus zentrierte TP Auf Strukturfokus zentrierte modifizierte PA
Therapie-Indikation	Klinische Bilder mit vorrangiger Konfliktthematik (Angststörungen, affektive Störungen, „leichte“ Persönlichkeitsstörungen)	Strukturelle Störungen: Schwere Persönlichkeitsstörungen Charakterstörungen mit verdecktem Strukturanteil Konfliktstörungen mit Strukturanteil

Bezogen auf die Abschnitte 6.1 bis 6.9 stellen wir abschließend noch einmal die prozessrelevanten psychodynamischen Aspekte der strukturbezogenen Psychotherapie zusammen (s. Tab. 6-1) und der konfliktbezogenen Psychotherapie gegenüber.

6.11 Die Sequenz von therapeutischen Zielsetzungen und Interventionen

Bekanntlich ist jede Psychotherapie, jede Patient-Therapeut-Beziehung und jeder einzelne therapeutische Entwicklungsschritt individuell einmalig, so dass keine Behandlung wirklich mit der anderen übereinstimmt. Dennoch lässt sich strukturbezogene Psychotherapie als eine Sequenz von angestrebten Therapiezielen und dazu verwendeten therapeutischen Interventionen darstellen. Die folgenden 8 Punkte spielen alle eine bedeutsame Rolle in der therapeutischen Entwicklung struktureller Fähigkeiten. Je nach diagnostischem Schwerpunkt der strukturellen Störung werden unterschiedliche Fähigkeiten stärker geübt, wiederbelebt oder neu entwickelt werden müssen.

1. **Therapieziel:** Das Verhalten und Erleben **als Muster** sehen lernen.
   Therapeutische Interventionen: Therapeut stellt seine Wahrnehmungen zur Verfügung und spiegelt dem Patienten ein Bild seines Verhaltens bzw. einen Eindruck seines Erlebens („Ich nehme wahr, dass Sie etwas immer wieder so und so tun / erleben“).
2. **Therapieziel:** Das Verhaltensmuster **als emotionale Antwort** auf eine aktuelle (äußere oder innere) Situation sehen lernen.
   Therapeutische Interventionen: Therapeut stellt seine Wahrnehmung und sein emotionales Erleben zur Verfügung und spiegelt dem Patienten ein Bild seiner (des Patienten) emotionalen Situation („Ich nehme wahr, dass Sie in einer bestimmten Situation einen bestimmten Affekt haben bzw. einen Affekt nicht haben, den man dort erwarten könnte“; „Wäre ich in Ihrer Situation, hätte ich wahrscheinlich das Gefühl ...“; „Wenn ich Ihnen zuhöre, geht es mir gefühlsmäßig so ...“)
3. **Therapieziel:** Herausarbeiten eines **funktionellen Schemas**.
   Therapeutische Interventionen: Therapeut entwirft ein Modell, nach dem die inneren und äußeren Ereignisse beim Patienten ablaufen („Es hat den Anschein, immer wenn sie sich in diese Situation gebracht fühlen, werden Sie von etwas völlig überwältigt, in Erregung versetzt, gelähmt, gehen Ihre Gedanken nur noch in eine Richtung“).
4. **Therapieziel:** Das affektive Schema als etwas **biographisch Gewachsenes** akzeptieren, das auch Bewältigungsversuche beinhaltet.
   Therapeutische Interventionen: Therapeut stellt Überlegungen an / gibt Informationen über das, was kleine Kinder / größere Kinder / Jugendliche / Erwachsene an belastenden Lebenssituationen ertragen und bewältigen

können bzw. was sie stattdessen brauchen würden. („Wenn jemand schon als Schulkind mit einer solchen Familienkatastrophe konfrontiert wird, ist er massiv überfordert, auch wenn er alles ihm mögliche tut, um die Situation zu ertragen oder zu meistern“; „eine andere Reaktionsweise als die Ihrige, stand Ihnen wahrscheinlich gar nicht zur Verfügung“)

5. **Therapieziel:** Die heutige **Funktionalität/Dysfunktionalität** des Verhaltensmusters untersuchen: Was nutzt es, was schadet es ?
   Therapeutische Interventionen: Therapeut regt an zu bilanzieren, was mit diesem Muster günstigenfalls erreicht werden kann bzw. welche selbstschädigenden Seiten/pathogenen Überzeugungen in ihm enthalten sind („Vielleicht könnten Sie die Kosten und Nutzen dieses Vorgehens abwägen; mein Eindruck ist, Sie zahlen einen hohen Preis und gehen sehr lieblos mit sich um“).
6. **Therapieziel:** Das Verhaltensmuster als etwas **Eigenes akzeptieren** und **Verantwortung** dafür übernehmen.
   Therapeutische Intervention: Entlastungsangebote bezüglich der vermeidbaren Selbstüberforderung („Vielleicht müssten Sie in Ihrer Situation nicht unbedingt ...“).
   Belastungsforderungen bezüglich unvermeidlicher Realitäten, z.B. der anstehenden Entwicklungsaufgaben („Wahrscheinlich ist es unvermeidlich, dass Sie als Frau/Mann in Ihrem Altern, in Ihrer Situation ...“).
7. Therapieziel: Alternative Möglichkeiten erproben.
   Therapeutische Interventionen: Therapeut unterstützt den Patienten aktiv bei der Suche/dem Ausprobieren von neuen Möglichkeiten. Er/Sie stellt sich als Mentor/Coach /Elternersatz zur Verfügung, äußert Anerkennung für unternommene Versuche, Ermutigung bei gescheiterten Ansätzen, Freude bei erfolgreichen Bemühungen („Manche in Ihrem Alter würden wahrscheinlich auf die Idee kommen ...“; „ich finde es erstaunlich, dass Sie den Versuch gewagt haben ...“; „das ist leider schief gegangen, aber es muss nicht der letzte Versuch gewesen sein ...“; „vielleicht müssen wir uns gemeinsam über legen, was man in dieser Situation ...“).
8. **Therapieziel:** Die **therapeutische Situation nutzen** lernen.
   Therapeutische Interventionen: Therapeut fokussiert auf die therapeutische Situation, in welcher die interpersonellen strukturellen Probleme gerade so deutlich werden wie in anderen Beziehungen. Er äußert keine Vermutungen zu Übertragungsaspekten (bezüglich dessen, was der Patient „eigentlich“ will). Er fungiert als Chronist für die erarbeiteten Schritte und stellt die Chronik bei Bedarf zur Verfügung. Er sieht sich selbst und die Therapie nicht als aktuellen Mittelpunkt im Leben des Patienten, sondern als Reflexionsort und Anlaufstelle, die der Patient bei Bedarf nutzen kann (speziell zu Therapiebeginn mit allen technischen Mitteln wie Brief, Fax, Telefon SMS, e-mail etc.).

Kommentar zur therapeutischen Sequenz in der Entwicklung struktureller Fähigkeiten:
Am Anfang (1. Ziel) steht wahrscheinlich immer die Aufgabe der kognitiven Differenzierung in der Selbstreflexion und in der realistischen Wahrnehmung der Objektwelt. Es folgt (2. Ziel) das Vertrautwerden mit den eigenen Emotionen, das Verstehen und Verwörtern emotionaler Erfahrungen, die Herstellung von emotionalen Kontexten für erlebte Situationen. Ziel 3 beinhaltet Auseinandersetzungen mit intrapsychischen Prozessen („Ich tue etwas, weil..." oder „um zu..." oder „damit nicht...") wodurch auch symptomwertige Handlungen in einen Sinnzusammenhang eingewoben werden. Ziel 4 vertieft dieses Selbstverständnis darüber hinaus durch die biographischen Erfahrungen. Die Ziele 2,3,4 enthalten die strukturelle Aufgabe der Integration, mit Ziel 5 und 6 beginnt die Aufgabe der Steuerung, der Verantwortung für das eigene Wohlergehen, der Abwendung von Schaden von der eigenen Person. Schon diese Punkte und erst recht 7 und 8 beinhalten nicht nur die Verwirklichung des zunehmend konturierten Selbst, sondern auch die emotionale Nutzung der therapeutischen Beziehung, d.h. sie dienen der aktiven Hereinnahme neuer emotionaler Erfahrungen und der Internalisierung von positiven neuen oder wiederbelebten Beziehungserfahrungen.

6.12 Die therapeutische Zielsetzung mit Hilfe der Struktur-Fokusliste nach OPD II

Unter dem Einfluss der praktischen Anwendung des OPD-Systems in Therapiestudien und Projekten der Qualitätssicherung entwickelte sich das Instrument von einer forschungszentriert-diagnostischen in Richtung auf eine praxisnahe therapeutische Zielsetzung weiter. Die Arbeitsgruppen zu den verschiedenen OPD-Achsen arbeiteten daran, ihre jeweiligen diagnostischen Merkmale so zu formulieren, dass sie speziell auch für die Therapieplanung und Therapiedurchführung verwendet werden können. Aus der Praxisstudie Analytische Langzeittherapie wurde dabei das Prinzip der Fokus- und Therapiezielformulierung übernommen.

Tab. 6-8 Definition Fokus und Therapieziel

Fokus:	Als Foki kommen diejenigen Merkmale der Befunde in Betracht, welche die Störung mit verursachen und aufrecht erhalten und deshalb für die Psychodynamik des Krankheitsbildes und für die geplante Behandlung eine bestimmende Rolle spielen
Therapieziel:	Die diagnostische Fokusauswahl lässt sich zugleich als therapeutische Handlungsempfehlung verstehen. Sie legt fest, welche Aspekte von Beziehung, Konflikt und Struktur insbesondere therapeutisch bearbeitet werden sollen.

Die allgemeinen Ziele strukturbezogener Psychotherapie können aus Tab. 4-5 (Heidelberger Fokusliste) entnommen werden.
In der Arbeitsgruppe der Achse Struktur verständigte man sich bei den Vorarbeiten für OPD II auf einen Entwurf von Rudolf und Grande, der die strukturellen Themen der Heidelberger Fokusliste aufgreift, neu systematisiert und punktuell erweitert (Tab. 6-11): So treten vier Strukturdimensionen (Selbst- und Objektwahrnehmung, Steuerung und Abwehr, Emotionale Kommunikation, Innere Bindung und äußere Beziehung) an die Stelle der ursprünglichen 6 Dimensionen (Selbstwahrnehmung, Selbststeuerung, Objektwahrnehmung, Abwehr, Kommunikation, Bindung). In jeder Dimension werden je drei Merkmale auf das Selbst und auch die Objekte bezogen, so dass die eine Struktur-Fokusliste mit 24 Items entsteht. Diese Liste soll es dem Therapeuten erlauben,

- einen **diagnostischen Überblick** über mögliche strukturelle Probleme seiner Patienten zu gewinnen,
- jene Punkte herauszugreifen, die psychodynamisch als **Foki der Störung** verstanden werden können und die daher als **Therapieziele** für die psychotherapeutische Behandlung ins Auge gefasst werden können sowie
- zum Abschluss der Behandlung als **Kriterien der therapeutischen Veränderung** überprüft werden können.

Für traditionelle Psychoanalytiker bedeutet dieses Vorgehen womöglich eine unzulässige Vereinfachung und nüchterne Versachlichung jener „inneren Welt", der sie sich möglichst unvoreingenommen nähern und auf die sie sich für lange bis sehr lange Zeit teilnehmend einlassen wollen. Nach unseren Erfahrungen ist es durchaus möglich, Foki und Therapieziele zu formulieren und dennoch eine den unbewussten Prozessen des Patienten zugewandte kreative Haltung einzunehmen. Eine sachlich funktionale Sicht auf die psychische Entwicklung des Patienten und auf sein psychischen Erleben ist nicht zwangsläufig rein rationalistisch und behavioral, sondern durchaus psychoanalytisch, wenn darunter verstanden wird, dass die unbewussten interpersonellen Angebote eines Patienten vom Therapeuten mit den verschiedenen Facetten seiner eigenen Gesamtpersönlichkeit – rational und emotional, bewusst und unbewusst – aufgenommen, prozessiert und in die Beziehung zurückgegeben werden.

Tab. 6-9 Strukturelle Fähigkeiten: Foki und Therapieziele

Kognitive Ebene: Selbstwahrnehmung und Objektwahrnehmung	
Das Selbst wahrnehmen	**Die Objekte realistisch wahrnehmen**
1.1 **Selbstbild reflektieren** und ausdifferenzieren	1.4 Andere **ganzheitlich wahrnehmen**
1.2 Eigene **Affekte differenzieren**	1.5 Die Reaktionen Anderer **antizipieren**
1.3 Eigene **Identität** entwerfen und weiterentwickeln	1.6 Andere in ihren berechtigten **Interessen berücksichtigen**
Regulative Ebene: Steuerung und Abwehr	
Das Selbst steuern	**Den Bezug zum Objekt steuern**
2.1 Sich von **Impulsen distanzieren**, Impulse steuern und integrieren	2.4 **Selbst- Objektdifferenzierung**: eigene Gedanken, Bedürfnisse, Impulse von denen Anderer unterscheiden
2.2 Sich von Affekten distanzieren und **Affekte regulieren**	2.5 In Beziehungen die **eigenen Interessen aufrechterhalten** können
2.3 Sich von Kränkungen distanzieren, **Selbstwert regulieren**	2.6 Sich aus **Bindungen lösen** und Abschied nehmen
Emotionale Ebene: Die Fähigkeit zur Kommunikation	
Das Selbst emotional erleben	**Die Beziehung zu den Anderen beleben**
3.1 Eigene **Affekte generieren** und erleben	3.4 **Emotionale Kontaktaufnahme**: Gefühle Anderen gegenüber zulassen, Besetzungen wagen
3.2 Eigene **Phantasien** entwerfen	3.5 Eigene **Affekte** zum **Ausdruck** bringen, sich von den Affekten Anderer erreichen lassen
3.3 Die eigene Körperwahrnehmung bzw. das **Körperselbst** emotional beleben	3.6 **Empathie** erleben
Beziehungsebene: Innere Bindung und äußere Beziehung	
Gute innere Objekte haben	**Die Anderen als gute Objekte nutzen**
4.1 **Internalisierung**: Emotional positive Selbst- und Objektbesetzungen aufbauen und erhalten können	4.4 **Objektbezogene Affekte**: Innere Objekte emotional besetzen (Dankbarkeit, Fürsorge, Schuld, Trauer)
4.2 **Positive Introjekte**: Für sich sorgen, sich beruhigen, trösten, helfen, schützen, für sich eintreten	4.5 **Beziehungsfähigkeit**: sich an Andere binden können; Verantwortung für die Erhaltung der Beziehung übernehmen
4.3 **Variable und trianguläre Bindungen**: Unterschiedliche innere Objektqualitäten; Zuwendung zum Einen ist nicht Abwendung vom Anderen	4.6 **Hilfe annehmen**: Unterstützung, Versorgung, Sorge, Anleitung, Entschuldigung von Anderen annehmen können

Die Liste beschreibt nicht strukturelle Störungen, sondern **strukturelle Fähigkeiten**, die dem Patienten möglicherweise nicht ausreichend zur Verfügung stehen (diagnostischer Befund), die den psychodynamischen Kern der aktuellen Störung ausmachen (Foki) und deren Stabilisierung/ Wiedergewinnung/ Neuentwicklung in der Behandlung erreicht werden soll (Therapieziel), so dass damit auch Kriterien für das Behandlungsergebnis gegeben sind. Gemeint ist damit nicht das gesamte Ergebnis, sondern dessen strukturelle Aspekte; in der OPD-Logik können weitere Ergebniskriterien auf den übrigen Achsen, z.B. Konflikt und Beziehung verwendet werden.

Nachdem nun eine solche Differenzierung von strukturellen Aspekten vorgenommen wurde, kann es hilfreich sein, die darauf bezogenen Therapieziele noch stärker mit dem **praktischen therapeutischen Handeln** zu verknüpfen. Hier ist nun in keiner Weise eine Vollständigkeit angestrebt, denn an diesem Punkt kommt die außerordentlich große individuelle Varianz der Therapeuten zur Geltung, die je nach Alter und Geschlecht, nach Persönlichkeitsentwicklung und Vorbildung, nach ihren therapeutischen Kompetenzen und Vorlieben dort unterschiedlich handeln, wo des jeweiligen „Rätsels Lösung" eine aus dem Moment geborene, auf die individuelle Patientenpersönlichkeit und Therapiesituation zugeschnittene Vorgehensweise erfordert. So könnte wahrscheinlich jede erfahrene Therapeutin / jeder erfahrene Therapeut ergänzend zu dem Vorgelegten seine ganz eigene Antwort auf die therapeutischen Aufgaben formulieren. Ein **Manual zur Bearbeitung struktureller Therapieziele** findet sich abschließend in Kap. 6.14.

An dieser Stelle ist wohl auch die Frage des **therapeutischen Settings** kurz zu erwähnen. Strukturbezogene Psychotherapie ist nicht an ein bestimmtes Setting gebunden, sondern vielseitig einsetzbar. Im Rahmen **ambulanter Psychotherapie**, speziell der Richtlinienpsychotherapie kann sie als Modifikation der tiefenpsychologisch fundierten Kurzzeittherapie oder Langzeittherapie, der analytischen Psychotherapie oder der analytischen Kinder- und Jugendlichenpsychotherapie verwendet werden. Sie spielt jedoch auch eine bedeutsame Rolle in der **stationären Psychotherapie**, wo die Stabilisierung und Wiedergewinnung struktureller Funktionen die zentrale therapeutische Zielsetzung bildet. In der Heidelberger Psychosomatischen Klinik wurde dieser Ansatz zunächst im Sinne von Heigls interaktioneller Psychotherapie in der Einzel- und Gruppenpsychotherapie eingesetzt und später im Sinne der strukturbezogenen Psychotherapie systematisiert. Durch die verstärkte therapeutische Beschäftigung mit traumabezogenen Störungen zeigten sich auch in diesem klinisch-therapeutischen Bereich wichtige Überschneidungen, insofern als das initiale Therapieziel bei Traumafolgestörungen darin besteht, die Kontrolle über die eigene Emotionsregulierung im Falle von flashbacks und Dissoziationen zurückzugewinnen, wozu spezifische strukturierende Maßnahmen eingesetzt werden (Fischer und Riedesser 1998, Sachsse 1996, Seidler et al. 2003).

6.13 Ethisches Handeln als Therapieziel

Es ist unübersehbar, dass gut integrierte Struktur ein ethisch anspruchsvolles Verhalten ermöglicht, während mit zunehmend eingeschränktem Strukturniveau die Wahrscheinlichkeit von sozial unerwünschtem, dissozialem und schließlich auch delinquentem Verhalten zunimmt. Ob jemand sich tatsächlich prosozial oder delinquent verhält, unterliegt letztlich seiner Entscheidung und Verantwortung, zumindest juristisch wird diese Freiheit der Willensentscheidung unterstellt und nur in extremen Fällen der psychotischen Erkrankung oder Intoxikation als eingeschränkt oder aufgehoben bewertet. Wer jedoch aus strukturellen Gründen über wenig Impulssteuerung oder wenig Empathiefähigkeit verfügt, wird eher Gefahr laufen, eigene Handlungsimpulse zu Lasten Anderer zu realisieren, mit dem Ergebnis, dass er Andere bedroht, angreift, beraubt, missbraucht usw. In diesem Sinne kann nahezu jedes Element der strukturellen Einschränkung dazu beitragen, dass Verhaltensweisen die berechtigten Interessen Anderer außer acht lassen, also im normativen Sinne unethisch oder im juristischen Sinne strafbar sind.

- Die Unbedingtheit und Unaufschiebbarkeit eigener Bedürfnisse und Handlungsimpulse (eingeschränkte Impulssteuerung und eingeschränkte Affekttoleranz) liegt als Risikofaktor für unethisches Verhalten auf der Hand, da es unter den Voraussetzungen eigener Getriebenheit und Affektspannung schwierig bis unmöglich wird, das Gegenüber mit zu berücksichtigen. So z.B. berichten Frauen mit Borderline-Störungen, wie sie in Anfällen von verzweifelt-wütender Hilflosigkeit ihre kleinen Kinder oder gar Säuglinge schlagen und verletzen. In diesem Bereich der Steuerungsschwäche gehört auch die erhöhte narzisstische Kränkbarkeit (eingeschränkte Selbstwertsteuerung), welche nicht selten Anlass zu beleidigendem oder aggressivem Verhalten gibt. Die fehlende Fähigkeit zur Antizipation erschwert es dem Patienten, die Auswirkungen eigenen impulsiven oder zielgerichteten Handelns auf Andere angemessen zu berücksichtigen.
- Eingeschränkte Fähigkeit zur Selbst-Objektdifferenzierung und unreife Abwehr mit starker Neigung zur Projektion schaffen zwischenmenschliche Konfusionen, welche leicht zu aggressiven Auseinandersetzungen führen. Hier werden z.B. in Vorwürfen die eigenen Intentionen mit denen des Anderen vermischt, so dass rasch eine heillose Verwirrung darüber entsteht, wer hier welche Absichten hat oder sich gegen welche Absichten berechtigterweise zur Wehr setzen muss. So entstehen heftige Konfliktspannungen zwischen Menschen, die in aufgezwungener Nähe leben, wie z. B. Nachbarn oder Berufskollegen („Mobbing“). Die daraus resultierenden Gerichtsverfahren halten einen nicht geringen Teil unseres Rechtswesens in Atem.
- Eine Reihe von strukturellen Funktionen schützen den Anderen vor eigenen Übergriffen: Die Fähigkeit zur Empathie fundiert die ethische Forde-

rung: „Was Du nicht willst, das man Dir tu‘, das füge auch keinem Anderen zu.“ Ihre Bedeutung erlischt in dem Fall, dass jemand keine empathische Wahrnehmung dafür hat, was man einem Anderen zufügen kann. Eine ganzheitliche Objektwahrnehmung stellt sicher, dass der Andere wahrgenommen werden kann, so wie er ist. Beim Vorliegen struktureller Störung wird das Gegenüber, das nicht gut ist für die eigenen Interessen, als böse verfolgend, bedrohend, angreifend einschätzt und u.U. präventiv attackiert. Die fehlende Fähigkeit zur Selbstreflexion erschwert es, eine Wahrnehmung und Verantwortung für das eigene Wollen und Tun zu erlangen, so dass die Vorstellung vom bösen Anderen regelmäßig durch die Überzeugung von der eigenen Unschuld und Harmlosigkeit begleitet ist.

- Die Fähigkeit, gute Objekte zu internalisieren begründet die Fürsorglichkeit für die eigene Person und auch für prosoziale Objektbesetzungen, d.h. für Einstellungen des Wohlwollens, der Fürsorge, der Dankbarkeit usw. gegenüber Anderen. Bei strukturellen Störungen in diesem Bereich überwiegen die verfolgenden aggressiven inneren Objekte, welche dazu beitragen, dass nicht nur das Selbst zum Opfer gemacht wird, sondern auch per Identifikation die Täterseite sich bahnbrechen kann.

Das therapeutische Verständnis für jede dieser strukturellen Einschränkungen bedeutet keine Exkulpation für unethisches oder antisoziales Verhalten. Umgekehrt muss sich auch der Therapeut nicht zum Maßstab für richtig und falsch machen. Seine Zielrichtung ist durch die Stufung des Strukturniveaus vorgegeben: Das gut integrierte Niveau in seiner idealen Ausprägung beschreibt das Leitbild ethischen Verhaltens. Dort, wo es aus Gründen der strukturellen Störung nicht gelebt werden kann, beginnt die therapeutische Arbeit an den Bewältigungsmaßnahmen (was kann der Patient tun, um seinem unsozialen Verhalten entgegen zu steuern?). Voraussetzung dafür ist freilich das Annehmen der Realität und die Übernahme von Verantwortung. Der Therapeut muss für beides einstehen, für die Faktizität der äußeren Wirklichkeit und für die subjektive Verantwortung, die ein jeder für sich und die Anderen trägt. Beides muss er verknüpfen mit der inneren Realität des Patienten, so wie er sie psychodynamisch verstanden hat. Das bedeutet, dass er ein Delikt Delikt nennt, auch wenn der Patient „aus guten Gründen nur sein Recht haben wollte“. Die Anerkennung der Rechte des Anderen bedeutet nicht ein Sich-unterwerfen und Zurückstecken, sondern schafft die Gewissheit, dass auch die eigenen Rechte und Grundbedürfnisse beachtet werden müssen und die Würde auch der eigenen Person grundsätzlich nicht angetastet werden darf. Im Falle einer strukturellen Störung ist es fast regelhaft so, dass die Würde im Verlauf der Lebensgeschichte verletzt worden ist, und so beginnt mit dieser Thematik eine intensivierte Auseinandersetzung mit der eigenen Geschichte und der eigenen Familie, mit der Verantwortung zwischen den Generationen und mit den Entbehrungen und Verletzungen, die der Einzelne erlitten hat. Während ältere Psychotherapien zuweilen als Akt der Selbstbefreiung und Selbstverwirklichung mit der Realisierung möglichst vieler egoistisch-narzisstischer Ziele missverstanden wurden, beschreibt strukturbezogene Psychotherapie vor dem Hintergrund ihrer entwicklungspsychologischen Herleitung eine Ethik der wechselseitigen Verantwortung.

6.14 Die Beziehung der strukturbezogenen Psychotherapie zu anderen psychodynamischen Therapien

Die Vertreter therapeutischer Gruppierungen legen meist Wert auf eine klare Abgrenzung ihres Verfahrens gegen verwandte Ansätze. Das hat dazu geführt, dass speziell in Deutschland Psychoanalyse, analytische Psychotherapie und tiefenpsychologisch fundierte Psychotherapie bemüht sind, sich deutlich voneinander zu unterscheiden. Da jedoch alle diese Verfahren letztlich psychoanalytische Wurzeln haben und sich der gleichen Grundprinzipien bedienen (Rüger und Reimann 2000) und sie sich in ihrer wissenschaftlichen Begründung nicht unterscheiden lassen, wird empfohlen, sie unter dem Begriff der „psychodynamischen Therapie" zusammenzufassen (Hoffmann und Schüßler 1999, Wissenschaftlicher Beirat 2004).

Die folgende Diskussion soll verdeutlichen, dass im Spektrum der psychodynamischen Therapie unterschiedliche Akzente gesetzt werden (meist um unterschiedliche Störungstypen zu behandeln) und dass der Ansatz der strukturbezogenen Psychotherapie mit einer ganzen Reihe von psychodynamischen Verfahren enge Berührung hat.

Strukturbezogene Therapie ist, wie beschrieben, ein psychodynamischer Ansatz, der auf den strukturellen Entwicklungsstand der Persönlichkeit, auf ihre lebensgeschichtlich prägenden Erfahrungen und die daraus abgeleiteten Bewältigungsmuster ausgerichtet ist. Es wird darin nicht das Ziel der Aufdeckung von unbewussten Konflikten mit den Mitteln der Deutung verfolgt, sondern es wird die reflexive Selbstwahrnehmung und emotionale Selbststeuerung im interpersonellen Raum gefördert und die selbstverantwortliche Auseinandersetzung mit alterstypischen Entwicklungsaufgaben unterstützt. Das Vorgehen hat Berührungspunkte und auch Überschneidungen mit anderen psychodynamischen Vorgehensweisen, die im Folgenden kurz diskutiert werden:

Psychoanalytische Therapie: Sie bildet das traditionelle Grundmuster aller psychodynamischen Therapien, in denen lebensgeschichtlich erfahrene und internalisierte Konflikte in der therapeutischen Situation aktualisiert, durch Deutung bewusst gemacht und durchgearbeitet werden. Gleichwohl wird das traditionelle Grundmuster in nationalen und regionalen Gruppierungen vielfältig variiert, so dass nur schwer ein Konsens darüber herzustellen ist, welches die Kriterien der „eigentlichen" Psychoanalyse denn nun sind. In Deutschland wird als therapeutische Anwendung der Psychoanalyse unter dem Einfluss der Kassenfinanzierung nach den Psychotherapierichtlinien am häufigsten der

Typus der analytischen Psychotherapie im Umfang bis zu 300 Sitzungen durchgeführt (vergleiche Rudolf und Rüger 2001).
Für die strukturbezogene Psychotherapie stellt die psychoanalytische Therapie das Hintergrundkonzept dar, welches störungsbezogen substantiell modifiziert wurde.
Dynamische Psychotherapie: Die dynamische Psychotherapie ist eine von A. Dührssen (1972) konzipierte, aus der Elternarbeit der Kindertherapie abgeleitete Spezifizierung der analytischen Psychotherapie, welche im deutschen System der Psychotherapierichtlinien als tiefenpsychologisch fundiert gekennzeichnet ist (Rudolf 2001). Im niederfrequenten Setting (1 Sitzung pro Woche) und im Gegenübersitzen (statt psychoanalytischer Couchlage) werden die psychoanalytischen Elemente von Übertragung und Widerstand zwar genutzt, jedoch nicht in den Mittelpunkt der therapeutischen Arbeit gestellt, welche sich vielmehr fokal auf die Durcharbeitung aktualisierter Konfliktdynamik ausrichtet.
Mit der strukturbezogenen Psychotherapie hat dieses Vorgehen die interaktionelle Zentrierung gemeinsam, welche nicht den Übertragungsaspekt, sondern das habituelle Erleben und Verhalten im zwischenmenschlichen Bereich vor dem Hintergrund der biographischen Erfahrung in den Mittelpunkt der therapeutischen Aufmerksamkeit stellt.
Supportive Psychotherapie: Die supportive Psychotherapie, wie Kernberg (1999) sie beschreibt, zielt auf die Reduzierung von Symptomen und auf die Besserung von interpersonellen Schwierigkeiten, wobei behandlungstechnisch Suggestion, Lob und Ermutigung zur emotionalen und kognitiven Unterstützung eingesetzt werden. Gegenstand der therapeutischen Arbeit sind die pathologischen Interaktionen in der therapeutischen Beziehung der einzelnen Sitzungen, welche klarifiziert und konfrontiert und auf ihre unbewussten Gründe hin untersucht werden. In dem Verfahren werden keine weitreichenden Umstrukturierungen der Persönlichkeit angestrebt, sondern eine bessere Anpassungsfähigkeit durch die Stärkung adaptiver Abwehrmechanismen. Als Indikation für supportive Therapie beschreibt Kernberg das Vorliegen schwerer Persönlichkeitsstörungen, bei denen eine psychoanalytische Therapie nicht indiziert ist, d.h. bei denen Deutungen nicht möglich sind.
Für die strukturbezogene Psychotherapie bedeutet der Aspekt der Abwehrstabilisierung und generellen Ich-Stärkung einen von zahlreichen therapeutischen Ansätzen, der jedoch konzeptuell nicht einschränkend bewertet ist (Deutung ist leider nicht möglich), sondern als Bestandteil eines breiten entwicklungsfördernden Ansatzes positiv gesehen wird.
Die interaktionelle Psychotherapie: Heigl-Evers und Heigl veröffentlichten in den 80er Jahren zusammen mit ihren Mitarbeitern eine Reihe von Arbeiten zur Modifikation psychoanalytischer Behandlungstechnik in Gruppen und Einzelbehandlungen. Den Anfang (Heigl-Evers und Heigl 1973) bildeten Bezugnahmen auf die Sozialpsychologie und Gruppendynamik, welche zu einer Un-

terscheidung von psychoanalytischer und interaktionell-tiefenpsychologischer Gruppentherapie führte. Die Ausarbeitung des „interaktionellen Prinzips" (Heigl-Evers und Heigl 1983) mündete in eine „psychoanalytisch interaktionelle Therapie" (Heigl-Evers und Streeck 1985), die störungsspezifisch „als Methode zur Behandlung präödipaler Störungen" weiterentwickelt wurde (Heigl-Evers und Heigl 1987). Im Mittelpunkt steht hier eine Modifikation der Behandlungstechnik, welche neben dem psychoanalytischen „Prinzip Deutung" das „Prinzip Antwort" stellt, d.h. eine selektiv authentische Mitteilung von Gegenübertragungsreaktionen (Heigl-Evers und Nitzschke 1991). Die behandlungstechnischen Konzeptualisierungen erwiesen sich vor allem in der stationären Psychotherapie als außerordentlich hilfreich für die Behandlung schwerer Persönlichkeitsstörungen, da die Interventionen auf die strukturellen Möglichkeiten und Grenzen der Patienten zugeschnitten sind.
Die strukturbezogene Psychotherapie stützt sich ausdrücklich auf die therapeutische Haltung und die therapeutischen Interventionen, die das „Prinzip Antwort" nahe legt und verwendet sie in der therapeutischen Arbeit an den OPD-basierten therapeutischen Foki der Struktur mit dem Ziel der strukturellen Entwicklungsförderung.
Die Behandlung intentional kommunikativer Störungen: Ähnlich wie bei Heigl-Evers und Heigls interaktioneller Psychotherapie der präödipalen Störungen wird in diesem Entwurf von Rudolf (1977) das konzeptuelle Verständnis der frühen Störungen in den Mittelpunkt gestellt und darauf bezogen ein therapeutisches Vorgehen entwickelt. Als störungsspezifisch wird die Vulnerabilität der intentionalen Funktion (der Fähigkeit, sich mit emotionalem Interesse auf die Objektwelt auszurichten) und darauf aufbauend der kommunikativen Funktion (der Fähigkeit, sich selbst und anderen emotional verständlich zu machen) dargestellt. Aus dieser Vulnerabilität abgeleitet ist die Schwierigkeit der Beziehungsgestaltung und des Selbsterlebens. Als vorrangige Bewältigungs- und Selbstschutzmaßnahmen werden emotionaler Rückzug durch schizoide Vermeidung und narzisstische Selbstidealisierung hervorgehoben. Therapeutisch sollen diese Störungen vorrangig in der interpersonellen Situation der Therapie (jedoch nicht in der Übertragung) bearbeitet werden. Dabei

> *„...muss (der Therapeut) ein Stück verlässlicher Realität darstellen, an welche der Patient sich orientieren kann. Dazu gehört, dass er ihn in begrenztem Umfang korrigiert, ihm zu verstehen hilft, wie der Patient auf andere wirkt oder indem er mit ihm zusammen erörtert, welche Bedürfnisse und Gefühle andere Menschen haben können. Zugleich bedeutet er damit für den Patienten eine verlässliche Person, die den Boden unter den Füßen und den Überblick behält und von der der Patient sich ein Stück Stabilität entleihen kann." (Rudolf 1977, S. 188)*

Die strukturbezogene Psychotherapie bezieht sich auf diese vor über 25 Jahren skizzierten Entwürfe, welche während einer kontinuierlichen therapeutischen

Tätigkeit klinisch und in der Konzeptualisierung des Strukturbegriffs weiterentwickelt wurden.

Entwicklungstherapie: Der Terminus wurde 1996 in der englischen Kinder- und Jugendlichenpsychotherapie geprägt (Fonagy und Target 1996) und bezieht sich historisch auf die Arbeiten von Anna Freud. Dazu führt Hurry (2002) aus:

> *„Die entwicklungsorientierte Arbeit ist im psychoanalytischen Denken an die vorderste Stelle gerückt; sie wird als eigenständiges Element anerkannt, wurde sozusagen „respektabel" und erhielt sogar einen eigenen Namen (psychodynamic developmental therapy)".*

Erstaunlicherweise spricht die deutsche Übersetzung des Buchtitels nicht von Entwicklungstherapie, sondern von Entwicklungsförderung; womöglich spiegelt diese Zurückhaltung die Tendenz deutscher Kinderanalytiker, therapeutische und pädagogische Ansätze möglichst strikt zu trennen. Die englische Analytikerin A. Hurry (2002) sieht speziell in der Kinder- und Jugendlichenpsychotherapie diesen Widerspruch nicht:

> *„Der Begriff Entwicklungstherapie soll so weit wie möglich jener Arbeit vorbehalten werden, die direkt – d.h. nicht über Deutungen- auf die Förderung der Entwicklung zielt".*
> *„Die Unterscheidung zwischen entwicklungsfördernder und psychoanalytischer Arbeit ist daher hinfällig: Die Psychoanalyse ist selbst eine spezifische Form der Entwicklungstherapie" (Hurry 2002, S. 45).*

Die Parallelen zur strukturbezogenen Psychotherapie liegen in der kritischen Einstellung zur Deutung als zentralem therapeutischem Instrument. Von den Autoren der Entwicklungstherapie wird auf die Arbeiten von Balint und Winnicott verwiesen, welche zeigen, dass Analysen u.U. mit langen Abschnitten beginnen, in denen nicht gedeutet wird, sondern eine haltgebende Umgebung bereit gestellt ist, in welcher Patienten sich so entwickeln können, dass sie schließlich auch von Deutungen profitieren. Bezüglich der für schwer gestörte Patienten notwendigen „haltgebenden Umgebung" werden Parallelen zu den Kommunikationsweisen der frühen Eltern-Kindbeziehung gezogen. Die explizit entwicklungspsychologische Orientierung der Arbeitsgruppe von Fonagy und Target liefert hier einen Mosaikstein nach dem anderen für das Verständnis der frühen Persönlichkeitsentwicklung und für die therapeutische Nutzung diese Wissens in der psychoanalytischen Therapie von schwer gestörten Patienten.

Strukturbezogene Psychotherapie greift diese beiden Linien auf und entwickelt daraus den diagnostischen Blick auf die gestörte Entwicklung und deren therapeutische Förderung durch Interventionen, die sich nicht auf dem komplexen Niveau der Deutung abspielen, sondern auf der Ebene haltgebender, fördernder Beziehungsgestaltung.

6.15 Fokusbezogene Interventionen zur Förderung struktureller Fähigkeiten

1 Kognitive Ebene: Selbstwahrnehmung und Objektwahrnehmung

Das Selbst wahrnehmen
Therapieziel: Der Patient soll eine realistische Wahrnehmung seiner Selbst erlangen und dadurch Orientierung in sich selbst finden. Durch die Einübung der Selbstreflexion soll er über die realistische Selbstwahrnehmung hinaus eine Vertrautheit mit seinen seelischen Innenvorgängen (Emotionen, Bedürfnissen, Impulsen, etc.) gewinnen.
Therapeutische Interventionen sollen durch Aufzeigen, klärende Fragen, Spiegeln, Differenzieren und Konfrontieren die Selbstwahrnehmung des Patienten anregen und verbessern.

1.1 Selbstbild reflektieren und ausdifferenzieren

Der Therapeut interessiert sich für die Persönlichkeit des Patienten; er lässt erkennen, dass das Selbst des Patienten etwas Interessantes, Wichtiges und Einmaliges ist. Zusammen mit dem Patienten sammelt er dazu Informationen. Hier sind alle Arten von Mitteilungen interessant, z.B. aktuelle narrative Episoden, bilanzierende Erfahrungen, Erinnerungen, Träume und auch gestalterische Produktionen. Durch spiegelnde Interventionen teilt der Therapeut mit, was er vom Selbst des Patienten wahrnimmt.
Der Therapeut unterstellt, dass es im Patienten vielfältige, ganz verschiedenartige Teilaspekte gibt und dass hinter den gezeigten Haltungen immer auch ganz andere Züge existieren können.

1.2 Eigene Affekte differenzieren

Durch spiegelnde Interventionen teilt der Therapeut mit, welche Affekte oder Affektrudimente des Patienten er wahrnimmt.
Die vom Patienten mitgeteilten Affekte werden verglichen mit den vom Therapeuten erlebten Affekten des Patienten oder mit den Affekten anderer Menschen (Fremdbeispiele).
Die zu einem Ereignis gehörenden Affekten zu untersuchen gehört zur therapeutischen Routine, die nicht nur die Selbstreflexion, sondern auch die affektive Kontextualisierung von Ereignissen fördern soll (z.B. aus welcher affektiven Verfassung heraus etwa ein Essanfall erfolgt).

1.3 Eigene Identität entwerfen und weiterentwickeln

Identität wird nicht verstanden als etwas verborgen Vorhandenes, das aufgedeckt wird, sondern als ein Produkt, das es herzustellen gilt. Der Therapeut

hilft Identitätsaspekte aufzusuchen, welche in diesem Alter, in diesem Geschlecht, in dieser sozialen Position, in dieser beruflichen Lage, in dieser Familiensituation, angesichts dieser Lebensgeschichte und soziokulturellen Entwicklung existieren können. Diese aktuellen Aspekte von Identität werden verglichen mit biographischen Ansätzen; es gilt, die Kontinuität und Kohärenz der eigenen Person zu finden.
Neben den psychosozialen und sexuellen Aspekten von Identität gilt es für viele Patienten (z.B. aus Emigrantenfamilien) vor allem kulturelle Aspekte der Identität zu integrieren.

Die Objekte realistisch wahrnehmen
Therapieziel: Patient soll eine realistische Wahrnehmung der Objekte gewinnen und sich dadurch in der äußeren Welt zurechtfinden. Das schließt ein, dass er nicht nur Einblick in die Außenrealität nimmt, sondern sie auch zu berücksichtigen und zu akzeptieren lernt. Das berührt das Thema der Selbst-Objekt-Differenzierung, welche unter 2.4 als Aspekt der Steuerung/Differenzierung abgehandelt wird.
Therapeutische Interventionen sollen die Realitätswahrnehmung des Patienten durch Aufzeigen, Differenzieren, klärende Fragen und Perspektivenwechsel fördern.

1.4 Andere ganzheitlich wahrnehmen

Der Therapeut unterstützt die differenzierende Wahrnehmung: Wie möchte der Patient den Anderen sehen versus wie ist der Andere für sich? Welche Diskrepanzen entstehen zwischen beiden Bildern? Wie kann der Patient die Diskrepanzen aushalten oder akzeptieren?
Das Thema lässt sich auch in der therapeutischen Beziehung herausarbeiten: Wahrnehmung des Patienten vom Therapeuten versus Eigenerleben des Therapeuten. Wahrnehmung des Patienten durch den Therapeuten versus Selbstwahrnehmung des Patienten.

1.5 Die Reaktionen Anderer antizipieren

Es geht darum, im Umgang mit Anderen vorherzusehen, wie Andere aus ihrer Situation heraus handeln werden oder wie sie auf das Tun des Patienten reagieren werden. Wenn das innere Erleben Anderer und ihr äußeres Verhalten antizipiert werden sollen, setzt das ein gewisses Maß an Empathiefähigkeit (3.6) voraus.

1.6 Andere in ihren berechtigten Interessen berücksichtigen

Die Wirklichkeit der Alterität: Andere haben andere Interessen, Aufgaben, Meinungen, Überzeugungen; diese sind nicht immer nur auf den Patienten bezogen und müssen daher realistischerweise akzeptiert werden. Der Therapeut vermittelt Modelle in Fremdbeispielen oder nutzt die therapeutische Situation als Beispiel.

2 Regulative Ebene: Steuerung und Abwehr

Das Selbst steuern
Therapieziel: Patient soll situativ inneren Abstand gewinnen können von aktuellen Impulsen, Affekten und Selbstbewertungen. Aus der distanzierten Position soll er Grenzen ziehen, steuern, entscheiden und über psychische Funktionen verfügen können.
Therapeutische Interventionen: sollen dem Patienten helfen, eine abgegrenzte beobachtende und autonome Position einzunehmen.

2.1 Sich von Impulsen distanzieren, sie steuern und integrieren

Der Therapeut hilft dem Patienten, Strategien im Umgang mit Impulsen zu entwickeln. Inhaltlich geht es darum, das Insistieren auf sofortiger Bedürfnisbefriedigung zurücknehmen zu lernen. Der Therapeut steht vorübergehend als Instanz zur Verfügung, die steuern hilft, ehe der Patient selbst dafür Verantwortung übernehmen kann. Dieses Thema ist mit dem strukturellen Ziel der Internalisierungen verknüpft (Aufbau wohlwollender innerer Objekte, welche schützen, zustimmen, unterstützen, etc.)
Mit aggressiven und autoaggressiven Impulsen gilt es, steuernd und integrierend umgehen zu lernen.
Dort, wo das Ich „erloschen" scheint, wird versucht, eigene Handlungsintentionen wieder wahrzunehmen und weiter zu entwickeln. Das Vorhandensein von inneren und äußeren konflikthaften Widersprüchen gilt es zu akzeptieren. Im Zusammenhang mit eigenen Intentionen werden Urteilsfähigkeit und Entscheidungsfähigkeit geübt und gestärkt. In den Entscheidungen sollen Kompromisse und flexible Konfliktlösungen akzeptabel werden. Letzten Endes geht es stets auch um die Eigenverantwortlichkeit des Handelns, welches sich an strukturierten Wert- und Normvorstellungen orientiert (Über-Ich).

2.2 Sich von Affekten distanzieren und sie regulieren

An die Stelle der Ich-dystonen Affekte (es packt mich) tritt die Eigenverantwortung (Ich habe es, ich tue es). Das Ziel ist das Steuern und Eingrenzen von Affekten im sozialverträglichen Sinne. Hierher gehört auch das Aushaltenkönnen von Affekten, speziell von Unlustaffekten und Frustrationsgefühlen. Oder umgekehrt: strikte Unlustvermeidung soll aufgegeben werden können. Das Herunterregulieren und Ertragen von Affekten ist anfangs eine Aufgabe, welche von Patient und Therapeut gemeinsam bewältigt werden muss. Die grundsätzlichen Wege der Affektregulierung sind in Kapitel 3.8 und 3.9. beschrieben. Gegen andrängende Erregung und Unlustspannung können auch Entspannungstechniken/Atemtechniken/Meditationstechniken eingesetzt werden. Bei

Überflutung mit negativen Affekten und Vorstellungen (flash backs) oder beim Einsetzen von Dissoziationen finden imaginative Übungen Anwendung, welche geeignet sind, Vorstellungen von Sicherheit und Handlungsfähigkeit wieder herzustellen.

2.3 Sich von Kränkungen distanzieren, Selbstwert regulieren

Die therapeutische Arbeit von Kränkungen ist ein zentrales Anliegen strukturbezogener Psychotherapie. Es geht dabei einmal um die erhöhte Kränkbarkeit des Patienten und andererseits um seine Ansprüche an sich selbst und die Objektwelt. Der Therapeut unterstützt den Patienten darin, ein gesundes Maß von Selbstwertunsicherheit und Beschämung auszuhalten. Er bezieht sich auf ein durchschnittliches Real-Selbst, welches sich von den überhöhten Ansprüchen des Ideal-Selbst freimachen kann.
Voraussetzung dafür ist auch, die Realität der Anderen zu sehen, die nicht immer bestätigend sein können (ganzheitliche Objektwahrnehmung) und auch die Realität des eigenen Erfolges zu sehen (was die Internalisierung eines bestätigenden Objektes voraussetzt).

Den Bezug zum Objekt steuern
Therapieziel: Die Regulationsfähigkeit soll nicht nur dem Selbst gelten, sondern auch in der Beziehung zu den Objekten wirksam werden. Hier geht es insbesondere um Differenzieren und Abgrenzen im Gegensatz zu fusionären Tendenzen.
Therapeutische Interventionen sollen dem Patienten helfen, sich aus vereinnahmenden oder verschmelzenden Situation zu distanzieren. Hier wird die Notwendigkeit des Individuum-Seins und die grundsätzliche Möglichkeit des Getrenntseins und der Trennung betont.

2.4 Selbst-Objekt-Differenzierung: Eigene Gedanken, Bedürfnisse, Impulse von denen anderer unterscheiden

Hier geht es im Gegensatz zu dem Akzeptieren der Alterität des Anderen darum, realitätsgerecht zu prüfen, was das Eigene ist, was im Unterschied zu den Intentionen des Objekts das Selbst will, denkt, fürchtet, anstrebt. Während es also bei 1.4, 1.5, 1.6. vor allem um die realistische Sicht der Anderen geht, handelt es sich um die realistische Sicht des Eigenen und um die Verantwortung für das Eigene in Abgrenzung von den Interessen und Sichtweisen der Anderen.

2.5 In Beziehungen die eigenen Interessen aufrechterhalten können

Dieser Punkt betont die Verantwortung des Eigenen im Gegensatz zu den dyadisch-verschmelzenden, sich selbst aufgebenden Tendenzen. Es geht um das Bewahren des Eigenen in der engen Beziehung zum Anderen und auch um das Anrecht auf das Eigene.

2.6 Sich aus Bindungen lösen und Abschied nehmen

Der Therapeut unterstützt den Patienten darin, Trauer zuzulassen und auszuhalten, welche bei der Erfahrung von Trennung und Verlust auftreten. Es geht auch darum, die Getrenntheit von Selbst und Objekt realistisch einzugestehen, anstatt sie in Phantasien zu verleugnen. Die Bearbeitung der Trennungsthematik ist hochbedeutsam für jede Therapiebeendigung. Insbesondere gilt es, die unerledigten Hoffnungen auf den Anderen aufzugeben und zu betrauern, Aggression und Enttäuschung gegenüber dem verlorenen Objekt auszuhalten. Da es sich hierbei auch um den Umgang mit dem inneren Objekt handelt, hat dieses Thema eine enge Beziehung zur Thematik der Internalisierung und der positiven Introjekte (4.1 und 4.2)

3 Emotionale Ebene: Die Fähigkeit zur Kommunikation

Das Selbst emotional erleben
Therapieziel: Der Patient soll sich selbst – und insbesondere seine Körperlichkeit – emotional erleben können und dadurch Dynamisierung und Energetisierung seiner Erlebniswelt erfahren.
Therapeutische Interventionen sollen affektiv beleben, zur Begegnung mit Emotionalität ermutigen und die dadurch ausgelösten Beunruhigungen aushaltbar machen.

3.1 Eigene Affekte generieren und erleben

Der Therapeut unterstützt den Patienten darin, Affekte wahrzunehmen und mitzuteilen, auch wenn sie zunächst nur im Ansatz vorhanden sind (z.B. als körperliches Erleben).
Der Therapeut unterstellt, dass der Patient angemessen affektiv reagieren kann; er gibt Fremdbeispiele; von besonderer Bedeutung ist die Schilderung kindlichen Erlebens.

3.2 Eigene Phantasien entwerfen

Der Therapeut leitet den Patienten zur Imagination an. Er bietet selbst Bilder, Phantasien, Fremdschilderungen und Selbstschilderungen an. Er richtet die Aufmerksamkeit auf Träume und betrachtet mit dem Patienten zusammen die Traumbilder als potentielle Erlebnisgestalten. Er fördert den inneren Dialog der unterschiedlichen Selbstaspekte und Objektrepräsentanzen.

3.3 Die eigene Körperwahrnehmung bzw. das Körperselbst emotional beleben

Der Therapeut weckt die Aufmerksamkeit für das Erleben des Körperselbst. In jeglicher emotional gefärbten Situation kann die Aufmerksamkeit auf die Körpererfahrung gerichtet werden. Der Therapeut unterstellt die grundsätzlichen Alternativen von Belastung und Entlastung, von Ruhebedürfnis und Erschöpfung, ferner das Erleben von Funktionslust; die Freude an der Bewegung, die Freude am körperlichen Spiel, die Freude an Erotik und Sexualität, die Annehmlichkeit körperlicher Zuwendung Anderer.

Die Beziehung zu den Anderen beleben
Therapieziel: Im Gegensatz zu der Objektwahrnehmung und Beziehungsregulierung, die beide mit Distanzierung zu tun haben, geht es hier um Annäherung und emotionales Sich-Involvieren; Patient soll sich einlassen und emotional ergreifen lassen können.
Therapeutische Interventionen betonen einerseits die basalen Bedürfnisse nach emotionaler Nähe und kommunikativem Austausch. Darüber hinaus sollen sie unter Einbeziehung der therapeutischen Situation problematische emotionale Erlebnisinhalte ansprechen. Zu der therapeutischen Kunst gehört es insbesondere, die hier unterschwellig erkennbaren nicht verbalisierten negativen Affekte wie Ärger, Enttäuschung, Wut, Anspruch, Forderung beim Patienten wahrzunehmen und in geeigneter Form zu verbalisieren.

3.4 Emotionale Kontaktaufnahme: Gefühle Anderen gegenüber zulassen, Besetzungen wagen

Der Therapeut unterstützt den Patienten in der emotionalen Kontaktaufnahme zu anderen. Er hilft, die Hindernisse auszuräumen (Angst vor Ausgeliefertsein, vor Beschämung, vor Eingestehen der Bedürftigkeit, vor Zurückweisung, vor Missbilligung, Verurteilung).

3.5 Eigene Affekte zum Ausdruck bringen, sich von den Affekten Anderer erreichen lassen

Der Therapeut unterstützt den Patienten darin, seine Affekte für Andere deutlich werden zu lassen. Er ermutigt den Patienten, den emotionalen Ausdruck anderer an sich heranzulassen und auszuhalten, sich mit den Affekten Anderer auseinander zu setzen, in der Beziehung zu bleiben, auch wenn belastende Affekte oder beunruhigende Vorstellungen andrängen. Die therapeutische Beziehung bildet ein gutes Übungsfeld für diesen Bereich.

3.6 Empathie erleben

Der Therapeut ermutigt den Patienten, sich in die Lage des Anderen zu versetzen, seine Perspektive probehalber zu übernehmen (dazu ist es notwendig, Näheängste und Verschmelzungsbefürchtungen auszuhalten) und auf die Möglichkeiten der Selbst-Objekt-Differenzierung (2.4; 2.5) zu vertrauen. Bei gering ausgebildeter Empathiefähigkeit des Patienten muss dieser zuerst einmal empathische Einstellungen des Therapeuten erfahren können. Eine besondere Rolle spielen gemeinsame Überlegungen über biographische Erfahrungen speziell und kindliches Erleben allgemein. Hier wird die Notwendigkeit betont, dass andere ein Kind empathisch verstehen müssen, ehe es sich und andere verstehen kann.

4 Die Beziehungsebene: Innere Bindung und äußere Beziehung

Gute innere Objekte haben

Therapieziel: Der Patient soll sich auf gute innere Objekte beziehen lernen und sich mit ihrer Hilfe selbst regulieren können.

Therapeutische Interventionen: sollen auf diesbezügliche grundsätzlich gegebene Möglichkeiten (in der äußeren Welt, in der therapeutischen Situation, in der biographischen Erfahrung) aufmerksam machen und zu ihrer Nutzung ermutigen. Gegenläufige biographische Erfahrungen mit „negativen Objekten" müssen speziell bearbeitet werden.

4.1 Internalisierung: Emotional positive Selbst- und Objektbesetzungen aufbauen und erhalten können

Aufsuchen kindlicher und jugendlicher Erfahrungen mit ansatzweise guten Objekten (in der engeren oder weiteren Familie, in der Schule und der Umgebung; in der Fantasie, Literatur, Religion, etc.). Es genügt in der Regel nicht, abzuwarten, bis der Patient bereit ist, positive Beziehungserfahrungen aus der Therapie zu internalisieren. Weil das sehr lange dauert und schlimmstenfalls gar nicht stattfindet, muss das sich Stützen auf und das Nutzen von positiven Introjekten als Notwendigkeit des Lebens und Überlebens aktiv angesprochen und gewissermaßen eingeübt werden. Bezüglich der negativen Introjekte gilt es, Themen der Anhänglichkeit und Loyalität, aber auch der Wiedergutmachungserwartungen und nicht zuletzt der Tendenz zur Weitergabe eigener negativer Erfahrungen an Andere zu bearbeiten.

4.2 Positive Introjekte: Für sich sorgen, sich beruhigen, trösten, verantworten, selber helfen, schützen können, für sich selber eintreten

Hier erfolgt die rollenhafte Ausdifferenzierung der positiven inneren Objekte / inneren Helfer (gute Mutter, grenzensetzender Vater, unterstützender Bruder, alter ego, zuverlässige Freundin, etc.). Vorübergehend spielt der Therapeut hier eine wichtige Rolle während der Sitzungen und als innerer Helfer zwischen den Sitzungen.

4.3 Variable und trianguläre Bindungen

Unterschiedliche innere Objektqualitäten; Zuwendung zum Einen ist nicht Abwendung von Anderen. Im Gegensatz zu dyadischen Beziehungsqualitäten sollen hier unterschiedliche Objekte rollenhaft differenziert und unterschiedliche Beziehungsformen zu ihnen aufgebaut werden.

Die Anderen als gute Objekte nutzen
Therapieziel: Patient soll sich auf gute äußere Objekte beziehen lernen und die Möglichkeiten äußerer Beziehungsressourcen nutzen können.
Therapeutische Interventionen sollen an konkreten Beispielen der Beziehung zu anderen Menschen die Möglichkeit fördern, sich auf Andere zu beziehen und sie als Ressourcen zu nutzen.

4.4 Objektbezogene Affekt

Innere Objekte emotional besetzen (mit Dankbarkeit, Fürsorge, Schuld, Trauer, etc.). Der Therapeut unterstützt die Entwicklung der inneren Objektbesetzung, d.h. das innere Aufrechterhalten von äußeren Beziehungen, die Stabilisierung von äußeren Beziehungen durch innere Verankerung der wichtigen Anderen.

4.5 Beziehungsfähigkeit: Sich an Andere binden können; Verantwortung für die Erhaltung der Beziehung übernehmen.

Hier geht es um das Loslassen von pathogenen Überzeugungen und das Aufgeben masochistischer Triumphe, aufgrund derer Beziehungen zerstört würden. An die Stelle des Aufrechterhaltens von Objektenttäuschungen und Objektentwertung tritt die Eigenverantwortung für das Fortbestehen von als positiv erlebten Beziehungen.

4.6 Hilfe annehmen: Unterstützung, Versorgung, Sorge, Anleitung, Entschuldigung von Anderen annehmen können

Dies beinhaltet die Akzeptanz der eigenen Bedürftigkeit; der Tatsache, nicht alles allein zu können, sondern auch den Anderen zu brauchen; das bedeutet eine Umwertung von der Bedürftigkeit als scheinbarer Schwäche zu der wechselseitigen Unterstützung als (evolutionär) zweckmäßiger Überlebensstrategie (niemand überlebt ganz alleine; jeder ist darauf angewiesen, die Beziehung zu den Anderen als Ressource verfügbar zu haben).

7 Die strukturelle Systematik klinischer Bilder und ihre Behandlung

7.1 Eine Typologie der strukturellen Störungen

Die strukturellen Aspekte des Erlebens und Verhaltens wurden bisher als eine bedeutsame funktionelle Dimension der menschlichen Persönlichkeit beschrieben, welche im Hintergrund unterschiedlicher klinischer Bilder wirksam werden kann. In dem Maße, in dem strukturelle Einschränkungen ausgeprägt vorliegen und in dem das strukturelle Integrationsniveau reduziert ist, treten unterschiedliche klinische Aspekte in den Vordergrund. Es ist durchaus möglich, dass Persönlichkeitsstörungen (im Sinne der Borderline-Persönlichkeitsstörung) und symptombezogene Störungen (z.B. Essstörungen) gleichzeitig bestehen, was nach unserer strukturellen Betrachtung ohne Weiteres vorstellbar ist, aber in der herkömmlichen ICD- oder der IDSM- Diagnostik im Modell der Komorbidität, also der Gleichzeitigkeit zweier verschiedener Störungen gefasst werden muss.

Es erscheint daher zweckmäßig, ein **Ordnungssystem** für klinische Phänomene unter Berücksichtigung der strukturellen Störung zu bilden. Im Folgenden wird ein solches System formuliert, in dem

- In einer Rangreihe das zunehmende **Gewicht struktureller Anteile** an dem klinischen Bild zugrunde gelegt ist und
- In absteigender Reihe das **Gewicht und die Funktion neurotischer Anteile** einbezogen wird.

Unter dem Gesichtspunkt klinischer Symptombildung lassen sich 6 Typen unterscheiden, die zugleich dem Gesamtstrukturniveau entsprechen (gut integriert, gut bis mäßig, mäßig, mäßig bis gering, gering integriert, desintegriert).

1. Neurotische Konflikte mit gutem Strukturniveau
2. Neurotische Konflikte kompliziert durch einzelne strukturelle Ausfälle
3. Bewältigung struktureller Störung durch Charakterabwehr
4. Bewältigung struktureller Störung durch symptomwertiges Verhalten
5. Strukturelle Störungen auf gering integriertem Niveau
6. Strukturelle Störungen auf desintegriertem Niveau

	1 Neur. Konflikte mit gutem Strukturniveau	2 Neur. Konflikte mit strukturellen Ausfällen	3 Bewältigung strukt. Störung durch Charakt.abwehr	4 Bewältigung strukt. Stör. durch sympt.-wertig. Verhlt.	5 Strukt. Störung gering integriert	6 Strukt. Störung desintegriert

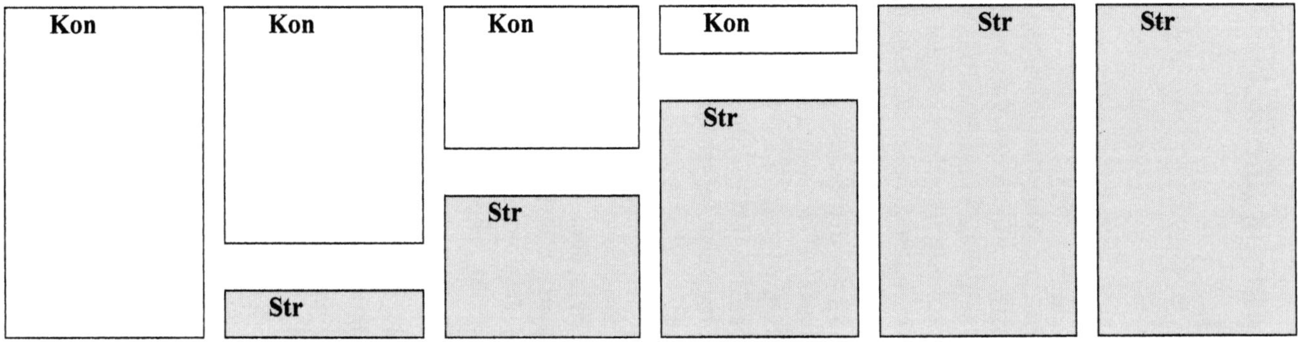

Struktur-niveau	gut integriert	gut bis mäßig	mäßig	mäßig bis gering	gering	desintegriert
Konflikt (OPD)	Ödip. Sex.-K. Schuld-K. Kontrolle-Unterwerf.-K-	Autark.-Vers.-K. Selbstwert-K.	Auton. -Abh-K. Identitäts-K.	vermischt	schillernd	fehlende Konflikt-fähigkeit.
Klinisches Bild z.B.	Gener. Angstst. Depr. Episode	Dysthymie Somatof. St.	Narz. P. St. Anorexie	Bulimie Spielsucht	Borderline-P.St. Paranoide P.St.	Dissoziale-P.St. Sex. Perversion („Forensische Pat.“)

Abb. 7-1 Typologie konfliktbedingter und struktureller Störungen

Die 6 Typen lassen sich anhand der psychodynamischen OPD-Achsen Struktur, Konflikt und Beziehung charakterisieren:

Typ 1: Neurotische Konflikte auf gutem Strukturniveau

- **Struktur:** gut integriert
- **Konflikt:** ödipal-sexueller Konflikt, Schuldkonflikt, Kontrolle-/Unterwerfungs-Konflikt
- **Beziehung:** Kampf um die Ausgestaltung der bestehenden Beziehung: Andere kontrollieren, beschützen, etc.
- **Gegenübertragung:** Rollenangebot in neurotischen Interaktionen (unterstützen, helfen, kontrollieren, verführt werden, bestrafen)
- **Therapeutische Situation:** Konfliktaufdeckende therapeutische Bearbeitung möglich
- **Klinische Bilder:** z.B. Angstneurose, neurotische Depression, Phobien

Typ 2: Neurotische Konflikte mit speziellen strukturellen Aspekten

- **Struktur:** gut bis mäßig integriert
- **Konflikt:** Autarkie- Versorgungs-Konflikt, Selbstwert-Konflikt
- **Beziehung:** Große Bedürftigkeit und strukturell bedingtes Sich-nicht-ausdrücken-können, Sich-missverstehen führt zu quälerischer Ausgestaltung von Beziehungen
- **Gegenübertragung:** Angesichts von Irritation, Zweifel, Verständigungsschwierigkeiten erfolgt u.U. bemühte therapeutische Rollenübernahme als verständnisvoller und hilfsbereiter Therapeut
- **Therapeutisches Risiko:** Gefahr, den strukturellen Anteil zu übersehen und forciert konfliktaufdeckend zu arbeiten
- **Klinische Bilder:** Dysthymie, somatoforme Störungen, dissoziative Störungen

Typ 3: Bewältigung struktureller Störung durch Charakterabwehr

- **Struktur:** mäßig integriert
- **Konflikt:** Autonomie-Abhängigkeitskonflikt, Identitätskonflikt
- **Beziehung:** Hohe Ansprüche begründen ängstlich-gekränkten Rückzug aus Beziehungen
- **Gegenübertragung:** Angebot der Identifikation mit den lebenstüchtigen, kreativen Seiten des Patienten
- **Therapeutisches Risiko:** Therapeutisches Verständnis erfordert theoretische Konzepte zum Verständnis des „Dahinterliegenden“ mit entsprechenen Irrtumsmöglichkeiten. Die zunächst verborgenen strukturellen Anteile machen die Behandlung im Verlauf zunehmend schwierig

- **Klinische Bilder:** Charakterliche Betonung von forcierter Autonomie, schizoidem Rückzug, narzisstischen Zügen unter Diagnosen wie narzisstische Persönlichkeitsstörung, schizoide Persönlichkeitsstörung, Anorexia nervosa

Typ 4: Bewältigung struktureller Störung durch symptomwertiges Verhalten

- **Struktur:** mäßig bis gering integriert
- **Konflikt:** vielfältige Konfliktaspekte, die im einzelnen nicht deutlich zu fassen sind
- **Beziehung:** strukturelle Störungen wie Empathiemangel, Kontakt- und Kommunikationsstörung erschweren das Aufnehmen von Beziehungen
- **Gegenübertragung:** massive GÜ-reaktion auf selbstschädigende Aspekte (Selbstverletzung, Impulsverhalten, Suchtzüge, Beziehungsabbrüche)
- **Therapeutisches Risiko:** Übersehen der strukturellen Vulnerabilität und Defizite im Hintergrund des selbstschädigenden Verhaltens, das als „masochistisch" oder „unverantwortlich" gewertet wird
- **Klinische Bilder:** Bulimie, abhängige Persönlichkeitsstörung, histrionische Persönlichkeitsstörung, Suchtentwicklungen, „Charakterneurosen"

Typ 5: Strukturelle Störung: gering integriertes Niveau

- **Struktur:** gering integriert
- **Konflikt:** schillerndes Bild, in dem alle möglichen Konflikte vorstellbar sind, aber Konfliktthematik nicht das „Eigentliche" bildet
- **Beziehung:** strukturelle Störungen wie z. B. geringe Internalisierungsfähigkeit für gute Objekterfahrung, bzw. Vorherrschen negativer innerer Objekte führen zu Beziehungsabbrüchen durch destruktives und entwertendes Verhalten
- **Gegenübertragung:** Heftige Gefühle der Irritation, Verwirrung und Verführung, sich entwertet fühlen oder den Anderen entwerten, körperliche Reaktionen (Schwindel, Schwitzen, Schmerzen)
- **Therapeutisches Risiko:** Scheitern der Therapie an der instabilen Beziehung und dem impulsiven Verhalten des Patienten oder an den Gegenübertragungsreaktionen des Therapeuten
- **Klinisches Bild:** Borderline-Persönlichkeitsstörung

Typ 6: Strukturelle Störung: desintegriertes Niveau

- **Struktur:** desintegriert
- **Konflikt:** fehlende Konfliktfähigkeit; es werden nur die „schattenhaften Themen von Konflikten“ erkennbar
- **Beziehung:** schwere strukturelle Defizite führen zu sich abschottendem oder durchbruchshaft angriffigem Verhalten, welches dauerhafte Beziehungen so gut wie unmöglich macht. Nicht-Beziehung kann rollenhaft überspielt werden
- **Gegenübertragung:** Fremdheit, Befremden, Bedrohtheit, Distanzierung
- **Therapeutisches Risiko:** Unklarheit bezüglich der Therapierbarkeit von Patienten im gesellschaftlichen Abseits (z.B. forensische Patienten, Patienten aus Subkulturen)
- **Klinische Bilder:** Antisoziale Persönlichkeitsstörung, Perversion, Persönlichkeitsveränderung nach anhaltenden Belastungen

Bei dem System handelt es sich um eine Typologie, was bedeutet, dass möglichst unterschiedliche Bilder voneinander unterschieden werden. Ein großer Teil der klinischen Phänomene sollte ohne Schwierigkeit in das System eingeordnet werden können. Es ist jedoch durchaus möglich, dass einzelne Fälle anders konstelliert sind, indem z.B. andere Konflikte im Vordergrund stehen oder die Struktur ein anderes Integrationsniveau aufweist oder dass die klinische Situation durch weitere Determinanten kompliziert wird, (z.B. durch aktuelle und biographische Belastungen/Traumen/schwere Erkrankungen, durch Sekundärfolgen dysfunktionalen Verhaltens usw). Der Vorteil des Schemas ist es, ein Kontinuum anzunehmen, so dass der Therapeut für den einzelnen Fall differentialdiagnostisch abwägen kann, ob der strukturelle Anteil möglicherweise stärker oder schwächer beteiligt ist. Das bedeutet, dass die hier gewählte Zuordnung der strukturellen Störungsschwere jeweils auch nach rechts oder links verschoben werden könnte.
Wenn neurotische Konflikte diagnostisch ins Auge springen, kann es sich um Typus 1, 2 oder 3 handeln. Der Unterschied ist erheblich: Bei 2 werden die vorkommenden Konflikte durch strukturelle Defizite kompliziert (z.B. durch die fehlende Fähigkeit Körperemotion zu differenzieren bei der somatoformen Störung). Bei 3 dagegen müssen die Konflikte als bewältigende Antwort auf die strukturelle Problematik betrachtet werden. Auch die therapeutische Konsequenz ist beträchtlich: bei 2 gilt es zu berücksichtigen, dass die strukturellen Defizite die notwendige Konfliktbearbeitung erschweren und andere Strategien erfordern (vgl. Rudolf 2003, Die Behandlung der Depression). Bei 3 wäre es kontraproduktiv mit der Konfliktbearbeitung zu beginnen, da die strukturellen Probleme ein Übergewicht im Erleben und Verhalten des Patienten besitzen. Hier besteht ein erhebliches Risiko, die neurotische Bewältigung als „das Eigentliche“ der Störung misszuverstehen und psychoanalytisch oder tiefen-

psychologisch aufdeckend zu bearbeiten, was mit einiger Wahrscheinlichkeit wenig effektiv bleibt.
Wenn im Kontrast zu den Konflikten die strukturellen Aspekte ins Auge springen, muss zwischen 4, 5 und 6 unterschieden werden. Typ 6 ist in der ambulanten Praxis seltener vertreten, in psychiatrischen und psychosomatischen Kliniken vorkommen und wahrscheinlich am häufigsten im forensischen Kontext. Typus 5 ist ein häufiges klinisches Phänomen, mittlerweile gut bekannt und wird selten als konfliktneurotisch missverstanden. Typus 4 birgt eher das Risiko als Ausdruck eines Konfliktgeschehens angesehen zu werden, wenn das Impulsverhalten des Sichverletzens oder Essens triebdynamisch interpretiert wird. Dabei wird die reparative Funktion des dysfunktionalen Verhaltens (die Selbststimulierung und Selbstschädigung als Gegenbewegung gegen strukturell bedingte Affektüberflutung) übersehen.
Die therapeutische Zielsetzung ist es stets, sich in dem Kontinuum von rechts nach links zu bewegen, d.h. die Struktur zu stabilisieren, um dann zunehmend Konfliktbereiche bearbeiten zu können (und so gewissermaßen von der Form zum Inhalt voranzuschreiten). Nicht selten lässt sich in den einzelnen Sitzungen ebenfalls eine Bewegung der Destabilisierung (nach rechts) oder eine Stabilisierung (nach links) beobachten, d.h. es treten je nach Situation mehr die borderlinehaften oder mehr die konflikthaften Seiten des Patienten hervor. Bei Jugendlichen und jungen Erwachsenen führen situative Belastungen kurzfristig dazu, dass klinische Bilder vom Typ 4 oder 5 aufscheinen, während sie sich angesichts einer Beruhigung der Situation dem Typus 3 oder gar 2 annähern. Das bedeutet, dass strukturelle Vulnerabilität ein dispositioneller Faktor ist, der erst in Verbindung mit der Stabilität/Instabilität der äußeren Struktur im interpersonellen Raum der Familie und der gesellschaftlichen Situation eine bestimmte Störung entstehen lässt (Cierpka und Reich 2000). Eine solche Sicht der Wechselbeziehung von Innen und Außen lässt es auch verstehen, dass Paare, die als Einzelpersonen halbwegs gut funktioniert haben (oder kompensiert waren) in der Situation eines nicht lösbaren Partnerkonflikts plötzlich und für Außenstehende überraschend auf Borderlineniveau miteinander umgehen. Die Partner wären darauf angewiesen, sich gegenseitig eine haltende Struktur zu bieten; in dem Moment, wo sie das aus Konfliktgründen nicht mehr leisten können, ist der einzelne Partner nicht mehr nur mit seiner inneren Konfliktspannung, sondern auch mit dem Wegfall der äußeren haltenden Struktur konfrontiert, was nicht selten eine erhebliche strukturelle Labilisierung auslöst.
Das Schema sollte Therapeuten nicht nötigen, ihre klinischen Erfahrungen in Kästchen zu sortieren, sondern vielmehr dem Grundgedanken des Zusammenspiels von Struktur, Konflikt und Beziehung in der Persönlichkeit und in der Erkrankung eines Patienten plausibel zu machen, um daraus die angemessenen therapeutischen Konsequenzen ziehen zu können. Es ist sehr wahrscheinlich, dass kompetente Therapeuten bei der Beschäftigung mit der Materie zu weitergehenden und bislang noch nicht gedachten Zusammenhängen und Verständ-

niszugängen gelangen werden. So versteht sich das gesamte Vorhaben als ein Vorschlag zum therapeutischen Denken und Handeln, vor allem aber als Einladung zum Weiterdenken und Fortentwickeln der klinischen Theorie und Praxis.
In den folgenden Kapiteln 7.2–7.6 werden einzelne Typen struktureller Störungen unter diagnostischen Gesichtspunkten am Beispiel charakteristischer klinischer Bilder diskutiert.
In Kapitel 7.7 werden daraus die behandlungspraktischen Konsequenzen gezogen.
Der **Typus 1** (neurotische Konflikte auf gutem Strukturniveau) bedarf an dieser Stelle keiner Erörterung; es ist der Idealtypus einer konfliktneurotischen Störung, ohne strukturelle Vulnerabilität oder Defizit (Rudolf et al. 2002a).

7.2 Neurotische Konflikte kompliziert durch strukturelle Defizite: das Beispiel der somatoformen Störungen

Als Beispiel für die Auswirkung einzelner struktureller Ausfälle auf die Symptombildung wird das Beispiel der somatoformen Störungen erörtert. Im Kontrast zu den psychoneurotischen klinischen Bildern sind die somatoformen Störungen durch ihre Symptomspezifität gekennzeichnet. Es ist die Aufmerksamkeitsfixierung auf körperliche Beschwerden, verknüpft mit der Überzeugung, somatisch krank zu sein, auch wenn alle medizinischen Befunde dagegen sprechen. Hierher gehören die Somatisierungsstörungen, somatoforme autonome Funktionsstörungen und die anhaltenden somatoformen Schmerzstörungen. Das meist schmerzgetönte und ängstlich gefärbte Körpererleben der Patienten ist eingebettet in ein typisches Beziehungsmuster mit großen Heilserwartungen gegenüber einem mächtigen Helfer – einem Arzt, der die Körpersymptome kraft seiner medizinischen Kompetenz verstehen und beseitigen soll. Da diese riesigen Erwartungen regelhaft unerfüllt bleiben – der Arzt findet „nichts“ – schlägt die idealisierende Hoffnung um in resignierte Enttäuschung, bis dann irgendwann ein neuer Hoffnungsträger am Horizont auftaucht. Das für die Arzt-Patient-Beziehung typische Muster findet sich auch in anderen Beziehungen wieder: Der Patient bekommt nie, was er dringend bräuchte, er sucht ständig und kommt stets zu kurz. Im OPD-Sinne lässt sich häufig ein Autarkie-Versorgungskonflikt registrieren. Nicht selten überdeckt eine zweite Schicht die erstgenannte: Es ist ein ausgeprägter narzisstischer Anspruch an sich selbst, der aber nicht in schierer narzisstischer Selbstidealisierung verbleibt, sondern der die Leistungsbemühungen und oft geradezu altruistische Anstrengungen des Patienten kennzeichnet. Wir haben dazu an anderer Stelle die typischen biographischen Hintergründe und die Dynamik der Persönlichkeitsentwicklung herausgearbeitet und an größeren Patientenstichproben überprüft (Henningsen 1998, Henningsen et al. 2002, Rudolf 1992, 1998, 2000e,g,h, 2004).Wir fanden bevorzugt frühe Verlusterfahrungen und soziale Notlagen der Familie, ferner eine bereits von Kindheit an bestehende Depressionsabwehr in Form überhöhter Leistungsangebote und Anpassungsbereitschaft, welche später beim erwachsenen Patienten in den narzisstischen Stolz auf die eigene Belastbarkeit mündet. Letztendlich erfolgt der Zusammenbruch dieser Bewältigungsstrukturen in der Situation zusätzlicher Überforderung, Kränkung, beruflicher Zurücksetzung, ungerechter Behandlungen und häufig auch angesichts von Unfallereignissen, von denen der Patient sich nicht mehr erholt, nachdem die offizielle Anerkennung seiner Schädigung und Wiedergutmachung ausgeblieben war.

Tab. 7-1 Konfliktaspekte der Somatisierung

• Depressiver Grundkonflikt (verlassen, unversorgt sein, Objektidealisierung, Objektenttäuschung, Objektverlustangst) Im OPD-Sinne vorrangig Autarkie-Versorgungskonflikt
• Bewältigungsform: Narzisstisch-altruistische Bewältigung als forciertes Angebot Im OPD-Sinne vorrangig Selbstwertkonflikt

Wenn die Dynamik so deutlich konflikthaft zu verstehen ist, warum sollte dann darüber hinaus auf strukturelle Aspekte geachtet werden? Es sind die Behandlungsschwierigkeiten, welche in diese Richtung weisen: Die Patienten sind in keiner Weise psychological minded, selbst wenn ihre aktuellen und biographischen Konflikte unübersehbar sind. Sie scheinen Selbstreflexion und Einsicht strikt abzulehnen und empfinden Hinweise auf ihre depressive und ängstliche Verfassung als beleidigend. Obwohl die vorgenannten narzisstischen Ansprüche an die eigene Person und die hohen Erwartungen an die Objekte ihre interpersonelle Situation geradezu zwangsläufig spannungsreich gestalten, ist auch das kein Thema, über das sie nachdenken oder reden möchten. Sie verweisen auf ihren kranken Körper und fordern körperliche Untersuchung und Behandlung. Dabei sind sie bereit, schmerzhafte Eingriffe ebenso wie finanzielle Opfer auf sich zu nehmen.

Hier haben wir eine vergleichbare Situation wie im Beispiel der Kleinianischen Analyse: Die psychodynamischen Überlegungen und therapeutischen Interventionen des Psychoanalytikers erreichen den Patienten nicht, was vor einigen Jahrzehnten dazu geführt hatte, dass man die Patienten für alexithym, d.h. seelenblind erklärte. Unter Berücksichtigung struktureller Gesichtspunkte wird die Situation nicht nur besser verständlich, sondern auch therapeutisch handhabbar: Es gilt, die strukturellen Defizite angemessen zu berücksichtigen und darauf so einzugehen, wie es sich in der strukturbezogenen Psychotherapie bewährt hat. Dabei geht es vor allem um folgende Punkte:

- **Affektdifferenzierung** bezüglich der körperlichen Aspekte von Emotionen. In der Erörterung der entwicklungspsychologischen Grundlagen struktureller Störungen (Kap. 2) war darauf hingewiesen worden, wie notwendig das elterliche Containment für die zunächst noch körperlich/affektiven Zustände des Kleinkindes ist. Es ist auf die angemessene handelnde Antwort und zunehmend sprachlich begriffliche Differenzierung von Körperzuständen und affektiven Verfassungen angewiesen, um eine eigene innerpsychische Vorstellung von den beiden Aspekten seines Selbst, dem körperlichen und dem psychischen, zu erlangen. Als Ergebnis unzureichender Förderung in diesem Bereich hat es den Anschein, dass die später somatoformen Patienten zwischen den affektiven Aspekten ihres eigenen Körpererlebens (z.B. bei Müdigkeit, Hunger, Krankheit, Unfall) und den körperlichen Anteilen ihrer affektiv psychischen Verfassung nicht gut unterscheiden können. Sie übersehen gewissermaßen, dass der Körper Affekte ausdrückt und halten später alles, was sich körperlich ereignet, für den Ausdruck einer Körperkrankheit. Da sie ihren Körperaffekten nicht selber nachspüren und sie decodieren können, sind sie gezwungen, ihnen hinterher zu denken. Das Denken über den eigenen Körper ist angstgetönt und mündet nicht selten in katastrophisierende Bewertungen eigener Körpervorgänge. Das Ergebnis der Denkbemühungen sind Erklärungsmodelle für vermutete eigene Krankheiten, welche keineswegs nur irrational oder phantastisch sind, sondern durchaus die Zeitströmungen und kollektiven Überzeugungen aufgreifen. So entstehen scheinbar „neue Krankheiten" wie z.B. Chronique fatigue Syndrom oder Multiple chemical sensitivity Syndrom.

- Wahrnehmung des **Körperselbst**: Nicht nur die im Körperlichen spürbaren affektiven Vorgänge können nicht gut wahrgenommen und differenziert werden, auch das Körperselbst als Ganzes ist einer realitätsgerechten Wahrnehmung nur schwer zugänglich. Die Tatsache, dass sich Menschen in ihrer Selbstreflexion sowohl als Ich-psychisch und Ich-körperlich erleben können und doch beide Teilaspekte in ein Gefühl der Identität einmünden, ist hier auffällig verändert: Es besteht eine Tendenz zur Spaltung zwischen psychischem und körperlichem Ich, wobei das psychische Ich den Anspruch erhebt, das körperliche Ich jederzeit kontrollieren und beherrschen zu können, seine Dienste in Anspruch zu nehmen und seine Funktionen zu genießen. Es ist dies eine Art von Kontrollbedürfnis, wie es bei strukturellen Störungen auch im interpersonellen Bereich besteht. So kann man sich umgekehrt gut vorstellen, dass die Verfassung einer strukturellen Störung es nur schwer aushält, den eigenen Körpervorgängen ausgeliefert zu sein, z.B. den Rhythmen von Vitalität und Erschöpfung, Lust und Unlust, Gesundheit und krankheitsbedingter Schwäche. Das Verhältnis zwischen psychischem **Ich und Körper** spiegelt ziemlich genau die Qualität der Objektbeziehung, welche der Patient auch sonst erlebt. Für die Therapie der somatoformen Störungen spielt ebenso wie bei den rein strukturellen Störungen die Entwicklung eines wohlwollenden, fürsorglich beschützenden und bewahrenden Umgangs mit dem eigenen Körper eine bedeutsame Rolle.

- **Mitteilung eigener Affekte**: Patienten mit somatoformen Störungen sind wohl in Grenzen in der Lage, die Affekte anderer zu verstehen und sich ansatzweise auch empathisch in sie einzufühlen. Es fällt ihnen jedoch schwer, die eigene affektive Verfassung zum Ausdruck zu bringen und anderen verständlich mitzuteilen. Das gilt z.B. für Ärger und Enttäuschung, welche sich bei ihnen nur zu leicht einstellen. Wut und Ärger können nicht an die eigentlichen Adressaten gerichtet werden; sie werden stattdessen bei Dritten abgeladen, bei denen die Patienten sich beklagen (Pfrengle 2001). Ebenso schwer fällt die Mitteilung von „weichen" Gefühlsregungen, welche mit der eigenen Bedürftigkeit in Zusammenhang stehen. Hier ist das lebenslang geübte narzisstische Beharren auf der eigenen Autonomie, auf der Fähigkeit, anderen zu geben, statt von anderen zu etwas zu brauchen, im Wege.
- Unsichere **Internalisierung** von positiven Objekten: Die fehlende Erfahrung zuverlässiger Beelterung findet sich bei den meisten somatoformen Patienten. Das Ausmaß ihrer körperlichen und emotionalen Vernachlässigung, zuweilen auch Misshandlung und Traumatisierung ist erheblich. Es verwundert daher nicht, dass ein Mangel besteht an positiven, wohlwollenden, versorgenden Introjekten, die es gewissermaßen mit dem Patienten „gut meinen" und seine Interessen vertreten. Hier finden sich wichtige therapeutische Ansätze nicht nur in der sprachgebundenen Psychotherapie, sondern in allen Formen des körpertherapeutischen Vorgehens.
- Erschwerte **Loslösung** von den Objekten: Die Hypothese von den frühen Entwicklungsbedingungen somatoformer Patienten ist es nicht, dass sie ihre bedeutsamen Objekte vollständig entbehren mussten, es ist eher so, dass sie sie vorzeitig verloren haben und daher zumindest eine innere Vorstellung von einem Idealobjekt besitzen. In ihrem Beziehungsentwurf wenden sie sich daher mit großem Engagement an idealisierte Objekte, die sie mit allen Mitteln zu erreichen und zu behalten trachten. Daraus resultiert auch eine erhebliche Schwierigkeit, sich von Objekten zu lösen, sich zu verabschieden, jemanden oder etwas zu betrauern.

Tab. 7-2 Strukturelle Aspekte der Somatisierung

- Affektdifferenzierung bezüglich körperlicher Aspekte der Emotionen
  Missverstehen der eigenen affektiven Reaktionen, insbesondere der affektiven Aspekte des Körperselbst
  – katastrophisierende Beunruhigung
  – rationalisierende Erklärungsmodelle
- Mitteilung eigener Affekte (Kommunikation)
  – Schwierigkeiten mit Affekten der Bedürftigkeit
  – Schwierigkeit des Hilfesuchens
  (stattdessen narzisstische Pseudounabhängigkeit)
- Schwierigkeiten, Ärger-Wutaffekte dem verursachenden Objekt mitzuteilen daraus resultierend starke, nicht integrierte Affektspannungen
- Fehlende Selbstinternalisierung guter Objekte
  (speziell von versorgenden, schutzgebenden, helfenden Introjekten), keine internalisierte Beelterung und Selbstberuhigung
- Erschwerte Loslösung von (idealisierten) Objekten

Es ging hier nicht darum, das klinische Bild der somatoformen Störungen durch eine feste Liste von strukturellen Auffälligkeiten zu charakterisieren, es gilt vielmehr, in jedem einzelnen Falle diagnostisch zu klären, an welcher Stelle sich die genannten relativ typischen konflikthaften Beziehungsmuster mit den aufgeführten strukturellen Auffälligkeiten zu einem oft sehr individuellen klinischen Geschehen verknüpfen. Aus dieser Aufforderung, die strukturellen Aspekte bei somatoformen Störungen individuell diagnostisch zu beachten, folgt die gleichlautende therapeutische Konsequenz. Wenn man somatoforme Patienten nicht, wie es früher oft geschehen ist, als massiv abwehrende, unmotivierte, für Psychotherapie ungeeignete Patienten erfahren will, muss man sich therapeutisch um die hier genannten Themen behutsam kümmern (Rudolf und Henningsen 2003).

7.3 Bewältigung struktureller Störung durch Charakterabwehr

Bei diesem Typus sind neurotische Kompromissbildungen unübersehbar und so ausgeprägt, dass die z.B. schizoid-vermeidenden, narzisstisch-anspruchsvollen oder dependent-bedürftigen Aspekte der Persönlichkeit das klinische Bild bestimmen. Die neurotischen Aspekte durchsetzen die gesamte Persönlichkeit, so dass die diagnostische Bezeichnung einer Charakterneurose oder Persönlichkeitsstörung nahe liegt.

Unter Konfliktperspektive lassen sich dahinter liegende basale Konflikte ausmachen, in denen es um Sein oder Nichtsein, in Beziehung-Sein oder Verloren-Sein, um Identität oder Nichtidentität geht. Der Kampf um das Recht, selbst zu sein (Autonomie), um das Recht so zu sein (Identität), um die Hoffnung, in Beziehungen zu sein, bestimmt den Inhalt des Grundkonflikts. Im OPD-Sinne handelt es sich um Autonomie-Abhängigkeits- und Identitätskonflikte, in der Logik der Grundkonflikte geht es um Grundkonflikt der Nähe und Beziehung. Die Entwicklung dieser Grundkonflikte geht einher mit ausgeprägten strukturellen Defiziten. Es herrscht also nicht die Alternative Konflikt oder Struktur, hier besteht eine ausgeprägte strukturelle Störung, welche basal das Verständnis der eigenen Person und die Fähigkeit der Beziehungsaufnahme und Empathie gegenüber den Objekten betrifft.
Die oben beschriebenen neurotischen Kompromissbildungen haben deutlich die Funktion der Bewältigung von strukturellen Defiziten. Angesichts der strukturell erheblich erschwerten Fähigkeit, Beziehungen herzustellen und auszuhalten, erweisen sich narzisstische und schizoide Haltungen als geeignete Reparationsversuche. Sie sind geeignet, dem Patienten zu erklären, warum es sinnvoll ist, sich von den Objekten fernzuhalten. Damit wird zugleich das Selbstwerterleben stabilisiert, denn es geht jetzt für die Patienten nicht mehr um Bedürftigkeit und Unfähigkeit, sondern um selbst verantwortete Haltungen.
Ähnlich wie bei den somatoformen Störungen und Depressionen kommt es häufig dann zur Symptombildung, wenn die neurotischen Bewältigungsmuster sich erschöpft haben und ihre Funktion, die strukturellen Defizite zu überdecken, nicht mehr erfüllen können. Das geschieht schleichend, allmählich, aber es wird häufig anlässlich eines aktuellen Ereignisses, welche das Fass zum Überlaufen bringt, als krisenhafter Zusammenbruch erlebt. Das Einbrechen wird als existentielle Krise erfahren und ist häufig mit suizidalen Impulsen verknüpft. Es ist von außen her schwer verständlich, da die Anlässe scheinbar geringfügig waren und eine derart dramatische Erkrankung nicht eigentlich rechtfertigen.
Die beiden genannten Aspekte prägen auch die Psychotherapie dieser Patienten: Die mühevolle Arbeit an einer festgefügten ich-synthonen Charakterabwehr macht es dem Patienten schwer, sie überhaupt in Frage zu stellen. Zum Zweiten geht es um die therapeutischen Komplikationen, welche aus den strukturellen Defiziten herrühren: Schwer überwindbare Positionen des Misstrauens, immer wieder erfolgende Distanzierung in der therapeutischen Beziehung oder gar ihre Infragestellung und Zerstörung. Und schließlich ereignen sich dramatische, krisenhafte Ausnahmezustände, überraschende Katastrophenszenarien mit vitaler Bedrohung des Patienten und Zerstörung der therapeutischen Situation.
Ein klinisches Beispiel für diesen Typus bietet die in Kapitel 5.6 beschriebene komplikationsreiche und ineffektive analytische Psychotherapie.

7.4 Bewältigung struktureller Störungen durch symptomwertiges Verhalten: Das Beispiel der Bulimie

Eine Störung wie die Bulimie wurde gelegentlich konfliktneurotisch interpretiert, z.B. wurde in der Gier der raschen Nahrungsaufnahme im Essanfall und der zugehörigen Befriedigung eine Analogie zum sexuellen Orgasmus gesehen. Eine weitere Verständnisebene – die objektbeziehungstheoretische – zentriert auf die latente Objektbedürftigkeit, den drängenden Wunsch, das gute Objekt bei sich zu haben und es sich möglichst einzuverleiben, um es dann beim Umschlag in die Objektenttäuschung als schlechtes Objekt wieder auszuspeien. Diese Vorstellung eines frühen Konflikts ist psychodynamisch plausibel, aber therapeutisch wenig handlungsleitend, weil sie sehr weit vom Erleben des Patienten entfernt ist. Erst wenn die strukturellen Aspekte der frühen Beziehungsstörung mit berücksichtigt werden, lässt sich daraus ein therapeutischer Ansatz ableiten. Für die junge Patientin schafft die Schwierigkeit, die eigene Bedürftigkeit wahrzunehmen und mitzuteilen, die Unsicherheit im Erkennen und Ertragen der eigenen Affekte, die Schwierigkeit, das Selbst in seinen Intentionen und seinen Identitätsaspekten wahrzunehmen, die Unsicherheit der Selbstbewertung eine starke Abhängigkeit von der Zuwendung und Bewertung der Anderen. Diese Voraussetzungen machen es speziell jungen Erwachsenen und Jugendlichen schwer, die alterstypischen Entwicklungsaufgaben zu bewältigen: Die Verselbständigung aus der Familie, das Sich-positionieren unter Gleichaltrigen und das Aufnehmen von Partnerbeziehungen. Diffuse Affekt- und Bedürfnisspannungen bei gleichzeitigem Leeregefühlen schaffen eine schwer erträgliche innere Verfassung, in die hinein das impulshafte Verhalten des gierigen Essens eine Strukturierung des Empfindens, des Denkens und des Handelns und eine Erlösung aus der diffusen Leere und Anspannung bedeutet. Das bulimische Ereignis wird als „prägenitales Konfliktgeschehen" wenig verständlich, aber im Kontext der strukturellen Defizite und Vulnerabilität gewinnt der Triebdurchbruch des Essanfalls und des Erbrechens eine funktionale Bedeutung. Er bringt den hohen Bedürfnisdruck der Objektgier ebenso zum Ausdruck wie er eine Selbststimulation und Selbstberuhigung in einer anders nicht zu regulierenden Affektsituation ermöglicht. Der Bewältigungsversuch (des bulimischen Verhaltens) gewinnt einen großen Symptomwert und überdeckt zunächst die dahinter liegende weniger laute strukturelle Störung. Therapeutisch stellt sich dadurch eine doppelte Aufgabe: Die Patientin kann weder das bulimische Verhalten noch ihre strukturelle Einschränkung aus eigener Kraft verändern. Ihre Hilflosigkeit angesichts des strukturellen Defizits ist ebenso groß wie ihre Ausgeliefertsein an die Bulimie, die sich von einem bestimmten Zeitpunkt an suchtartig verselbständigt. Beides erfordert strukturierte aktive therapeutische Maßnahmen. Die zuweilen geäußerte therapeutische Hoffnung, der eine Bereich werde sich positiv weiterentwickeln, wenn der andere stabilisiert sei, ist wenig begründet. So erscheint es in hohem Maße ratsam, die strukturbezogene Psychotherapie, welche sich auf die strukturelle Vulnerabilität richtet, zu ergänzen durch symptombezogene Therapiemaßnahmen, welche sich mit dem süchtig verselbständigten bulimischen Verhalten befassen. Das gleiche Prinzip gilt für alle Formen des selbstschädigenden, z.B. selbstverletzenden Verhaltens, wie es bei einer überwiegend strukturellen Störung z.B. der Borderline-Störung vorliegt. Wichtige symptombezogene Maßnahmen in diesem Bereich sind die „Verträge", welche der Therapeut mit dem Patienten abschließt (z.B. Pakt gegen Selbstschädigung), um gemeinsam mit dem Patienten die Kontrolle über das entgleiste Verhalten zurückzugewinnen.

7.5 Borderline-Störung und Traumafolgestörung

Die Borderline-Persönlichkeitstörung ist, wie schon wiederholt erwähnt, durch die Arbeiten von O. Kernberg so gut beschrieben, dass sie an dieser Stelle keines weiteren Kommentares bedarf. Einen Überblick über die wissenschaftlich begründeten Prinzipien in der Diagnostik und Therapie der Persönlichkeitsstörungen generell und hier speziell der Borderline-Persönlichkeitsstörung bieten Tress et al. 2002. Auf der Grundlage dieser Evidenz formulieren sie eine Leitlinie zur Behandlung der Borderline-Persönlichkeitsstörung. Das Vorgehen der strukturbezogenen Psychotherapie mit seiner regressionsbegrenzenden strukturierenden Zielsetzung, seiner durch Aktivität und Akzeptanz bestimmten therapeutischen Haltung und seiner besonderen Aufmerksamkeit für maladaptive Beziehungsgestaltung und Selbstregulierung entspricht in allen wichtigen Punkten den Prinzipien dieser Leitlinie.

Im Folgenden soll der häufig gegebene Zusammenhang zwischen Borderline-Entwicklung und Traumafolgen diskutiert werden. In der lebensgeschichtlichen Entwicklung von Patienten finden sich zuweilen schwerwiegende Defizite der frühen Versorgung, häufig aufgrund von psychischen Erkrankungen und sozialen Notlagen der Eltern (chronifizierte Depressionen, schwere Psychosen, Medikamentenabhängigkeit, Alkohol- und Drogensucht). Die Folge ist ein massiver Versorgungsmangel des Kindes, das von klein auf mit chaotischen Familienverhältnissen (intoxikierten, überforderten Eltern, fehlender Versorgung bezüglich Ernährung und Kleidung, emotionaler Unausgeglichenheit oder Bedrohlichkeit der Bezugspersonen) zurechtkommen muss. Die Auswirkungen dieser Unversorgtheit und Ungeschütztheit für die kindliche Entwicklung sind strukturell erheblich. Die Kinder überleben das Chaos manchmal dadurch, dass sie sich notfallmäßig an andere Angehörige, z.B. Großeltern wenden, die sie dann aber oft wieder zu früh verlieren. In ihrer Rolle als „Mutter meiner Mutter" oder als „der einzig vernünftige nüchterne Mensch in unserer Familie" werden sie parentifiziert, durch ihre wichtige Aufgabe stabilisiert, aber auch überfordert und ausgebeutet. Ihre strukturelle Störung ist in der Regel bestimmt durch das Fehlen von internalisierten verlässlichen Objekten, die fehlende Fähigkeit zur Selbstberuhigung, das Überflutetwerden von ängstigenden Ein-

drücken, welche oft nur durch Dissoziation bewältigt werden können sowie durch ein fehlendes Identitätsgefühl und fehlende selbstreflexive Fähigkeiten speziell in der Differenzierung eigener Affekte.
Die Wahrscheinlichkeit, dass ein solches ungeschütztes, überfordertes Kind zum Opfer von aggressiven und sexuellen Übergriffen wird, ist groß. Das kleine Mädchen bindet sich an den alkoholkranken Vater, der in der Familie vergleichsweise noch der emotional Zugewandteste ist, aber unter Alkoholeinfluss vorübergehend gewalttätig oder sexuell übergriffig handelt. Die Jugendliche wendet sich, um aus der Familie herauszukommen, früh an einen Partner, der alsbald ähnliche gewalttätige Seiten wie der Vater erkennen lässt. Auch hier kommt es zu traumatisierenden Gewalterfahrungen. Wenn die Patientin mit Mitte 20 eine therapeutische Institution aufsucht, zeigt sie ein schwer entwirrbares Gemisch aus Borderline-Persönlichkeitsverhalten, Essstörungen, Suchtzügen, Selbstverletzungstendenzen und posttraumatischen Symptomen wie Alpträumen, Flashbacks, hoher Dissoziationsneigung, sozialen Rückzugstendenzen, eingebettet in soziale Notlagen wie Arbeitsplatzverlust, abgebrochene Ausbildung, Schulden, gescheiterte Beziehungen.
Hier ist die Differentialdiagnostik ebenso schwierig wie die Therapieplanung, da der Beziehungsstil der Patientin zwangsläufig in die therapeutische Situation einfließt und diese mitbestimmt. So wie die Stabilisierung der strukturellen Vulnerabilität *vor* der Konfliktbearbeitung erfolgen muss, so erscheint es hilfreich, die traumabezogene Behandlung *vor* der eigentlichen therapeutischen Arbeit zu beginnen. Das geschieht im ersten Schritt durch die Anwendung von Stabilisierungsübungen, mit deren Hilfe die Patientin in die Lage versetzt wird, emotionaler Erregung und Dissoziation zu begegnen. Im zweiten Schritt kann bei umschriebener Traumatisierungserfahrung eine Traumaexposition hilfreich sein, (z.B. im Rahmen von EMDR oder ähnlichen Konfrontationsverfahren). Auf der Grundlage der erreichten Stabilisierung wird im nächsten Schritt die Durcharbeitung der strukturellen Vulnerabilität im Sinne der strukturbezogenen Psychotherapie aussichtsreich (Seidler et al. 2003). Gegenwärtig befindet sich die Traumatherapie noch in einer lebhaften Entwicklung, bei der noch nicht abzusehen ist, in welchem Maße sie anschlussfähig bleibt an die generelle Psychotherapie und speziell an die psychodynamische. Wie alle neu entwickelten Verfahren ist sie zunächst bemüht, sich nach allen Seiten hin abzugrenzen und auf der Grundlage eigener Störungsmodelle auch ein eigenes therapeutisches Vorgehen zu reklamieren. Es hat jedoch den Anschein, dass sowohl behaviorale wie auch psychodynamische Therapeuten bemüht sind, diese Aspekte aufzugreifen und in ihr Verfahren zu integrieren.

7.6 Die strukturelle Störung auf desintegriertem Niveau

Strukturelle Störungen auf desintegriertem Niveau sind am schwersten zu beschreiben, weil sie sich nicht auf *ein* klinisches Erscheinungsbild reduzieren lassen. Vielmehr finden sich hier bizarre Persönlichkeitsmuster, welche wenig mit der Durchschnittsbevölkerung gemeinsam haben; es zeigen sich postpsychotische oder posttraumatische Zustände ebenso wie chronifizierte Entwicklungen der Perversion. In nicht geringem Umfang geraten Menschen mit dieser Struktur in Konflikt mit den Gesetzen und finden sich in forensischen Einrichtungen. Um das desintegrierte Strukturniveau diagnostisch zu erfassen, sind wir darauf angewiesen, die spezifischen strukturellen Funktionsweisen *hinter* den sehr unterschiedlichen befremdlichen Verhaltensweisen zu verstehen.

Wie ist das Selbst auf desintegriertem Niveau organisiert? Es zeigt sich die fehlende Kohärenz des Selbst mit Auflösungsängsten, Erregungsüberflutungen und existentieller Panik. Situativ sind die Patienten heftigen Affekten und Impulsen ausgeliefert. Sie erfahren emotionale Zustände, für die sie keine Sprache haben und die sie gleichwohl nicht vergessen können.

Dennoch ist desintegriert nicht gleichbedeutend mit desorganisiert. Durch ausgeprägte Abwehrformationen können neue Formen der Persönlichkeitsorganisation entstehen, welche die überflutenden Erfahrungen notfallmäßig bewältigen, aber eben nicht in das Selbst integrieren können. In der Gegenbewegung zur Übererregung resultieren Erstarrung, Leere und rollenhafte Eindeutigkeit.

Möglich sind auch besondere Formen des Rückzugs auf den eigenen Körper, z.B. in der gelebten Perversion, in der Transsexualität, durch Eingriffe der plastischen Chirurgie, durch selbstschädigendes Verhalten der artifiziellen Störung.

Bezogen auf die Objektwelt lassen Menschen mit desintegriertem Strukturniveau primär keine Ausrichtung des Selbst erkennen, d.h. sie erleben keine Bedürfnisse, wenig objektbezogene Affekte und keine bewusst erfahrenen Konflikte. Sie scheinen damit beschäftigt, das zu bewältigen, was von Seiten der Objekte an Negativem auf sie eindringt oder an Positivem vorenthalten wird. Unabhängig davon kann es in der situativen Begegnung mit den Objekten zu aggressiven oder sexuellen Ausbrüchen oder zu psychotisch anmutenden Konfusionen kommen.

Wichtige Hinweise auf das desintegrierte Strukturniveau liefert das Erleben der Gegenübertragung: Das „Nicht-Ich" im Sein und Tun der Patienten macht den Eindruck des Unverständlichen, Andersartigen, Fremden, Befremdlichen, Unheimlich-bedrohlichen, gelegentlich aber auch der cleveren Gerissenheit. Das schwer verständliche und häufig sozial unerwünschte Verhalten mobilisiert Tendenzen der Zurückweisung, des Sichabwendens, des Anklagens, der Entrüstung, Empörung, der Entwertung oder auch der eigenen Gegenwehr und Rechtfertigung.

Besonders auffallend ist bei desintegrierter Struktur der Bereich der Konflikte. Im Sinne der OPD lassen sich Konflikte gar nicht oder nur schattenhaft abbilden. Hier drehen sich die Verhältnisse um: Während auf gutem oder mäßigem Strukturniveau die Konflikte als Ausdruck der Pathologie imponieren, markiert auf desintegriertem Niveau ihr völliges Fehlen die Schwere der Störung. Es wäre prognostisch geradezu hoffnungsvoll, den einen oder anderen Konfliktaspekt zu entdecken, ließen sich doch daran einige, wenn auch problematische objektgerichtete Tendenzen ablesen. Sie aber fehlen weitgehend und so bleibt auch das Bild des Interpersonellen (z.B. auf der OPD-Beziehungsachse) durch vermeidende Leere, oder klischeehaft unglaubwürdige Harmonisierung gekennzeichnet.

Als **klinisches Beispiel** betrachten wir das Bild eines bekannten **Popstars**, dessen Leben unter den Augen der Medien stattfindet und der darüber hinaus in Interviews und Filmen darüber Auskunft gibt.
Besonders krass auffällig ist sein **Erleben der Objekte**. Als Mann von Mitte 40 hat er wenig Kontakt zu erwachsenen Personen, er hat besonders gerne Kinder um sich herum, die er zu sich einlädt. Die Frage, ob diese Begegnungen mit Kindern eine sexuelle Seite haben, wird von ihm nicht verstanden, auch wenn fremde Kinder bei ihm im Bett schlafen, hält er das nur für „etwas Schönes“.
In seiner Nähe leben Kleinkinder, die er als seine leiblichen Kinder bezeichnet. Dabei ist nicht klar, wie und ob er sie gezeugt hat. Es ist die Rede davon, dass die Kinder durch künstliche Befruchtung und von Leihmüttern ausgetragen wurden. Er beschreibt, dass die Frauen die Babies gemacht haben, damit er sie hat, weil er sie braucht. Er ist schon bei der Geburt anwesend, nimmt selbst die Abnabelung vor, trägt die Kinder dann nach Hause, wo sie vom Pflegepersonal übernommen werden. Er unterstellt, dass die zugehörigen Mütter kein Interesse an den Kindern hätten, sondern es für ihn getan haben, weil er das dringend benötigt.
Diese Kinder, sagt er, vermissen keine Mutter, sie haben alle Liebe, da er sie ihnen gibt. Um die Kinder vor Gefahren und Infektionen zu schützen, müssen sie mit Masken oder Tüchern über dem Kopf herumlaufen und leben in einer Welt ohne Familienstruktur, ohne Gleichaltrige, ohne Schulbesuch, ohne jeden naturgemäße Realität.
Vieldiskutiert war die Szene, in welcher der Popstar ein Baby so ungeschickt aus dem Fenster hält, dass die Leute meinen, es könnte hinausfallen. Er selbst äußert die Überzeugung, das Baby sei über das Geschrei der Fans erfreut. In projektiver Weise attribuiert er dem Säugling die eigene freudige Erregung über den Beifall seiner Fans.
Darüber hinaus lassen die Bilder vom Lebensalltag keine realen Beziehungen erkennen. Sie zeigen eine riesige Wohnung mit großen Plastikfiguren und einen einsamen Menschen, der nachts auf einem Computerautomaten durch eine virtuelle Stadt Roller fährt. Positive innere Objekte werden nicht erwähnt; bei den als „Freunden“ bezeichneten Menschen handelt es sich entweder um Kinder oder deutlich ältere Erwachsene, z.B. ehemalige Stars. Dagegen werden negative innere Objekte vergleichsweise häufig zitiert: ein prügelnder Vater, sexbesessene Brüder, eine nicht schützende Mutter, eine Kindheit, in der das

musikalische Talent des späteren Popstars von früh an wirtschaftlich ausgebeutet wurde.
Im interpersonellen Bereich ist Kommunikation nicht eigentlich beobachtbar. Es besteht ein riesiger Abstand zwischen dem Ich und den Anderen, der kommunikativ nicht überbrückt werden kann. Alternativ dazu wird in der künstlerischen Darbietung eine dyadische Einheit zwischen dem Ich und den Anderen gesucht. Beziehungsregulierende Affekte können über die kindliche Stimme und das erstarrte Gesicht nicht ausgedrückt werden. Ein reflexives Verständnis eigener Affekte scheint weitgehend zu fehlen. Die sprachlichen Affektäußerungen variieren lediglich zwischen einem negativen Pol („furchtbar") und einem positiven Pol („wunderbar").
Ebenso auffallend wie das unempathische Objekterleben ist das Selbsterleben des Popstars. Er bietet das Bild eines schüchternen kleinen Jungen oder vom äußeren Ausdruck das Bild eines scheuen jungen Mädchens, das bemüht ist, lieb und gütig zu sein. Zahllose Eingriffe der plastischen Chirurgie wie Facelifting und Nasenkorrekturen sowie Veränderung der Hautfarbe haben dem Gesicht etwas Fremdartiges gegeben, das irgendwo zwischen den Geschlechtern und irgendwo zwischen den Altersstufen angesiedelt scheint. Ein reflexives Gespräch über diese Umgestaltung des Körperselbst von eher männlich nach eher weiblich, von erwachsen nach kindlich, von farbig nach weiß, ist nicht wirklich möglich. Er verleugnet die zahllosen dokumentierten Eingriffe und betont „Menschen verändern sich von innen heraus". Hier wird eine ausgeprägte Verleugnung der Realität erkennbar, die Zentrierung auf eine eigene subjektive Realität, welche wie selbstverständlich von den anderen geteilt werden soll. Jeder, der die Realität nicht teilt und akzeptiert, wird als feindselig abwertend ausgegrenzt.
Während im Bereich des Selbsterlebens, der Identität, des befremdlichen Objekterlebens, der völlig fehlenden Empathie, der stark reduzierten Affektivität massive strukturelle Einschränkungen sichtbar werden, resultiert auf dem desintegriertem Niveau im Gegensatz zum gering integrierten Strukturniveau keine Borderline-ähnliche Unruhe und Erregung, sondern eine rollenhafte Selbstverständlichkeit, die jedoch so bizarr und fremd wirkt, dass sie schwer verstanden und in Worte gefasst werden kann. Diagnostisch passt keine der Persönlichkeitsstörungen richtig zu diesem Bild, es finden sich schizoide, narzisstische und histrionische Seiten neben dissoziativen Aspekten, welche auf ein posttraumatisches Geschehen, aber auch auf Aspekte der Perversion hinweisen könnten. Es liegt wohl im Wesen der desintegrierten Struktur, dass die unterschiedlichen Anteile sich nicht zu einem einheitlichen Ganzen zusammenfügen, sondern ein rätselhaftes und befremdliches Nebeneinander bestehen lassen, das z.B. in seinem Aspekt des Androgynen, Kindlich-Erwachsenen viele fasziniert. In Verbindung mit speziellen künstlerischen Fähigkeiten geht dieses am ehesten in der Exzentrik des bewunderten, reichen Stars auf. Der muss sich aber mit viel Geld gegen den Vorwurf krimineller Handlungen – in diesem Fall

des sexuellen Kindesmissbrauchs – zur Wehr setzen. Dabei ist jederzeit vorstellbar, dass die Gesellschaft ihn umdefiniert und aus dem Star einen Kriminellen oder vielleicht einen forensischen Patienten macht, der dann wenig soziale Überlebenschancen besäße.

7.7 Die praktische Anwendung strukturbezogener Psychotherapie bei unterschiedlichen Störungstypen

Der Typologie struktureller Störungen (Abb. 7-1) ist das unterschiedliche relative Gewicht der strukturellen Störungen zugrunde gelegt. Aus dieser Abstufung lässt sich auch die Bedeutung strukturbezogener Therapieanteile ableiten.

- Bei **Typ 1 (Neurotische Konflikte auf gutem Strukturniveau)** besteht keine Notwendigkeit, von einem konfliktorientierten, beziehungszentrierten (übertragungsbezogenen) aufdeckenden therapeutischen Vorgehen abzuweichen und sich der Bearbeitung struktureller Themen zuzuwenden. Wenn man es dennoch tut, schadet es nicht. Es kann insbesondere zu einem rascheren Verständnis der konflikthaft-dysfunktionalen Verhaltensmuster beitragen, die dann in der weiteren therapeutischen Arbeit auf ihre unbewusste Dynamik hin untersucht werden können.
- Bei **Typ 2 (Neurotische Konflikte kompliziert durch einzelne strukturelle Ausfälle)** ist das schon anders. Die im Beispiel der somatoformen Störungen bedeutsamen Schwächen der selbstreflexiven Wahrnehmung für eigene Affekte und für emotionales Körpererleben, die Probleme der Affektmitteilung und des empathischen Objektverstehens, die unterschwellige Kränkbarkeit und die Zweifel an der Existenz guter Objekte sind zu gewichtig, als dass sie „nebenbei“ in der aufdeckenden Bearbeitung der typischen Versorgungs- und Selbstwertkonflikte mit behandelt werden könnten. Sie benötigen spezielle therapeutische Beachtung und Bearbeitung in einem nicht nur therapeutisch-distanzierten, aufdeckenden Klima, sondern in einer fürsorglich-stützenden annehmenden und entwicklungsfördernden Atmosphäre. Das strukturbezogene Vorgehen ist in diesem Falle ein bedeutsames therapeutisches Element neben anderen. Das Ziel der strukturbezogenen therapeutischen Haltung ist es, das körperzentrierte Klageverhalten, die überall schwelenden Objektenttäuschungen und die latenten Widergutmachungshoffnungen oder -forderungen therapeutisch besser akzeptieren, verstehen und nutzen zu können.

Die strukturbezogenen Interventionen zielen darauf hin, die defizienten oder vulnerablen strukturellen Fähigkeiten als „Werkzeuge“ der Interaktion, des Selbstverständnisses und der Selbstregulation zu verbessern. Auf diese Weise können schließlich auch die ebenfalls bedeutsamen Konflikte besser aufdeckend bearbeitet werden.

- **Typ 3 (Bewältigung struktureller Störungen durch Charakterabwehr)** stellt wahrscheinlich die höchsten Anforderungen an die Kompetenzen der Therapeuten, weil hier auf komplizierte Weise „neurotische" Züge charakterlich verfestigt sind und komplexe strukturelle Störungen überdecken. Der psychodynamische Zusammenhang wurde bereits ausführlich diskutiert (Kap. 5.7 und 7.3). Unsere Hypothese geht von der primären Bedeutung der strukturellen Einschränkungen aus und versteht die neurotischen/charakterlichen Auffälligkeiten als ihre Bewältigungsformen. Das erklärt auch die Tatsache, dass dieser Typus von Patienten (manchmal sind es auch Lehranalysanden) durch das deutende Analysieren und regressive Auflockern der neurotischen Charaktermerkmale massiv destabilisiert werden, weil sie nun ihren strukturellen Themen, d.h. ihrer inneren Störbarkeit, Kränkbarkeit, Orientierungslosigkeit und Objektbedürftigkeit ausgeliefert sind und auch durch sehr lange analytische Therapien darin wenig verändert werden. Dies ist ein besonders wichtiger Fall psychoanalytischen Scheiterns und verweist darauf, wie wichtig es therapeutisch ist, primär nicht die neurotische Stabilisierung abzubauen, sondern die strukturellen Defizite zunächst diagnostisch im Konsens mit dem Patienten herauszuarbeiten und sie im Sinne der strukturbezogenen Psychotherapie zu stabilisieren.

Auch das ist wahrscheinlich schwieriger als die strukturelle Therapie von Borderline-Störungen, weil Patienten und Therapeuten immer wieder in Versuchung geraten, das Strukturniveau angesichts der intellektuellen rationalen Haltungen und der sprachlichen Fähigkeiten der Patienten zu überschätzen und sich auf eine psychologisierend-intellektuelle Kommunikationsebene zu begeben, die momentan evident erscheint, aber therapeutisch wirkungslos bleibt. Hier ist es besonders wichtig, den strukturbezogenen Anteil der Therapie langfristig im Auge zu behalten.

- **Typ 4 (Bewältigung struktureller Störungen durch symptomwertiges Verhalten)** ist durch unübersehbare strukturelle Defizite gekennzeichnet. Dennoch richten manche Therapeuten ihre Aufmerksamkeit auf die scheinbar triebpsychologischen Aspekte des symptomwertigen Verhaltens (z.B. oral-regressive Impulse in den Essstörungen oder aggressiv-autoaggressive Befriedigungen in der Selbstverletzung). Diese Aspekte sind jedoch aus der Sicht des Strukturverständnisses zu vernachlässigen, da das symptomwertige Verhalten nicht primär als Ausdruck von Bedürfniskonflikten, sondern als Versuch der Selbstregulierung/Selbststimulierung/Selbstberuhigung im Blick auf unerträgliche affektive Zustände von Spannung oder Leere zu verstehen ist. Strukturbezogene Psychotherapie ist hier als eigenständiges Vorgehen das Mittel der Wahl sowohl im ambulanten wie stationären Bereich, sowohl bei erwachsenen wie auch bei jugendlichen Patienten. Da es sich meist um jüngere Patienten handelt, stehen hier aktuelle Entwicklungsaufgaben im Vordergrund, welche angesichts struktureller Defizite nicht geleistet werden konnten, z.B. die Ablösung aus regressiver Elternbindung, der Erwerb einer erwachsenen Autonomie und Identität, die Verantwortungsübernahme für eigene berufliche Ausbildung und Zielsetzung, das Eingehen verbindlicher länger dauernder Partnerschaften, etc. Im Sinne der OPD-Konfliktachse handelt es sich dabei häufig um das Thema des Autonomie-Abhängigkeitskonfliktes, der so einfach klingt und so schwer zu verstehen und noch schwerer konfliktorientiert zu behandeln ist.

Der Ansatz der **stationären Psychotherapie** hat in diesem Störungsbereich seine besonderen Chancen, weil die therapeutischen Aufgaben auf Viele verteilt werden können: Die strukturbezogene Einzeltherapie arbeitet die dysfunktionalen Muster des Erlebens und Verhaltens heraus; die interaktionelle Gruppe verhilft zur Einübung von Empathie, Affektausdruck, kommunikativen Verständnis und abgrenzender Selbst-Objekt-Differenzierung; die körperorientierte Therapie vermag basale emotionale Aspekte des Selbstverständnisses und der Begegnung mit anderen zu mobilisieren; die Kreativtherapien eröffnen auf dem Wege über die künstlerische Gestaltung Zugänge zur Selbstwahrnehmung, die nicht durch Rationalisierung und Intellektualisierung verstellt ist; in dem Gemeinschaftsleben von Patienten und Stationsteams können quasi familiäre Strukturen aufgebaut und im günstigen Fall haltgebend internalisiert werden.

- **Typ 5 (Strukturelle Störungen auf mäßig-gering integriertem Niveau)** beschreiben im Kern die Borderline-Persönlichkeitsstörung. Was oben über die stationäre Psychotherapie von Patienten des Typs 4 ausgeführt wurde, gilt auch hier. Lediglich verschieben sich die strukturellen Zielsetzungen von Selbstverständnis und Kommunikation in Richtung auf das Erlernen von Steuerung der Affekte und Impulse (das gilt für Borderline-Patienten wie für posttraumatische Patienten gleichermaßen) und die Hereinnahme und Nutzung positiver äußerer und innerer (z.B. imaginierter) Objekte. Diese Patienten benötigen nicht nur beelternde strukturierende Entwicklungsangebote, sondern strukturierende Grenzen und Haltgebung. Die strukturbezogene Psychotherapie arbeitet hier (so wie auch die TFP) häufig mit Vereinbarungen und Paktabschlüssen, um Selbstschädigung und Suizid zu vermeiden. Das gilt für stationäre wie für ambulante Therapieansätze. Strukturbezogene Psychotherapie wird in beidem nicht verwoben mit konfliktaufdeckendem Vorgehen, aber unter Umständen kombiniert mit symptomzentriertem Ansätzen (z.B. Esstagebuch bei Essstörungen), übend-imaginativen Vorgehen (z.B. Stabilisierungsübungen zur Selbstberuhigung und Affektregulierung) oder andere Übungen im Umgang mit dem eigenen Körper oder der sozialen Gemeinschaft.
- Bei **Typ 6 (Strukturelle Störungen auf desintegriertem Niveau)** gibt es wenig therapeutische Erfahrungen außerhalb des forensischen Bereichs, der uns nur begrenzt zugänglich ist. Hier hat es sich aber gezeigt, dass die Logik der strukturellen Funktionen in besonderer Weise geeignet ist, Stö-

rungen zu identifizieren, die ansonsten hinter dem bizarren und befremdlichen Verhalten desintegrierter Patienten verborgen bleiben.

7.8 Ergebnisse strukturbezogener Psychotherapien

Kontrollierte Studien, welche die Anwendung strukturbezogener Psychotherapie und ihrer Ergebnisse im Vergleich mit anderen Therapieansätzen überprüften, liegen zur Zeit noch nicht vor. Vorläufig verfügen wir über therapeutische Erfahrungsberichte, welche erkennen lassen, dass z.B. Psychoanalytiker, welche bei strukturell vulnerablen Patienten eine therapeutische Initialphase der strukturellen Stabilisierung vorausschicken, weniger komplizierte Verläufe und bessere therapeutische Ergebnisse erzielen als solche, welche unabhängig vom Strukturniveau ihrer Patienten ein strikt psychoanalytisches Vorgehen wählen. Eine Gegenüberstellung der besonderes gut und auffallend kompliziert verlaufenden Behandlungen der PAL-Studie verweist ebenfalls in diese Richtung. Besonders junge Erwachsene und jugendliche Patienten scheinen von den für die strukturbezogene Psychotherapie beschriebenen therapeutischen Haltungen und Interventionen zu profitieren, wie Erfahrungsberichte aus dem Bereich der Kinder- und Jugendpsychotherapie zeigen.

Aus der stationären Psychotherapie verfügen wir über Ergebnisdaten zum Thema. In der Heidelberger Psychosomatischen Klinik waren wir stets bemüht, die stationäre Psychotherapie bei den überwiegend jungen Erwachsenen (mit einem großen Anteil von Essstörungen und anderen selbstschädigenden Verhaltensweisen und mit rund 50% Diagnosen der Persönlichkeitsstörungen) so zu gestalten, dass eingangs Problemfoki definiert und in den verschiednen Behandlungsansätzen der Einzel- und Gruppentherapie fokal bearbeitet werden.

Nach Einschätzung der Einzeltherapeuten liegen bei 50–70% der Patienten strukturelle Störungen der Emotionsregulierung vor. Gerade diese affektiven Bereiche konnten, ebenfalls nach Einschätzung der Therapeuten, im Behandlungsverlauf gut beeinflusst werden. Eine Studie von Winkens (2002) an 220 stationär behandelten Patienten belegt folgende Besserungsquoten im affektiven Bereich:

Tab. 7-3 Besserungsquoten bei stationären Psychotherapie (Therapeuteneinschätzung)

Affektdifferenzierung	72%
Affekttoleranz	50%
Affektausdruck	74%
Affektverständnis	76%

Die Merkmale sind Bestandteil einer OPD-Vorläufer-Liste (Ich-Selbst-Objektbeziehungen), welche nicht nur affektive Merkmale, sondern auch Aspekte des

Selbst, der Selbstwertregulation, der Ichfunktionen etc. erfasst. Im Kontrast zu den gut gebesserten Affektmerkmalen werden „basale“ strukturelle Merkmale (wie z.B. Internalisierungsfähigkeit oder Selbstwertregulation) deutlich seltener als gebessert eingeschätzt. Die Affektthemen sind für die Patienten bewusstseinsnäher und als therapeutische Themen stationärer Therapie von besonderer Bedeutung.

Vor diesem Erfahrungshintergrund führten wir eine weitere Studie durch (Klem unveröffentlicht), in welcher die Affektthemen von einem Jahrgang stationär behandelter Patienten bei Behandlungsbeginn und Behandlungsende in einem speziell entwickelten Interview diagnostisch abgeklärt wurden. Angelehnt an OPD wurde eine Liste struktureller Affektthemen und konfliktbezogener Affektthemen erstellt. Auf der Grundlage der Videoaufzeichnung des Interviews wurde durch zwei Rater das Ausmaß der Affektthematik zu den beiden Zeitpunkten eingeschätzt. Zusammengefasst konnten deutlich erkennbare Veränderungen in einem der beiden Affektbereiche im Prä-Postvergleich bei 71% der stationär behandelten Patienten nachgewiesen werden.

Bei den konfliktbezogenen Affekten handelt es sich um die subjektive Belastung durch als negativ erlebte Emotionen. Rund 60–80% der Patienten benannten initial solche Affektbelastungen. Folgende Besserungsquoten (prozentualer Anteil der Patienten mit deutlichen Veränderungen) wurden – sofern eine Affektauffälligkeit vorlag – beobachtet.

Tab. 7-4 Besserungsquoten bezüglich Affekten (stationäre Psychotherapie, Untersucherperspektive)

Angst	77%
Trauer	62%
Ärger/Wut	56%
Enttäuschung	31%
Schuld	27%
Scham	22%

Es zeigt sich, dass Angst und Depressivität die größte Veränderungschance in dem interpersonell zentrierten stationären Therapiesetting haben, während Enttäuschung, Scham- und Schuldthemen schwerer zu beheben sind.

Von besonderem Interesse ist die therapeutische Veränderung struktureller Affektthemen. Hier zeigten sich – auf der Grundlage des affektiven Interviews vor und nach stationärer Behandlung – folgende Veränderungsquoten:

Tab. 7-5 Besserungsquoten bezüglich struktureller Affektthemen (stationäre Psychotherapie, Untersucherperspektive)

Affektausdruck	70%
Objektbezogene Affekte	68%
Affekttoleranz	49%
Affektsteuerung	44%

Diese Studie unterscheidet sich von der erstgenannten in einem wichtigen Punkt: hier spielt das subjektive Erleben der Patienten, das in dem Interview erfragt und mit dem Patienten diskutiert wird, eine wichtige Rolle, während in der ersten Studie die Therapeuten eine Expertise „am Schreibtisch" abgaben. Aus der Patientensicht erreicht die Verbesserung des Affektausdrucks den höchten Wert mit 70% (das entspricht der Besserung aus Therapeutensicht in der anderen Studie mit 74%). Weniger gewichtig sind die Merkmale Affektdifferenzierung und Affektverständnis. Sie werden von den Patienten in dem initialen Interview selten zum Thema gemacht und daher auch selten als gebessert eingeschätzt. Wenn dagegen, wie in der ersten Studie, die Therapeutenperspektive maßgeblich ist, werden in diesem Bereich Veränderungen von 72% bzw. 76% aufgezeigt. Die Themen der Affektdifferenzierung und des Affektverständnisses sind also für Patienten offenbar weniger bewusstseinsnah, während sie aus der Therapeutensicht ein großes Gewicht besitzen.

Eine Unterscheidung der oben beschriebenen Patienten hinsichtlich ihrer Diagnosen zeigt, dass die Veränderung struktureller Affektmerkmale bei neurotischen Patienten keine große Rolle spielt, während bei „leichten Persönlichkeitsstörungen" eine deutliche Besserung in der Fähigkeit zum Affektausdruck und bei „schweren Persönlichkeitsstörungen" eine deutliche Besserung in der Fähigkeit zur Affektsteuerung registriert wurde (Rudolf et al. 2002, S. 158f).
In diesem Zusammenhang ist auch von Interesse, dass sich bei den schweren Persönlichkeitsstörungen deutlich höhere strukturelle Belastungen nachweisen lassen: 48% der schweren Persönlichkeitsstörungen zeigen ein gering integriertes Strukturniveau (im Vergleich zu 21% bei Depression, 20% bei Angststörungen, 17% bei somatoformen Störungen, 25% bei Essstörungen, 13% bei leichten Persönlichkeitsstörungen). Das bedeutet, dass in einer stationären Population mit ihrem hohen Anteil an Persönlichkeitsstörungen tatsächlich strukturelle Störungen eine große Rolle spielen.
Vor diesem Hintergrund ist auch bemerkenswert, dass das Behandlungsergebnis (in einer Studie an 461 stationären Therapien unserer Klinik (Rudolf et al. 2004) im Prä-Post-Vergleich auch bei den schweren Persönlichkeitsstörungen durchaus vergleichbar gut ist wie das der neurotischen Störungen (Schwere Persönlichkeitsstörungen Effektstärke .84, im Vergleich zu .65 bei Angststörungen, .76 bei Essstörungen, .90 bei affektiven Störungen). Die Ergebnisstabilität in der 6–9-Monatskatamnese ist für die Diagnosengruppe der schweren Persönlichkeitsstörungen mit 79% ebenfalls sehr befriedigend (im Vergleich dazu: Angststörungen 81%, Essstörungen 77%, affektive Störungen 74%).
Daraus lässt sich schlussfolgern: In einer therapeutischen Institution (wie der Psychosomatischen Universitätsklinik Heidelberg), in der ein großer Anteil strukturell beeinträchtigter Patienten behandelt wird, führt die Tatsache, dass in der Eingangsdiagnostik strukturelle Themen sorgfältig beachtet und in der Therapie fokal bearbeitet werden, dazu, dass eine deutliche Besserung sowohl

in den affektiven Strukturthemen als auch in der generellen Stabilisierung und Symptomentlastung dieser Patienten erzielt werden kann.
Nimmt man als Ergebniskriterium die Intensität der erzielten Umstrukturierung (auf der Heidelberger Umstrukturierungsskala) hinzu, so zeigt sich in der katamnestischen Nachuntersuchung eine bessere Bewältigung von neu auftauchenden Lebensproblemen bei jenen Patienten, die eine stärkere Umstrukturierung aufweisen (Grande et al. 2003).

8 Struktur und strukturelle Störungen: gesellschaftliche Aspekte

Das bisher Beschriebene war zentriert auf individuelle Patienten und ihre Beziehungsgestaltung. Dabei hatte der Blick auf die Entwicklungspsychologie deutlich werden lassen, dass die Entfaltung struktureller Funktionen beim Kleinkind in Abhängigkeit von den wichtigen Betreuungspersonen erfolgt und diese wiederum durch ihre familiären, aber auch soziokulturellen Bedingungen gestützt oder belastet werden. Die Forschungen zu den „adversed childhood experiences“ zeigen ein sehr breites Spektrum möglicher schädigender Einflüsse auf die kindliche Entwicklung; es reicht von emotionalen Belastungen durch familiäre Konflikte bis zu physischen, d.h. aggressiven und sexuellen Traumatisierungen. Dabei sind die Extrembedingungen von emotionaler Überforderung oder Deprivation in ihrer pathogenen Wirkung unstrittig. Schwieriger ist die Einschätzung von weniger grob auffälligen Entwicklungsbedingungen, z.B. solchen, welche aus einem nicht ausreichend feinfühligen Elternverhalten abgeleitet sind. Auch in dieser Frage geht es immer wieder um die Passung zwischen einem Kind und seinen individuellen Anlagen und Bedürfnissen und seinen wichtigen Betreuungspersonen und deren individuellen Gegebenheiten, Krisen und Katastrophen ihres Lebens.

Die folgenden Überlegungen sollen einen Schritt über diese dyadischen bzw. familiendynamischen Konzepte der Persönlichkeitsentwicklung hinaus gehen und das jeweils herrschende gesellschaftliche System einbeziehen. Wir wollen uns damit nicht all zu weit in sozialpsychologische oder gar soziologische Bereiche vorwagen, wie das noch zu Zeiten Mitscherlichs getan wurde. Vielmehr soll der Frage nachgegangen werden, ob und wie die Entwicklung von Struktur der einzelnen Persönlichkeit durch die Bedingungen, Regeln und Überzeugungen einer jeweiligen Gesellschaft beeinflusst wird. Etwas vereinfacht gilt die Frage dem Zusammenhang zwischen der Struktur des Einzelnen und der Struktur der Gesellschaft. Im Unterschied zu den Konzepten traditioneller psychoanalytischer Kulturpsychologie, welche die Relation zwischen Kulturleistung der Gesellschaft und erzwungenem Triebverzicht des Einzelnen diskutierte, beschränken wir uns hier auf einige beobachtbare Einstellungen und Überzeugungen, welche von den meisten Mitgliedern einer aktuellen Gesellschaft geteilt werden und insofern zeittypisch sind. Wir interessieren uns dabei vor allem für Einstellungen, welche den Bereich des familiären Miteinanders und der Erziehung betreffen und damit die Entwicklung der kindlichen Persönlichkeit beeinflussen.

Der Altersschwerpunkt von stationären Psychotherapiepatienten liegt zwischen 20 und 35 Jahren (Durchschnittswert 30 Jahre); in der ambulanten Psychothe-

rapie fallen 50% der PatientInnen in diese Altersgruppe; nimmt man die Adoleszenten (14–18 Jahre) der Kinder- und Jugendlichentherapeuten hinzu, so sind viele der Patienten von heute (Anfang 2000) zwischen Mitte der 60er und Mitte der 80er Jahre aufgewachsen. Vergleichen wir die biographischen Bedingungen dieses Zeitabschnitts mit früheren, z.B. jenen der Nachkriegszeit oder der Kriegs- und Vorkriegszeit, so werden zahlreiche Veränderungen deutlich. Im Vergleich zu den familiären und sozialen Bedingungen früherer Patienten ist die genannte Epoche durch folgende Fakten gekennzeichnet:
Der zunehmende Anspruch der Erwachsenen (Eltern) auf berufliche, ökonomische und sexuelle Selbstbestimmung (Einführung der Pille), führte zu einer erheblichen Auflockerung von familiären Strukturen. An die Stelle von anhaltenden und unlösbaren Konfliktspannungen zwischen den Eltern traten immer häufiger Scheidungen mit der Folge von Teilfamilien (z.B. alleinerziehender Mütter) oder neu gefügten Patchworkfamilien (mit „meinen, deinen, unseren Kindern"). (Das bedeutet aus der Sicht des Kindes: Weniger Versorgung und Aufgehobensein; weniger örtliche und Personenkonstanz; häufiger Verlust von Elternteilen, erforderliche Anpassung an neue Partner eines Elternteils).

- Das Selbstverständnis und die tradierten Rollenmuster von Weiblichkeit und Männlichkeit wurden in Frage gestellt und weitgehend aufgehoben; das implizierte vor allem einen Abbau traditioneller männlich-väterlicher Vorherrschaft und eine Neubestimmung der Rolle des Weiblichen. (Aus der Sicht der Kinder bedeutete das auch eine Entdifferenzierung der mütterlichen und väterlichen Rollen sowie den Wegfall von „Autorität" in Familie, Schule und Alltag).
- Eine zunehmende Orientierung an Wohlstand und Konsum (aufgrund wirtschaftlicher Prosperität der Epoche) stellte zunehmend ökonomische Gesichtspunkte von beruflichem Gelderwerb und privatem Konsumverhalten in den Vordergrund. Besitz, Konsumgüter und Verzehr gewannen auch in der Beziehung der Familienmitglieder zunehmend an Bedeutung. Kinder und Jugendliche verfügten über sehr viel mehr Geldmittel als je zuvor. Tagesstrukturen und Mahlzeiten verloren an Bedeutung, Drogengebrauch, Essstörungen und Übergewicht nahmen rasch zu. (Aus der Sicht der Kinder erfolgte eine „Oralisierung" der Welt mit raschem Befriedigungsanspruch und Verlust der Erfahrungen von Verzicht und Aufschub).
- Die zunehmende Verfügbarkeit von Medien (z.B. TV rund um die Uhr, später auch Internet) belieferte Kinder und Jugendliche mit Informationen über alles und jedes, auch über Themen, die zuvor als emotional überfordernd und nicht kindgerecht eingeschätzt waren. Zugleich trat das Wissen über historische und religiöse Zusammenhänge in den Hintergrund. Die Ausbreitung der Medienwelt implizierte auch eine Veränderung des Realitätsbegriffs. Aspekte der wirklichen und der unterhaltsam-imaginierten Realität verquicken sich in Veranstaltungen wie Infotainment oder Dokusoap. (Aus der Sicht der Kinder: Frühe Überwindung eines kindlich-naiven

Wissensstandes zu Gunsten umfassender Sachinformationen; aber auch permanente Konfrontation mit emotional überflutenden Themen von Gewalt und Sexualität; Wissen und Überzeugungen wurden zunehmend durchsetzt von pseudoreligiösen, irrationalen Annahmen).

- Mit den sich auflösenden Grenzen zwischen einer „Kinderwelt" und einer „Erwachsenenwelt" und unter dem Einfluss populärpsychologischer Aufklärungsliteratur über die kindliche Persönlichkeit und ihre Rechte werden Kinder und Jugendliche von ihren Eltern immer weniger als Kinder und Jugendliche und immer mehr als Gleichberechtigte behandelt. Von den Eltern werden sie immer häufiger in Entscheidungen einbezogen; von der Schule werden sie gefragt, ob und was sie lernen wollten. (Aus der Sicht der Kinder: Ernstgenommenwerden als Gleichgestellte, aber damit auch Überforderung durch Verlust von Anleitung und Steuerung durch verantwortliche Erwachsene).
- Indem die Eltern immer weniger eine Position der Erwachsenen gegenüber ihren Kindern beanspruchten, verzichteten sie zunehmend darauf, ihnen Regeln und Grenzen zu setzen oder Normen und Forderungen an sie herantragen.
  (Aus der Sicht der Kinder: Frühes Hineinwachsen in scheinbar erwachsene Rechte ohne erwachsene Pflichten, aber fehlende Erfahrung von erwachsenen Entscheidungs- und Konfliktlösungsstrategien; dies führte dazu, dass z.B. Jugendliche häufig zwischen tyrannischer Aufsässigkeit und kindlicher Hilflosigkeit hängen blieben).
- Die Sexualität, befreit vom Risiko der ungewollten Schwangerschaft, verlor ihre Bedeutung als das explizit Private und das häufig tabuisiert Verbotene. Stattdessen gewann sie den Status eines lustvollen und gesunden körperlichen Verhaltens. So wurde sie auch für Jugendliche früh zu einem selbstverständlichen Bestandteil des Alltagslebens innerhalb und außerhalb von Partnerbeziehungen. Die deutliche Lockerung des Zusammenhangs von Sexualität, Generativität und emotionaler Beziehung bewirkte bei den Erwachsenen einen gewissen Verlust libidinös-sexueller Interessen und eine Zunahme an voyeuristischen-infantilen Bedürfnissen. Nachdem Sexualität ihre Bedeutung als Faszinosum verlor, wurde sie für Jugendliche eher zum alltäglichen, aber auch verpflichtenden Verhalten, was jedoch im Kontext emotionaler Beziehungsbedürfnisse häufig Verwirrung und Ratlosigkeit hinterließ.

Eine von Jugendlichen und jungen Erwachsenen besonders häufig verwendete Sprachfloskel, eingeschoben in jede beliebige Äußerung lautet: „keine Ahnung". Dies bringt, gewollt oder ungewollt, einen Aspekt von Orientierungslosigkeit zum Ausdruck, welcher in Kap. 4.8 als wichtiger Indikator für strukturelle Defizite beschrieben wurde. „Keine Ahnung" kann sich auch darauf beziehen, wer ich bin, was ich soll, was ich kann, wo es langgeht, was andere von mir wollen, wer mir raten kann.

Die beschriebenen Einflüsse der Epoche wirken in Richtung auf eine Destrukturierung von Familien und ihrem gesellschaftlichem Umfeld ebenso wie von Individuen. Alles ist verfügbar an Wissen und Information und doch herrscht ein großes Ausmaß an Ratlosigkeit und Irrationalität. Vieles ist da an Besitz und Wohlstand, aber unter dem Einfluss wirtschaftlicher Schwierigkeiten können die Ansprüche an Genuss weniger leicht realisiert werden. Zugleich fehlt eine Vorstellung, wie man über zielgerichtete Anstrengungen und disziplinierte Leistung verbesserte Bedingungen für die weitere Entwicklung schafft. Da auch in der Gesellschaft langfristige Perspektiven mehr und mehr verloren gehen und ein Ideal der raschen und flexiblen Anpassungsbereitschaft etabliert wird, fehlen auch für Kinder langfristige Zielsvorstellungen, welche sich traditionell an Idealen festgemacht hatten. Schon früh ist beim Kind der Anspruch einer selbstbestimmten Persönlichkeit ausgeprägt, aber es fehlt auf Seiten der Erwachsenen die Kompetenz, haltgebend und steuernd auf die sich entwickelnde kindliche Persönlichkeit einzuwirken. Struktur als das Geprägte kann sich beim Kind schwer bilden, weil Struktur als Prägendes in der Familie immer weniger existiert. Der Hilferuf ratloser und in ihren Erziehungsbemühungen gescheiterter Erwachsener richtet sich an die Elternimagines der Gesellschaft, z.B. an die Medizin. Von ihr erhalten nicht wenige der zu unruhigen Kinder Ritalin und der zu ruhigen Kinder Antidepressiva.
Was hier beschrieben wird, ist die Risikoseite einer gesellschaftlichen Entwicklung, deren Vorteile und Fortschritte stets mitzudenken sind. Die benannten Epochen der 70er und 80er Jahre bildeten in ihrem Bemühen um Freiheit und Selbstbestimmung eine Antwort auf die vorausgegangenen Epochen missbrauchter und zusammengebrochener Autorität. Gleichwohl hat dieser positive Entwicklungsschritt seinen hohen Preis. Wer den Preis zu entrichten hat, wird, wie schon Mitscherlich betonte, in Psychosomatischen und Psychiatrischen Kliniken und psychotherapeutischen Praxen besonders deutlich erkennbare. Die strukturelle Störung, die sich aus vielen Quellen speist, hat ohne Zweifel auch bedeutsame soziokulturelle Aspekte. Wenn diese Überlegungen nicht schöngeistig in der Luft hängen bleiben sollen, müssen sie für die Gestaltung familiärer Beziehungen ernst genommen werden: Große Kinder und erst recht kleine Kinder haben den Rang von Persönlichkeiten, aber diese kindlichen Persönlichkeiten benötigen Erwachsene, welche einen Instinkt und ein Wissen darüber haben, was Kinder in ihren frühen und späteren Entwicklungsabschnitten an Widerspiegelung, Halten, Steuern, Anleiten, Grenzensetzen und Richtungweisen benötigen, um sich strukturell entfalten zu können. Es hat allerdings den Anschein, dass diese Fähigkeiten auch in der politischen und wirtschaftlichen Struktur der Gesellschaft zunehmend verloren gingen, so dass man nicht umhin kann, ein Defizit an strukturellen Funktionen (z.B. im Bereich von Selbstreflexion, Selbstverantwortung, Antizipation, Kommunikation, Empathie, Internalisierung) auch in der Gesellschaft als Ganzem zu registrieren.

Man muss nicht so weit gehen und wie Mitscherlich (1966) und von der „Krankheit der Gesellschaft" sprechen, aber es lohnt sich daran zu erinnern, dass Mitscherlich es als die Aufgabe der Psychosomatik beschrieb *„den Blick auf die Welt des Einzelnen zu richten, wie er in immer weiteren Umkreisen von der Familie bis zur zeitgenössischen Gesellschaft als ganzer, eingebettet in soziales Geschehen lebt und leidet"* (Mitscherlich 1964). Heute sehen wir den systemisch-funktionellen Zusammenhang deutlicher: Eine zunehmend wenig strukturierte Gesellschaft stellt ihren Kindern unzureichende Sozialisierungsbedingungen zur Verfügung und die unter diesen Bedingungen „mangelnder Anleitung in vielen Lebensbereichen" (Mitscherlich) herangewachsenen strukturell beeinträchtigten Individuen formen eine Gesellschaft, die sich zunehmend zwischen Entleerung und Überstimulierung, zwischen Selbstüberschätzung und Selbstmitleid, zwischen illusionistischen Fortschrittshoffnungen und Perspektivelosigkeit bewegt. Vielleicht lässt sich der Grundgedanke strukturbezogener Psychotherapie auch auf die strukturellen Funktionen des sozialen Ganzen anwenden.

Literatur

Abraham K (1925): Psychoanalytische Studien zur Charakterbildung. Int Psychoanal Bibliothek 16; 1-64

Ainsworth MDS, Blehar MC, Waters E, Wall, S (1978): Patterns of Attachment: A psychological study of the Strange Situation. Hillsdale, NJ: Erlbaum

Arbeitskreis OPD (Hrsg): Mitherausgeber G Rudolf (1996): Operationalisierte Psychodynamische Diagnostik. Grundlagen und Manual. Bern: Huber. 3. aktualisierte und korrigierte Auflage 2001

Arbeitskreis OPD-KJ (Hrsg)(2003): Operationalisierte Psychodynamische Diagnostik im Kinder- und Jugendalter. Grundlagen und Manual. Bern: Huber

Balint M (1937): Frühe Entwicklungsstadien des Ichs. Primäre Objektliebe. In: Balint M (1965): Primary love and psychoanalytic technique (1966): Die Urformen der Liebe und die Technik der Psychoanalyse. Stuttgart: Klett

Balint M (1968): The basic fault. London (Tavistock) (1970): Therapeutische Aspekte der Regression. Stuttgart: Klett

Bellak L, Hurvich M, Gediman H (1973): Ego-functions in schizophenics, neurotics and normals. New York: Wiley

Benjamin LS (1993): Interpersonal diagnosis and treatment of DSM personality disorders. New York: Guilford Press

Berns U (2000): Deutung. In: Mertens und Waldvogel (Hrsg.): Handbuch der psychoanalytischen Grundbegriffe. Stuttgart: Kohlhammer; 131-136

Blanck R, Blanck G (1974): Ego-psychology: Theory and Practice. New York: Columbia University Press. (1988)(Angewandte Ich-Psychologie Stuttgart: Klett/Cotta

Bibring (1994): zitiert bei Sandler, 1996.

Bohleber W (2002): Psychoanalyse und Entwicklungsforschung. Psyche – Z Psychoanal 56; 803-808

Bowlby J (1951): Maternal Care and mental health. WHO Monongraph Series. Genf. (1973): Mütterliche Zuwendung und geistige Gesundheit. München: Kindler

Bowlby J (1969): Attachment and loss. Vol 1 Attachment. London: Hogarth Press & The Institute of Psycho-Analysis. (1975): Bindung. Eine Analyse der Mutter-Kind-Beziehung. München: Kindler

Bowlby J (1973): Attachment and loss. Vol 2 Separation, Anxiety and Anger. London: Hogarth Press & Institute of Psycho-Analysis (1976): Trennung. Psychische Schäden als Folge der Trennung von Mutter und Kind. München: Kindler

Bowlby J (1979): The making and the breaking of affectional bonds. (1982): Das Glück und die Trauer. Herstellung und Lösung affektiver Bindungen. Stuttgart: Klett Cotta

Bowlby J (1980): Attachment and loss. Vol 3: Loss. London, Hogart Press and the Institute of Psycho-Analysis. (1983): Verlust und Depression. München: Kindler

Brazelton TB, Als H (1979): Four early stages in the development of mother-infant interaction. Psa Study Child 34; 349-371

Bretherton J; Waters E (eds) (1985): Growing points of attachment theory and research. Chicago: University Chicago press

Brisch KH (1999): Bindungsstörungen. Stuttgart: Klett Cotta

Buchheim A, Brisch KH, Kächele H (1998): Einführung in die Bindungtheorie und ihre Bedeutung für die Psychotherapie. Psychother Psychosom Med Psychol 48; 128-138

Buchheim P, Cierpka M, Kächele H, Jimenez JP (1987): Das „strukturelle Interview". Fundamenta Psychiatrica 1; 154-161

Buytendijk (1948): zitiert bei Lersch 1964

Cierpka M (2002): Organisationsprozesse und ihre Funktionalität in Familien. In: Rudolf G, Grande T, Henningsen P (Hrsg): Die Struktur der Persönlichkeit. Vom theoretischen Verständnis zur psychotherapeutischen Anwendung des psychodynamischen Strukturkonzepts. Stuttgart: Schattauer; 145-156

Cierpka M, Buchheim P, Freyberger HJ, Hoffmann SO (1996): Die erste Version einer operationalen psychodynamischen Diagnostik (OPD-I). Psychotherapeut 40, 69-78

Cierpka M, Grande T, Stasch M, Oberbracht C, Schneider W, Schüßler G, Heuft G, Dahlbender R, Schauenburg H, Schneider G (2001): Zur Validität der operationalisierten psychodynamischen Diagnostik (OPD). Psychotherapeut 46, 122-133

Cierpka M, Reich G (2000): Familientherapie bei Patienten mit Borderline-Persönlichkeitsstörungen. In: Kernberg, Sachsse, Dulz (Hrg.): Handbuch der Borderline-Persönlichkeitsstörungen. Stuttgart: Schattauer; 613-623

Ciompi L (1998): Die emotionalen Grundlagen des Denkens. Entwurf einer fraktalen Affektlogik. Göttingen: Vandenhoeck und Ruprecht

Clarkin JF, Yeomans FE, Kernberg OF (2001): Psychotherapie der Borderline-Persönlichkeit. Manual zur Tranference Focus Psychotherapy (TFP). Stuttgart: Schattauer

Dammann G, Buchheim P, Clarkin JF, Kernberg OF (2000): Einführung in die übertragungsfokussierte, manualisierte psychodynamische Therapie der Borderline-Störung. In: Kernberg OF, Dulz B, Sachsse U (Hrsg): Handbuch der Borderline-Störungen. Stuttgart: Schattauer; 461-481

Descartes R (1641): Meditationen über die Grundlage der Philosophie. (1994). Hamburg: Meine

Descartes R (1637): Discours de la methode. (1997). Hamburg: Meine

Descartes R (1649): Les passions de l'âme. (1984). Die Leidenschaften der Seele. Hamburg: Meine

Dornes M (1997): Die frühe Kindheit. Entwicklungspsychologie der ersten Lebensjahre. Frankfurt: Fischer

Dornes M (2000): Die emotionale Welt des Kindes. Frankfurt: Fischer

Dornes M (2002): Ist die Kleinkindforschung irrelevant für die Psychoanalyse? Anmerkungen zu einer Kontroverse und zur psychoanalytischen Episthemologie. Psyche - Z Psychoanal 56, 888-921

Dührssen A (1972): Analytische Psychotherapie in Theorie, Praxis und Ergebnissen. Göttingen: Vandenhoeck und Ruprecht

Egle U, Hoffmann SO, Steffen M (1999): Pathogene und protektive Entwicklungsfaktoren in Kindheit und Jugend. In: Egle, U, Hoffmann, SO, Joraschky, P (Hrsg): Sexueller Missbrauch, Misshandlung, Vernachlässigung. Erkennen und Behandlung psychischer und psychosomatischer Folgen früher Traumatisierungen. Stuttgart: Schattauer

Ekman P, Friesen W, Ellsworth P (1972): Emotion in the human face (1994): Gesichtssprache. Wege zur Objektivierung der menschlichen Emotion. Wien: Böhlaus

Emde RN (1981): Changing models of infancy and the nature of early development: remodeling the foundations. J Am Psychoanal Assoc 29, 179-219

Felitti VJ (2002): Kindheitsbelastungen und Gesundheit im Erwachsenenalter. Z Psychosom Med Psychother 48; 359-369

Feldman M (2002): Zum Umgang mit Projektionen. Formen der Verwicklung. In: Weiß H, Frank C: Pathologische Persönlichkeitsorganisation als Abwehr psychischer Veränderung. Tübingen: Edition Discord; 19-46

Fischer G, Riedesser P, (1998): Lehrbuch der Psychotraumatologie. München: Reinhardt. 2. Auflage 1999.

Fiedler P (1974): Persönlichkeitsstörungen. Weinheim: Beltz

Fonagy P, Gergely G, Jurist EL, Target M (2002b): Affect regulation, mentalization and development of the self. New York: Other Press

Fonagy P, Higgit A (1990): A developmental perspective on borderline personality disorder. Revue Internationale de Psychopathologie 1; 125-160

Fonagy P, Target M (1996): A contemporary psychoanalytical perspective: Psychodynamic developmental therapy. In: Hibbs E, Jensen P (ed.): Psychosocial treatment for children and adolescent disorders. Washington: APA

Fonagy P, Target M (1997): Attachment and reflective function: The role in self-organization. Development and psychopathology 9; 679-700

Fonagy P, Target M (2002a): Ein interpersonelles Verständnis des Säuglings. In: Hurry, A (Hrsg) Psychoanalyse und Entwicklungsförderung von Kindern. Frankfurt: Brandes und Apsel; 11-42

Freud A (1965): Normalitiy and pathology in childhood (1968): Wege und Irrwege der Kinderentwicklung. Stuttgart: Klett

Freud S (1923): Das Ich und das Es. GW XIII. Stuttgart: Fischer

Freud S (1925): Die Widerstände gegen die Psychoanalyse. GW XIV. Stuttgart: Fischer

Freyberger HJ, Schneider W, Heuft G, Schauenburg H, Seidler GH (1998): Zur Anwendbarkeit, Praktikabilität, Reliabilität und zukünftigen Forschungsfragestellungen in der OPD. In: Schauenburg H, Freyberger HJ, Cierpka M, Buchheim P (Hrsg.): OPD in der Praxis. Konzepte, Anwendungen, Ergebnisse der operationalisierten psychodynamischen Diagnostik. Bern: Huber. 105-120

Fürstenau P (1977): Die beiden Dimensionen des psychoanalytischen Umgangs mit strukturell ich-gestörten Patienten. Psyche 31, 197-207

Gadamer (1975): Wahrheit und Methode. 4. Auflage, Tübingen: Paul Siebeck.

Gergely G (2002): Ein neuer Zugang zu Margaret Mahler: Normaler Autismus, Symbiose, Schaltung, libidinöse Objektkonstanz aus der Perspektive der kognitiven Entwicklungspsychologie. Psyche Zschr Psychoanal, 809-838

Grande T (2002): Therapeutische Haltungen im Umgang mit „Struktur“ und „Konflikt“. In: Rudolf, G, Grande, T, Henningsen, P (Hrsg): Die Struktur der Persönlichkeit. Vom theoretischen Verständnis zur psychotherapeutischen Anwendung des psychodynamischen Strukturkonzepts. Stuttgart: Schattauer, 236-248

Grande T, Oberbracht C, Rudolf G (1998a): Einige empirische Zusammenhänge zwischen den Achsen „Beziehung“, „Konflikt“ und „Struktur“ In: Schauenburg, H, Buchheim P, Cierpka M, Freyberger HJ (Hrsg): OPD in der Praxis. Konzepte, Anwendungen, Ergebnisse der Operationalisierten Psychodynamischen Diagnostik. Bern: Huber, 121-138

Grande T, Rudolf G, Oberbracht C (1997): Die Praxisstudie analytische Langzeittherapie. Ein Projekt zur prospektiven Untersuchung struktureller Veränderungen in Psychoanalysen. In: Leuzinger-Bohleber M, Stuhr U, (Hrsg): Psychoanalyse im Rückblick. Gießen: Psychosozial-Verlag, S. 415-431

Grande T, Rudolf G, Oberbracht C (1998b): Die Strukturachse der Operationalisierten Psychodynamischen Diagnostik (OPD): Forschungsergebnisse zum Konzept und zur klinischen Anwendung. Persönlichkeitsstörungen PTT, 2, 173-182

Grande T, Rudolf G, Oberbracht C (2000): Veränderungsmessung auf OPD-Basis: Schwierigkeiten und ein neues Konzept. In: Freyberger, HJ et al. (Hrsg): Was leistet die OPD? Bern: Huber, 148-161

Grande T, Rudolf G, Oberbracht C, Jakobsen Th (2001): Therapeutische Veränderungen jenseits der Symptomatik. Wirkungen stationärer Psychotherapie im Licht der Heidelberger Umstrukturierungsskala. Z Psychosom Med Psychother 47, 213-233

Grande T, Rudolf G, Pauli-Magnus C (2003): Progressive changes in patients‘ lives after psychotherapy. Which treatment effects support them? Psychotherapy Research. 13; 43-58

Grande T, Schauenburg H, Rudolf G (2002): Zum Begriff der „Struktur“ in verschiedenen Operationalisierungen. In: Rudolf G, Grande T, Henningsen P (Hrsg): Die Struktur der Persönlichkeit. Vom theoretischen Verständnis zur therapeutischen Anwendung des psychodynamischen Strukturkonzepts. Schattauer, Stuttgart, 177 - 196

Green A (1994): Die Grenzen der Psychoanalyse und ihre inneren Aufgliederungen. Jahrestagung der Psychoanalytischen Vereinigung. 1994.

Green A (2000): Science and science fiction in infant research. In: Sandler, J, Sandler AM, Davies (Eds): Clinical and observational psychoanalytic research. Roots of a controversary. London/New York: Karnac Books

Greenson RG (1973): Technik und Praxis der Psychoanalyse. Stuttgart: Klett

Grossmann KE, Becker-Stoll F, Grossmann K, Kindler H, Schiechem M, Spengler G, Wennsauer M, Zimmermann P (1989): Die Bindungstheorie. Modell und entwicklungspsychologische Forschung. In: Keller H (Hrsg): Handbuch der Kleinkindforschung. Heidelberg: Springer, 51-96

Grossmann KE, Grossmann K (2003): Bindung und menschliche Entwicklung: J Bowlby, M Ainsworth und die Grundlagen der Bindungstheorie. Stuttgart: Klett Cotta

Hartmann H (1939): Ich-Psychologie und Anpassungsproblem. Int Z Psa 24: 62-135

Hardt J, Rutter M (2004): Validity of adult retrospective reports of adverse childhood experiences: Review of the evidence. Psychology and Psychiatry: 260-273.

Hau S, Leuzinger-Bohleber M (Hrsg) (2004): Psychoanalytische Therapie. Eine Stellungnahme für den wissenschaftlichen Beirat Psychotherapie und für die wissenschaftliche Öffentlichkeit. Forum der Psychoanalyse. Heft 1

Heigl-Evers H, Heigl F (1973): Gruppentherapie: interaktionell-tiefenpsychologisch fundiert (analytisch orientiert) – psychoanalytisch. Gruppentherapie und Gruppendynamik 7 (1973) 132-157
Heigl-Evers H, Heigl F (1983): Das interaktionelle Prinzip in der Einzel- und Gruppenpsychotherapie. Z Psychosom Med 29 (1983); 1-14
Heigl-Evers A, Heigl F (1987): Die psychoanalytisch-interaktionelle Therapie. Eine Methode zur Behandlung präödipaler Störungen. In: Rudolf, G, Rüger, U, Studt, HH (Hrsg): Psychoanalyse der Gegenwart. Göttingen: Vandenhoeck & Ruprecht; 181-197
Heigl-Evers A, Heigl F, Ott J, Rüger U (1993): Lehrbuch der Psychotherapie (3. Auflage 1997). Stuttgart: Fischer
Heigl-Evers A, Nitzschke B (1991): Das Prinzip „Deutung" und das Prinzip „Antwort" in der psychoanalytischen Therapie. Z Psychosom Med 37, 115-127
Heigl-Evers A, Streeck U (1985): Psychoanalytisch interaktionelle Therapie. Psychother Med Psychol 35; 176-182
Henningsen P (1998): Somatisierung und Affektregulation: Elemente eines interpersonellen Modells. In: Rudolf G, Henningsen P (Hg): Somatoforme Störungen. Theoretisches Verständnis und therapeutische Praxis, Stuttgart: Schattauer; 185-198
Henningsen P (2002): Körper und psychische Struktur: Anmerkungen zur Psychosomatik der Psyche In: Rudolf G, Grande T, Henningsen P (Hrsg): Die Struktur der Persönlichkeit. Vom theoretischen Verständnis zur psychotherapeutischen Anwendung des psychodynamischen Strukturkonzepts. Stuttgart: Schattauer ;132-144
Henningsen P, Hartkamp N, Loew T, Sack M, Scheidt C, Rudolf G (2002): Somatoforme Störungen. Leitlinien und Quellentexte. Stuttgart: Schattauer
Hoffmann SO (1996): Einführung in die operationalisierte psychodynamische Diagnostik (OPD). In: Buchheim P, Cierpka M, Seifert T (Hrsg.): Lindauer Texte. Heidelberg: Springer. 235-247.
Hoffmann SO (2000): Angst – ein zentrales Phänomen in der Psychodynamik und Symptomatologie der Borderline-Patienten. In: Kernberg OF, Dulz B, Sachsse U (Hrsg): Handbuch der Borderline-Störungen. Stuttgart: Schattauer; 227-236
Hoffmann SO, Schüßler G (1999): Wie einheitlich ist die psychodynamisch-psychoanalytisch orientierte Psychotherapie. Psychotherapeut 44, 367-373.
Horn H, Rudolf G (2002): Strukturelle Störungen und strukturbezogene Psychotherapie bei Kindern und Jugendlichen. In: Rudolf G, Grande T, Henningsen P (Hrsg): Die Struktur der Persönlichkeit. Vom theoretischen Verständnis zur therapeutischen Anwendung des psychodynamischen Strukturkonzepts. Stuttgart: Schattauer; 272 - 289
Hurry A (1998): Psychoanalysis and development therapy. London. The Anna Freud centre and the psychoanalysis unit at University College. (2002): Psychoanalyse und Entwicklungsförderung von Kindern. Frankfurt: Brandes und Apsel.
Izard CE (1981): Die Emotionen des Menschen. Weinheim: Beltz
Janssen PL (2001): Zur aktuellen Situation der Anwendung der Psychoanalyse in der Psychotherapie. In: Bohleber W, Drews S (Hrsg.) Die Gegenwart der Psychoanalyse – die Psychoanalyse der Gegenwart. Stuttgart: Klett Cotta; 491-507
Janssen PL, Dahlbender W, Freiberger HJ, Heuft H, Mans, EJ, Rudolf G, Schneider W, Seidler GH (1996): Leitfaden zur psychodynamisch diagnostischen Untersuchung. Psychotherapeut 41; 297-304

Junghan M (2002): Die Anwendung der Strukturachse der OPD in der Analytischen Psychologie. In: Rudolf, G, Grande, T, Henningsen, P (Hrsg): Die Struktur der Persönlichkeit. Vom theoretischen Verständnis zur psychotherapeutischen Anwendung des psychodynamischen Strukturkonzepts. Stuttgart: Schattauer; 90-114

Kernberg OF (1976): Object relations theory and clinical psychoanalysis. New York: Jason Aronson. (1976): Objektbeziehungen und Praxis der Psychoanalyse. Stuttgart: Klett/Cotta. 5. Auflage 1992;

Kernberg OF (1977): The structural diagnosis of borderline personality organization. In: Hartokolis, P (Ed): Borderline personality disorder. New York: Int Univ Press; 87-121

Kernberg OF (1978): Borderline-Störungen und pathologischer Narzißmus. Frankfurt: Suhrkamp

Kernberg OF (1981): Structural interviewing. Psychiatr North Am 4; 169-195

Kernberg OF (1981): Objektbeziehungen und Praxis der Psychoanalyse. Stuttgart: Klett

Kernberg OF. (1984): Schwere Persönlichkeitsstörungen. Stuttgart: Klett

Kernberg OF (1988): Innere Welt und äußere Realität. Wien: Verlag Internationale Psychoanalyse

Kernberg OF (1989): Psychodynamic Psychotherapy of borderline patients. New York: Basic books (1993): Psychodynamische Therapie der Borderline-Persönlichkeit. Bern: Huber

Kernberg OF (1994): Validation in a clinical process. Int J Psychoanal 75; 1193-1200

Kernberg OF (1997): Wut und Hass. Über die Bedeutung von Aggression bei Persönlichkeitsstörungen und sexuellen Perversionen. Stuttgart: Klett/Cotta

Kernberg OF (1999): Psychoanalyse. Psychoanalytische Psychotherapie und supportive Psychotherapie: Aktuelle Kontroversen. Psychother Psychosom Med Psychol 49, 90-99

Kernberg OF, Burstein ED, Coyne L, Appelbaum A, Horwitz L, Foth H (1972): Psychotherapy and psychoanalysis. Final report of the Menninger Foundation psychotherapy research project. Bulletin of the Menninger Clinic. 36

Kernberg OF, Dulz B, Sachsse U (Hrg.)(2000): Handbuch der Borderline-Störungen. Stuttgart: Schattauer

Kerz-Rühling I (1996): The validation of psychoanalytical hypotheses in clinical practice. Int Jr Psychoanal. 77: 275-290.

Klem B: Psychotherapiebedingte Umstrukturierung im Bereich von Affektverarbeitung und Affektausbruch (unveröffentlicht)

Krause, R (1997): Was ist eine Beziehung? In: Krause, R. Allgemeine psychoanalytische Krankheitslehre. Band 1 Grundlagen Stuttgart: Kohlhammer; 53f

Krause R (1988): Eine Taxonomie der Affekte und ihre Anwendung auf das Verständnis der „frühen Störung". Psychother Med Psychol 38; 77-86.

Krause R (1998): Allgemeine psychoanalytische Krankheitslehre Band 2, Modelle

Krause R, Fabregat-Ocampo M (2002): Struktur und Affekt. In: Rudolf, G, Grande, T, Henningsen, P (Hrsg): Die Struktur der Persönlichkeit. Vom theoretischen Verständnis zur psychotherapeutischen Anwendung des psychodynamischen Strukturkonzepts. Schattauer: Stuttgart; 80-89

Krause R, Merten J (1996): Affekte, Beziehungsregulierung, Übertragung und Gegenübertragung. Z Psychosom Med 42, 261-280
Krueger F (1929): zitiert bei Lersch, 1964
Küchenhoff J (2002): In Strukturen denken. Strukturkonzepte in Philosophie, Psychiatrie und Psychoanalyse und ihre praktischen Auswirkungen. In: Rudolf, G, Grande, T, Henningsen, P (Hrsg): Die Struktur der Persönlichkeit. Vom theoretischen Verständnis zur psychotherapeutischen Anwendung des psychodynamischen Strukturkonzepts Stuttgart: Schattauer; 68-79
Küchenhoff J (2003): Körperbild und psychische Struktur. Zur Erfassung des Körpererlebens in der psychodynamischen Diagnostik. Z Psychosom Med Psychother 49: 175-193
Kutter P (1989): Moderne Psychoanalyse. Eine Einführung in die Psychologie unbewusster Prozesse. (3. Auflage 2000). Stuttgart: Klett Cotta
Leichsenring F (1995): Borderline-Stile. Denken, Fühlen, Abwehr und Objektbeziehungen von Borderline-Patienten. Bern: Huber
Leichsenring F (1997): Borderline-Persönlichkeitsinventar. BPI Handanweisung. Göttingen: Hohgraefe
Lersch P (1964): Aufbau der Person. München: JA Barth 9. Auflage
Lichtenberg JD (1981): Implications for psychoanalytic theory of research on the neonate. Int Rev Psychoanal 8; 35-52
Lichtenberg JD (1983): Psychoanalysis and infant research. (1991): Psychoanalyse und Säuglingsforschung Berlin: Springer
LiGi: Das Buch der Riten, Sitten und Gebräuche. Übersetzt von Richard Wilhelm. München: Diederichs 1997
Linehan M (1987): Dialectic behaviour therapy for borderline personality disorders: Theory and Method. Bulletin Menninger Clinic 51: 261-276
Luborsky L (1977): Measuring a pervasive psychic structure in psychotherapy: The core conflictural relationship theme. In: Freedman, N, Grand, S (ed) Communicative structures and psychic structures. New York Plenum. 367-395.
Mahler M; Pine F; Bergman A; (1975): The psychological birth of the human infant. London. Hudginson (1978): Die psychische Geburt des Menschen. Symbiose und Individuation. Frankfurt: Fischer
Merten J, Krause R (1993): DAS (Differentielle Affektskala) Institutsarbeit der Fachrichtung Psychologie. Fachbereich: Sozial- und Umweltwissenschaften. Universität des Saarlandes.
Mertens W (1990): Einführung in die psychoanalytische Therapie. Band 1 + 2. Stuttgart: Kohlhammer
Mertens W; Waldvogel B (Hrsg) (2000): Handbuch psychoanalytischer Grundbegriffe. Stuttgart: Kohlhammer
Mitscherlich A (1964): Porträt einer Psychosomatischen Klinik. Ges.Schriften 2, Frankfurt: Suhrkamp. 563-571.
Mitscherlich A (1966): Die Krankheit der Gesellschaft und die Psychosomatische Medizin. Ges.Schriften 2, Frankfurt: Suhrkamp. 425-444.
Motzkau H, Rudolf G (1997): Biographie und Krankheit. Belastende Ereignisse und Faktoren pathogener Sozialisation bei psychisch und psychosomatisch Kranken. Kölner Zeitschrift für Soziologie und Sozialpsychologie 49; 674-701

Oberbracht C (2002): Passen oder Verpassen? Prognostische Bedeutung der Struktureinschätzung nach OPD für die therapeutische Arbeitsbeziehung. In: Rudolf, G, Grande, T, Henningsen, P (Hrsg): Die Struktur der Persönlichkeit. Vom theoretischen Verständnis zur psychotherapeutischen Anwendung des psychodynamischen Strukturkonzepts. Stuttgart: Schattauer; 197-219

Oberbracht C (2004): Psychische Struktur im Spiegelbild der Beziehung. Inauguraldiss. Im Druck

Papousek M (1989): Frühe Phase der Eltern-Kind-Beziehung. Prax. Psychother Psychosom 34; 109-122

Pfrengle A (2001): Idealtypen des Affektausdrucks und der Beziehungsregulierung von Patienten mit somatoformen Störungen – eine qualitativ empirische Studie. Inauguraldissertation. Universität Heidelberg

Pouget-Schors D (2002): Strukturkonzepte in der psychoanalytischen Entwicklung. In: Rudolf G, Grande T, Henningsen P (2002): Die Struktur der Persönlichkeit. Vom theoretischen Verständnis zur psychotherapeutischen Anwendung des psychodynamischen Strukturkonzepts. Stuttgart: Schattauer; 49-67

Rapaport D (1960): The structure of psychoanalytic theory (1970): Die Struktur der psychoanalytischen Theorie. Stuttgart: Klett

Reimer CH; Rüger U (2000): Psychodynamische Psychotherapien. Lehrbuch der tiefenpsychologisch fundierten Psychotherapien. Heidelberg: Springer

Resch F (2002): Struktur und Veränderungen im Kindes- und Jugendalter. In: Rudolf, G, Grande, T, Henningsen, P (Hrsg): Die Struktur der Persönlichkeit. Vom theoretischen Verständnis zur psychotherapeutischen Anwendung des psychodynamischen Strukturkonzepts. Stuttgart: Schattauer; 116-131

Röd W. (1982): Descartes. Die Genese des Descartesianischen Rationalismus. München: H C Beck

Rohde-Dachser C (1979): Das Borderline-Syndrom. Bern: Huber

Rudolf G (1972): Zur Psychologie der Horrorliteratur. - Schizoides Körpererleben am Beispiel von Frankensteins Monster. Z Psychosom. Med 18, 206-219

Rudolf G (1974): Über die Schwierigkeit, zwischenmenschliche Beziehungen mit Hilfe psychoanalytischer Beschreibungsmodelle zu erfassen: Eine Kritik der Ich-Psychologie. Z Psychosom Med 22; 135-149

Rudolf G (1977): Krankheiten im Grenzbereich von Neurose und Psychose. Ein Beitrag zur Psychopathologie des Ich-Erlebens und der zwischenmenschlichen Beziehungen. Göttingen: Vandenhoeck & Ruprecht, Nachdruck Deutscher Studienverlag (1987)

Rudolf G (1979): Intentionalität: Die Geschichte des Begriffs und seine heutige Bedeutung für das Verständnis kommunikativer Vorgänge. Z Psychother Med Psychol 29, 39-45

Rudolf G (1982): Psychotherapie der Borderline-Persönlichkeit. In: H Helmchen, M Linden, U Rüger (Hrsg): Psychotherapie in der Psychiatrie. Berlin: Springer, New York, 250-255

Rudolf G (1991): Die therapeutische Arbeitsbeziehung. Untersuchungen zum Zustandekommen, Verlauf und Ergebnis analytischer Psychotherapien. Heidelberg: Springer

Rudolf G (1992): Körpersymptome als Schwierigkeit in der Psychotherapie. Praxis Psychother Psychosom 37, 11-23

Rudolf G (1995): Diagnostik struktureller Störungen. In: Schneider G, Seidler GH (Hrsg): Internalisierung und Strukturbildung in Psychoanalyse und Psychotherapie. Opladen: Westdeutscher Verlag
Rudolf G (1996): Der psychoanalytische Ansatz der Behandlung von Patienten mit Persönlichkeitsstörungen. In: Schmitz, Fydrich, Limbacher: Persönlichkeitsstörungen. Weinheim: Beltz; 117-135
Rudolf G (1996): Operationalisierte Psychodynamische Diagnostik (OPD): Die Einschätzung des Strukturniveaus. In: Buchheim P, Cierpka M, Seifert Th (Hrsg): Lindauer Texte, Heidelberg: Springer, 275-292
Rudolf G (1998): Der Prozess der depressiven Somatisierung. In: Rudolf, G, Henningsen, P (Hg): Somatoforme Störungen. Theoretisches Verständnis und therapeutische Praxis, Stuttgart: Schattauer; 171-184
Rudolf G (1999): Persönlichkeitsstörung und Persönlichkeitsstruktur. PTT Persönlichkeitsstörungen. Theorie und Therapie; 41-48
Rudolf G (2000a): Tiefenpsychologie. In: Cierpka M; Buchheim P (Hrsg) Psychodynamische Konzepte. Berlin: Springer; 13-23
Rudolf G (2000b): Die Entstehung psychogener Störungen: ein integratives Modell. Praxis der Kinderpsychologie und Kinderpsychiatrie 5; 331-366
Rudolf G (2000c): Die frühe Bindungserfahrung und der depressive Grundkonflikt. Prax Kinderpsychol Kinderpsychiat 9: 707-712
Rudolf G (2000d): Psycho-Somatik: Erklärungsmodelle somatoformer Störungen. In: Rudolf, G (Hg): Psychotherapeutische Medizin Ein einführendes Lehrbuch auf psychodynamischer Grundlage. Stuttgart: Thieme. 4. Aufl.; 285-297
Rudolf G (2000e): Zur Psychotherapie der depressiven Somatisierung. In: Rudolf, G (Hg): Psychotherapeutische Medizin. Ein einführendes Lehrbuch auf psychodynamischer Grundalge. Stuttgart: Thieme. 4. Aufl.; 196-200
Rudolf G (2000f): Depressive Somatisierung. In: Rudolf, G (Hg): Psychotherapeutische Medizin. Ein einführendes Lehrbuch auf psychodynamischer Grundlage. Stuttgart: Thieme.4. Aufl.; 192-194
Rudolf G (2001): Wie analytische Therapeuten Diagnosen handhaben. Eine Bestandsaufnahme und ein Plädoyer. Psychotherapeut 46; 102-109
Rudolf G (2001): Tiefenpsychologie. In: Cierpka M, Buchheim P (Hrsg.): Psychodynamische Konzepte. Heidelberg: Springer; 13-24
Rudolf G (2002a): Konfliktaufdeckende und strukturfördernde Zielsetzungen in der tiefenpsychologisch fundierten Psychotherapie. Z. Psychosom Med Psychother 48; 163-173
Rudolf G (2002b): Struktur als psychodynamisches Konzept der Persönlichkeit. In: G Rudolf, T Grande, P Henningsen (Hrsg): Die Struktur der Persönlichkeit. Vom theoretischen Verständnis zur therapeutischen Anwendung des psychodynamischen Strukturkonzepts. Stuttgart: Schattauer; 2 -48
Rudolf G (2002c): Strukturbezogene Psychotherapie. In: G Rudolf, T Grande, P Henningsen (Hrsg): Die Struktur der Persönlichkeit. Vom theoretischen Verständnis zur therapeutischen Anwendung des psychodynamischen Strukturkonzepts. Stuttgart: Schattauer; 249-271
Rudolf G (2003): Störungsmodelle und Interventionsstrategien in der psychodynamischen Depressionsbehandlung. Z Psychosom Med Psychother 49; 363-376

Rudolf G (2004): Individuelle und soziokulturelle Einflüsse auf die Entwicklung somatoformer Schmerzstörungen. In: Sandweg R, (Hrsg.). Chronischer Schmerz und Zivilisation. Organstörungen, psychische Prozesse und gesellschaftliche Bedingtheiten.Göttingen. Vandenhoeck und Rupprecht.

Rudolf G, Buchheim P, Ehlers W, Küchenhoff J, Muhs A, Pouget D, Rüger U, Seidler GH, Schwarz, F (1995): Struktur und strukturelle Störung. Z Psychosom Med 41; 197-212

Rudolf G, Grande T, Oberbracht C (2000): Die Heidelberger Umstrukturierungsskala. Ein Modell der Veränderung in psychoanalytischen Therapien und seine Operationalisierung in einer Schätzskala. Psychotherapeut 45; 237-246

Rudolf G, Grande T, Dilg R, Jakobsen Th, Keller W, Oberbracht C, Pauli-Magnus C, Stehle S, Wilke St (2001): Strukturelle Veränderungen in psychoanalytischen Behandlungen – Zur Praxisstudie analytischer Langzeittherapien (PAL). In: Stuhr U; Leuzinger-Bohleber M; Beutel M (Hrsg): Langzeitpsychotherapie. Perspektive für Therapeuten und Wissenschaftler. Stuttgart: Kohlhammer; 238-259

Rudolf G, Grande T (2002a): Struktur der gesunden Persönlichkeit. Persönlichkeitsstörungen 6; 174-185

Rudolf G, Grande T, Henningsen P (2002b): Die Struktur der Persönlichkeit. Vom theoretischen Verständnis zur psychotherapeutischen Anwendung des psychodynamischen Strukturkonzepts. Stuttgart: Schattauer

Rudolf G, Grande T, Dilg R, Jakobsen T, Keller W, Oberbracht C, Pauli-Magnus C, Stehle S, Wilke St (2002): Structural changes in psychoanalytic therapies – the Heidelberg-Berlin Study on long-term psychoanalytic therapies (PAL). In: Leuzinger-Bohleber M, Target M (Ed): Outcomes of Psychoanalytik Treatment. Perspectives for Therapists and Researchers. Whurr Publishers London and Philadelphia, Chapter 15; 201-222

Rudolf G, Grande T, Jakobsen Th, Keller W (2004): Die Praxisstudie analytische Langzeittherapie (in Vorbereitung)

Rudolf G, Henningsen P (2003): Die psychotherapeutische Behandlung somatoformer Störungen. Z Psychosom Med Psychother 49 1; 3-19

Rudolf G, Jakobsen Th, Grande T, Oberbracht C (2002): Strukturelle Aspekte der Persönlichkeitsstörungen. In: Rudolf G, Grande T, Henningsen P (Hrsg): Die Struktur der Persönlichkeit. Vom theoretischen Verständnis zur therapeutischen Anwendung des psychodynamischen Strukturkonzepts. Stuttgart: Schattauer; 158-176

Rudolf G, Jakobsen Th, Micka R, Schumann, E (2004): Strukturbezogene Ergebnisse psychodynamisch-stationärer Psychotherapie. Z Psychosom Med 50; 35-50

Rudolf G, Motzkau H (1997): Die Auswirkungen von biographischen Belastungen auf die Gesundheit von erwachsenen Frauen und Männern. Z Psychosom Med 43; 349-368

Rudolf G, Oberbracht C, Grande T (1998): Die Struktur-Checkliste. Ein anwenderfreundliches Hilfsmittel für die Strukturdiagnostik nach OPD. In: Schauenburg H, Buchheim P, Cierpka M, Freyberger HJ (Hrsg): OPD in der Praxis. Konzepte, Anwendungen, Ergebnisse der Operationalisierten Psychodynamischen Diagnostik. Bern: Huber; 167-181

Rudolf G, Oberbracht C, Von der Tann M (2003): OPD: Das desintegrierte Strukturniveau (unveröffentlicht)

Rudolf G, Rüger U (2001): Zur Differentialindikation zwischen tiefenpsychologisch fundierter und analytischer Psychotherapie. Psychotherapeut 46: 216-219
Rüger U (1981): Die Kombination von aufdeckend-analytischer Psychotherapie mit direktiven und sozialen Maßnahmen – ein Widerspruch? Zur Dialektik zwischen äußerer und innerer Realität. Psychiatr. Praxis 8, 125-130
Rüger U (2000): Strukturelle Störungen. In: Mertens und Waldvogel (Hrsg.) Handbuch psychoanalytischer Grundbegriffe. Stuttgart: Kohlhammer; 679-684
Rüger U (2002): Tiefenpsychologisch fundierte Psychotherapie. Z Psychosom Med Psychother 48: 117-138
Rüger U, Haase I, Fassl U (1996): Was Psychotherapeuten vom Leben ihrer Patienten (nicht) wissen. Z.Psychosom.Med. 42, 329-342
Rüger U, Reimer C (2000): Gemeinsame Merkmale und Charakteristika psychodynamischer Psychotherapieverfahren. In: Reimer C, Rüger U: Psychodynamische Psychotherapien. Lehrbuch der tiefenpsychologischen Therapie. Heidelberg: Springer, 3-24
Sachsse H (1996): Selbstverletzendes Verhalten. Das Trauma, die Dissoziation und ihre Behandlung. Göttingen Vandenhoeck und Rupprecht. 3. Auflage 2001
Sandler J; Dare CH, Holder A (1971): The patient and the analyst. The basis of the psychoanalytic process. (1996): Die Grundbegriffe der psychoanalytischen Therapie. 7. erw. und überarb. Auflage. Stuttgart: Klett Cotta
Sandler J, Dare C, Holder A (1996): Die Grundbegriffe der psychoanalytischen Therapie. Stuttgart: Klett. 7. Auflage
Sandler J, Sandler AM, Davies R (ed) (2000): Clinical and observational psychoanalytic research: Roots of a controversy. London, New York: Karnac books
Schauenburg H, Janssen PL, Buchheim P (1998): Interviewführung in der OPD. In: Schauenburg H, Freyberger H, Cierpka M, Buchheim P (Hrsg): OPD in der Praxis. Bern: Huber
Schmitz H (2000): Die Verwaltung der Gefühle in Theorie, Macht und Fantasie. In: Benthien, C, Fleig, A, Kasten, I (Hrsg): Emotionalität: Zur Geschichte der Gefühle. Weimar, Wien: Böhlaus
Schmitz B, Fydrich T, Limbacher K (Hrsg.)(1996): Persönlichkeitsstörungen: Diagnostik und Psychotherapie. Weinheim: Beltz
Schoon J (2002): Die Langzeitwirkung sozial-ökonomischer Benachteiligung auf die psychosoziale Anpassung von Frauen. Z Psychosom Med Psychother 48; 381-395
Schüßler G, Bertl-Schüßler A (1992): Neue Ansätze zur Revision der psychoanalytischen Entwicklungstheorie. Z Psychosom Med 38; 77-87 und 101-114
Schulz S (2000): Affektive Indikatoren struktureller Störungen. Berlin: dissertation.de
Seidler GH, Laszig P, Micka R, Nolting B (2003): Aktuelle Entwicklungen in der Psychotraumatologie. Gießen: Psychosozial Verlag
Seiffge-Krenke J (1997): Die psychoanalytische Perspektive: Entwicklung in der frühesten Kindheit. In: Keller, H (Hrsg): Handbuch der Kleinkindforschung. Bern: Huber, 2. Auflage, 183-214
Seiffge-Krenke J (1999): Die Bedeutung entwicklungspsychologischer Überlegungen für die Erarbeitung eines diagnostischen Inventars für Kinder und Jugendliche (OPD-KJ). Prax.Kinderpsychol.Kinderpsychiat. 48, 548-555.
Senf W, Broda M (Hrsg)(1996): Praxis der Psychotherapie. Ein integratives Lehrbuch für Psychoanalyse und Verhaltenstherapie. Stuttgart: Thieme

Spitz, R (1965): The first year of life. (1969) Vom Säugling zum Kleinkind. Stuttgart: Klett

Spitzer C, Michels-Lucht F, Siebel U, Freyberger HJ (2004): Zum Zusammenhang zwischen OPD – Merkmale der Persönlichkeitsstruktur und symptombezogenen sowie interpersonellen Behandlungsergebnisse stationärer Psychotherapie. Z.Psychosom.Med.Psychother. 50, 70-85.

Stern D N (1977): The first relationship (1979): Mutter und Kind. Die erste Beziehung. Stuttgart: Klett

Stern DN (1985): The interpersonal world of the infant: A view from psychoanalysis and developmental psychology. New York: Basic Books. (1992): Die Lebenserfahrung des Säuglings. Stuttgart: Klett Cotta

Stern DN (1995): The motherhood constellation. New York: Basic Books. (1998): Die Mutterschaftskonstellation. Stuttgart: Klett Cotta

Stern D, Sander LW, Nahum JP, Harrison AM, Lyons-Ruth K, Morgan AC, Bruschweiler-Stern N, Tronick EZ (2002): Nicht deutende Mechanismen in der psychoanalytischen Therapie. Das „Etwas Mehr" als Deutung. Psyche - Z Psychoanal 56, 975-1006

Strupp H; Binder J (1984): Psychotherapy in a new key. A guide to time limited dynamic psychotherapy. (1984): Kurzpsychotherapie. Stuttgart: Klett Cotta

Strupp H, Schacht TE, Henry WP (1988): Problem-treatment-outcome-congruence: A principle whose time has come. In: Dahl H, Kächele H, Thomä (H) (eds.). Psychoanalytic Process Research Strategies. Berlin: Springer; 1-14

Thomä H, Kächele H (1985): Lehrbuch der psychoanalytischen Therapie. Heidelberg: Springer

Traue HC (1998): Emotion und Gesundheit. Heidelberg: Spektrum

Tress W, Wöller W, Hartkamp W, Langenbach M, Ott J (2002): Persönlichkeitsstörungen.Leitlinie und Quellentext. Stuttgart: Schattauer

Weiss J, Sampson H (1986): The psychoanalytic process: Theory, clinical observation and empirical research. New York: Guilford press 1986

Weiß H; Frank C (Hrsg) (2002): Pathologische Persönlichkeitsorganisationen als Abwehr psychischer Veränderung. Perspektiven Kleinianischer Psychoanalyse. Tübingen: Edition Diskord

Wilke St, Pauli-Magnus C (2002): Strukturelle Veränderungen im Spiegel analytischer Stundenprotokolle – Eine qualitative Untersuchung. In: Rudolf, G, Grande, T, Henningsen, P (Hrsg): Die Struktur der Persönlichkeit. Vom theoretischen Verständnis zur psychotherapeutischen Anwendung des psychodynamischen Strukturkonzepts. Stuttgart: Schattauer; 220-234

Winkens B (2001): Die Bedeutung struktureller Persönlichkeitsmerkmale für das Ergebnis stationärer Psychotherapie. Inauguraldissertation Med. Fakultät. Universität Heidelberg

Winnicott DW (1965): The maturational processes and the facilitating environment. London: Hogart (1984): Reifungsprozesse und fördernde Umwelt. Frankfurt: Fischer

Winnicott DW (1967): Mirror – role of mother and family in child development. In: P Lomas (ed): The predicament of the family: A psychoanalytical symposion. London Hogart S. 26-33 (1974): Die Spiegelfunktion von Mutter und Familie in der

kindlichen Entwicklung. In: Vom Spielzeug, Kreativität. Stuttgart: Klett Cotta; 128-135
Wolff PH (1996): The irrelevance of infant observation for psychoanalysis. Journal of the American Psychoanalytic Association 44; 369-473

Psychotherapie und Neurobiologie

Die Funktion des Gehirns „sehen" und verstehen lernen

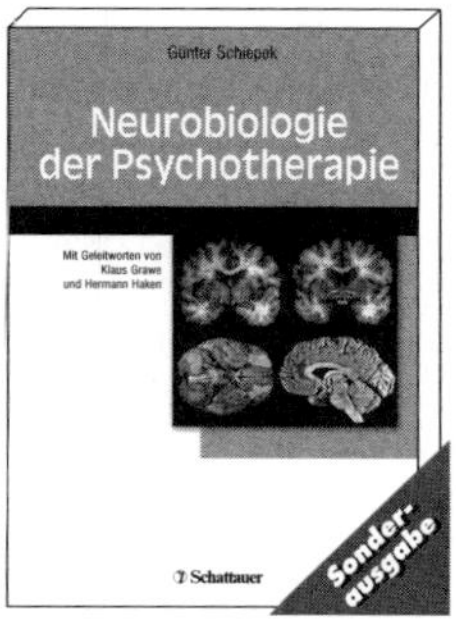

Schiepek (Hrsg.)

Neurobiologie der Psychotherapie

- Was passiert im Gehirn, wenn Psychotherapie wirkt?
- Wie können Umstrukturierungsprozesse des komplexen Systems Gehirn erfasst und dargestellt werden?

Die „Neurobiologie der Psychotherapie" vermittelt einen Überblick über den aktuellen Wissensstand und die verfügbaren Methoden.

Wesentliche Akzente des Buches:
- neuronale Plastizität,
- Auswirkungen von Emotionen und Stress,
- Psychoneuroimmunologie,
- Veränderung physiologischer Regulationsmuster,
- Identifikation kritischer Übergänge und Instabilitätsphasen in der Psychotherapie.

Geleitworte von Klaus Grawe und Hermann Haken

Sonderausgabe 2004 der 1. Auflage 2003.
542 Seiten, 173 Abb., 15 Tab., kart.
nur € 50,–/CHF 80,– · ISBN 3-7945-2363-6

„Großartig in Didaktik, Überblick und Detail" Amazon.de newsletter

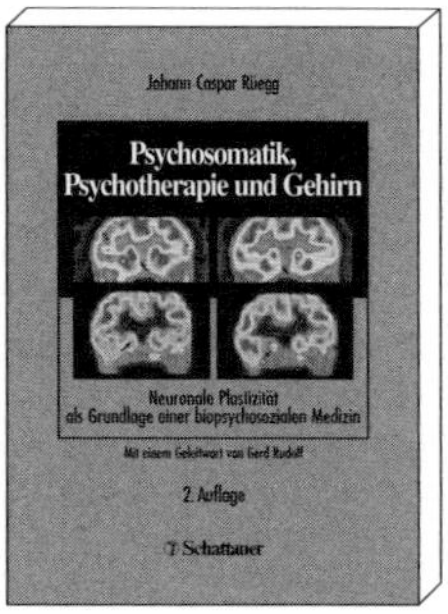

Rüegg

Psychosomatik, Psychotherapie und Gehirn

Neuronale Plastizität als Grundlage einer biopsychosozialen Medizin

Dass strukturelle Veränderungen im Gehirn, z.B. durch Verletzungen oder Atrophien, unser Verhalten beeinflussen, wissen wir seit langem. Aber: Wie verändern umgekehrt Schmerzerfahrungen, Kindheitstraumen, Ängste oder Depressionen unsere Hirnstruktur? Auf welche Weise bewirken Verhaltensänderungen oder Psychotherapien eine neuronale Umstrukturierung?

Es gibt derzeit wohl kein Gebiet der Medizin, das eine so rasante Entwicklung und eine so fruchtbare wissenschaftliche Bearbeitung erfährt wie das der „Neurosciences", Hirnforschung und Psychotherapie bewegen sich also mehr und mehr aufeinander zu. Rüeggs Werk ist ein eindrucksvoller Beleg für diesen interdisziplinären Prozess.

Geleitwort von Gerd Rudolf

2., akt. u. erw. Auflage 2003. 213 Seiten, 14 Abb., kart.
€ 29,95/CHF 47,90 · ISBN 3-7945-2150-1

Erstes entwicklungspsychiatrisches Handbuch mit multidisziplinärer Perspektive

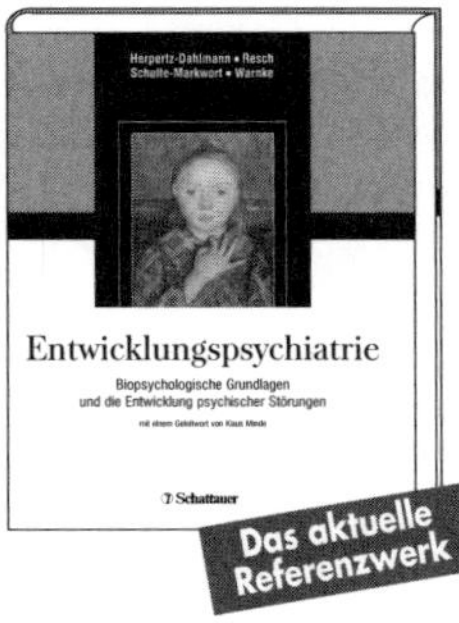

Herpertz-Dahlmann/Resch/Schulte-Markwort/Warnke (Hrsg.)

Entwicklungspsychiatrie

Biopsychologische Grundlagen und die Entwicklung psychischer Störungen

Psychiatrische Störungen sind grundsätzlich aus einer dynamischen Entwicklungsperspektive zu betrachten. Ausgehend von dieser Tatsache ist ein Handbuch entstanden, das nicht nur ein Referenzwerk für alle Kinder- und Jugendpsychiater ist, sondern darüber hinaus einen unschätzbaren Fundus für jeden Psychiater, jeden Nervenarzt und jeden klinischen Psychologen enthält.

Erstmals werden die Grundlagen der psychischen Entwicklung und ihrer Pathologie aus einer umfassend multidisziplinären Perspektive betrachtet. Das Buch gibt einen fundierten Überblick über die klinischen Bezüge spezieller Krankheitsbilder wie Schizophrenie, Depression, Angst, Dissoziation, Zwang, Ess-Störung etc.

Geleitwort von Klaus Minde

2003. 854 Seiten, 145 Abb., 196 Tab., geb.
€ 119,–/CHF 180,– · ISBN 3-7945-2086-6

Irrtum und Preisänderungen vorbehalten

Umgang mit dem Trauma

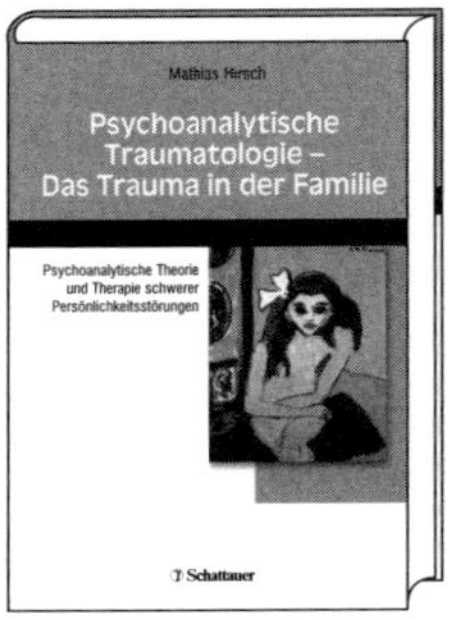

Hirsch

Psychoanalytische Traumatologie – Das Trauma in der Familie

Psychoanalytische Theorie und Therapie schwerer Persönlichkeitsstörungen

- **Theoretische und historische Grundlagen des Traumakonzepts**
- **Hochaktuelle Darstellung psychoanalytischer Traumatherapie in der Praxis**

Es ist ein merkwürdiges gesellschaftliches Phänomen: Erst vor ungefähr 20 Jahren kam Traumatisierung infolge politisch-rassistischer Verfolgung oder durch Kindesmisshandlung und sexuellen Missbrauch in der Familie aus einer gründlichen Verdrängung an die Oberfläche. Inzwischen ist das Trauma in den Vordergrund der wissenschaftlichen Diskussion und der therapeutischen Bemühungen gerückt; heute versteht man schwer gestörte bzw. persönlichkeitsgestörte Patienten weitgehend als Opfer von Traumatisierungen.

Zeitgenössische psychoanalytische Therapie schwer traumatisierter Patienten erfordert ein flexibles Vorgehen zwischen Halten und Grenzen-Setzen, Verstehen und Konfrontieren bis hin zum spielerischen psychodramatischen Mitagieren. Mathias Hirsch hat seine Konzepte für den prototypischen Extremfall von familiärer Traumatisierung aus seiner jahrelangen Erfahrung mit der psychoanalytischen Therapie derart betroffener Patienten erarbeitet. Er stellt hier sowohl die theoretischen und historischen Grundlagen als auch die psychoanalytische Therapie ausführlichst dar. Das Ergebnis ist ein hochaktuelles Buch über moderne Psychoanalyse bzw. psychodynamische Psychotherapie.

2004. 316 Seiten, 6 Abb., geb.
€ 44,95/CHF 71,90 · ISBN 3-7945-2317-2

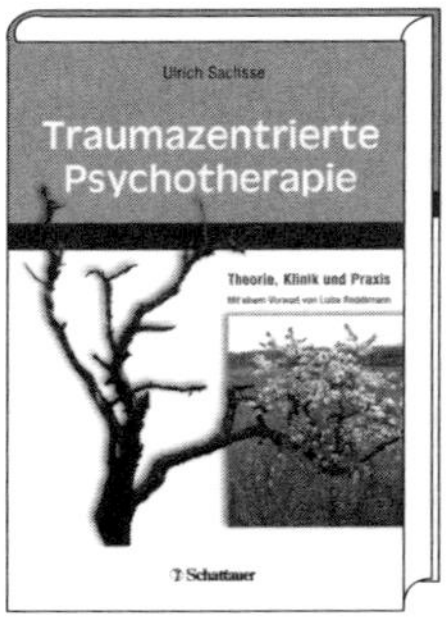

Sachsse

Traumazentrierte Psychotherapie

Theorie, Klinik und Praxis

- **Traumatologie von den neurobiologischen Grundlagen bis zur konkreten psychotherapeutischen Intervention**
- **Fundiert, umfassend, praxisorientiert und flüssig geschrieben**
- **Mit einer Stellungnahme der International Society for Traumatic Stress Studies zum derzeitigen wissenschaftlichen Kenntnisstand und zu seinen Anwendungen**

Die Evidenz, dass traumatisierende Einflüsse in Kindheit und Jugend einen, wenn nicht den wesentlichen Faktor bei der Entwicklung schwerer Störungen im Erwachsenenalter darstellen, hat die Psychotherapie in den letzten Jahren völlig verändert.

Dieses Buch stellt die Behandlung von Traumatisierungen in den Mittelpunkt. Dabei werden Strategien sowohl zur Behandlung von Bindungs- und Beziehungstraumata als auch zur Behandlung traumatisierender Einzelereignisse vermittelt. Texte mit wissenschaftlicher Orientierung (z.B. Stressphysiologie, Ergebnisforschung) bilden das Fundament, auf dem sich das Gebäude „Traumazentrierte Psychotherapie" aufbaut. Alle Elemente, Interventions- und Behandlungsstrategien werden ausführlich begründet und im Einzelnen mit klinischen Beispielen veranschaulicht. Ulrich Sachsse verfügt über eine inzwischen 25-jährige Erfahrung in der Behandlung komplex traumatisierter Patientinnen und Patienten. Der Herausgeber wird flankiert von einem ausgesuchten Team von Coautoren, die dazu beitragen, dass das Fachgebiet vollständig und umfassend behandelt wird. *Das* Buch zur Traumatherapie – von der molekularen Reaktion bis zur konkreten psychotherapeutischen Intervention.

Vorwort von Luise Reddemann

2004. 463 Seiten, 13 Abb., 25 Tab., geb.
€ 54,–/CHF 86,40 · ISBN 3-7945-1971-X

www.schattauer.de

Irrtum und Preisänderungen vorbehalten